足がすーっと蘇る!

# 最高の1分足もみ

KMR式官足法療法院 院長
和智恵子

宝島社

# KMR式毒出し足もみ® 足と手の反射区図表

## 左足の裏

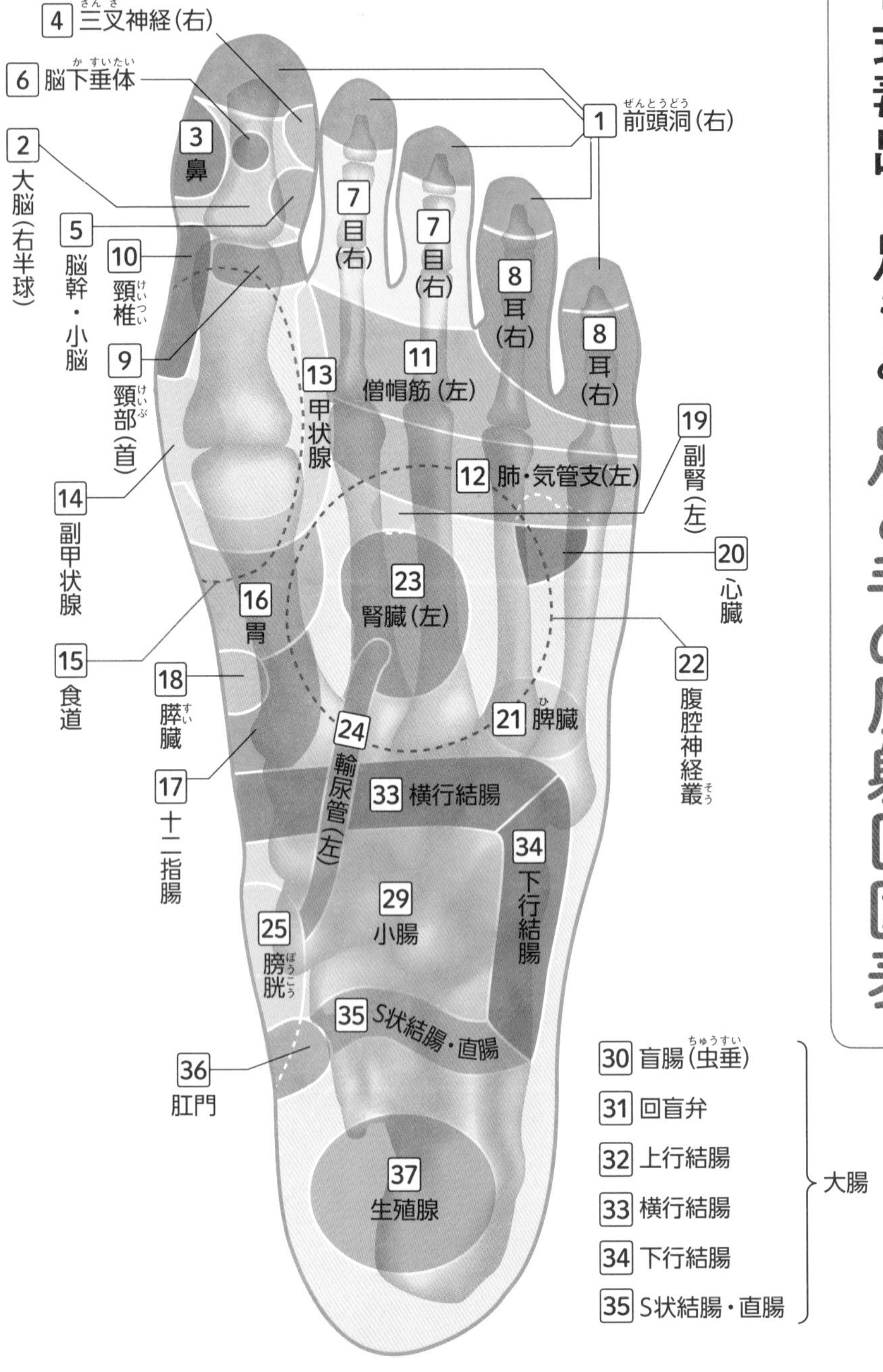


『足の汚れ(沈澱物)が万病の原因だった』(官有謀/文化創作出版)の図をもとに作成

# 右足の裏

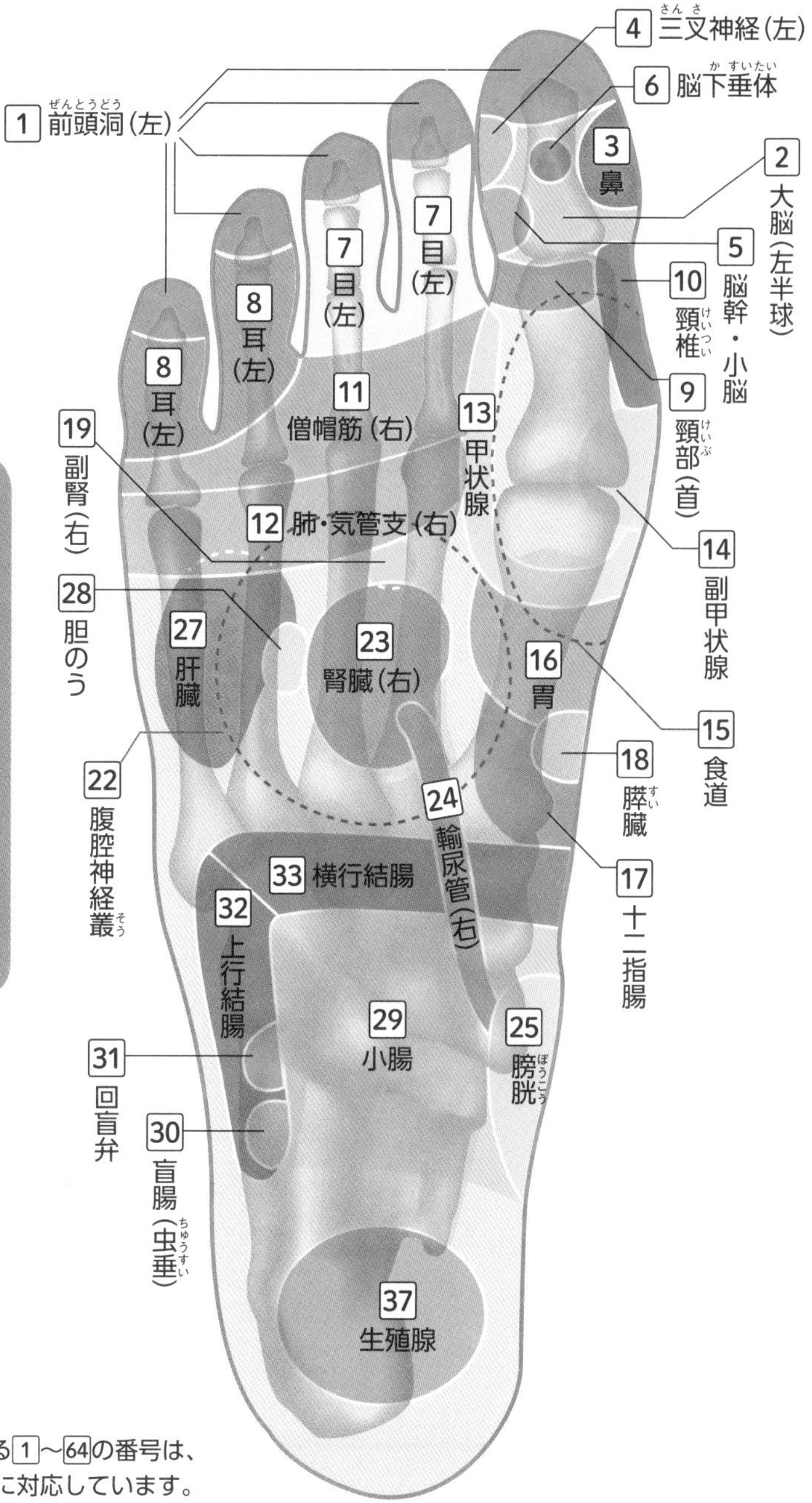


大脳、前頭洞、三叉神経、目、耳など、首から上の臓器は、延髄《えんずい》で神経が交差しているため、反射区と体の部位が左右逆になります。つまり、左足の反射区をもむと、大脳や前頭洞の右半分、右目や右耳が刺激されます

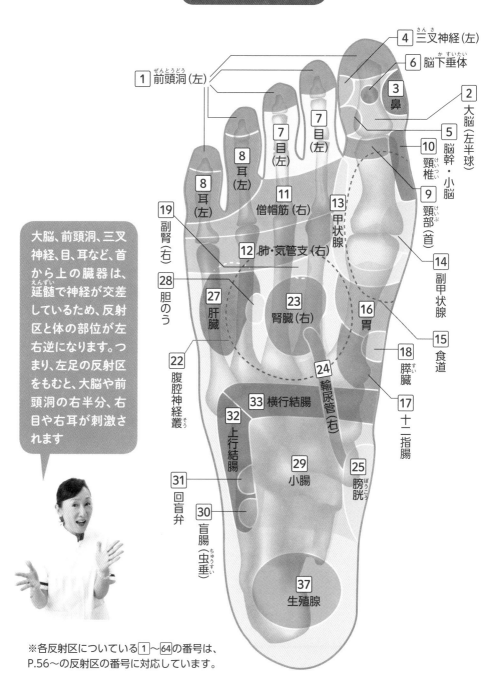

※各反射区についている1～64の番号は、P.56～の反射区の番号に対応しています。

## 足の内側面

左右両方の足に同じ反射区があります。

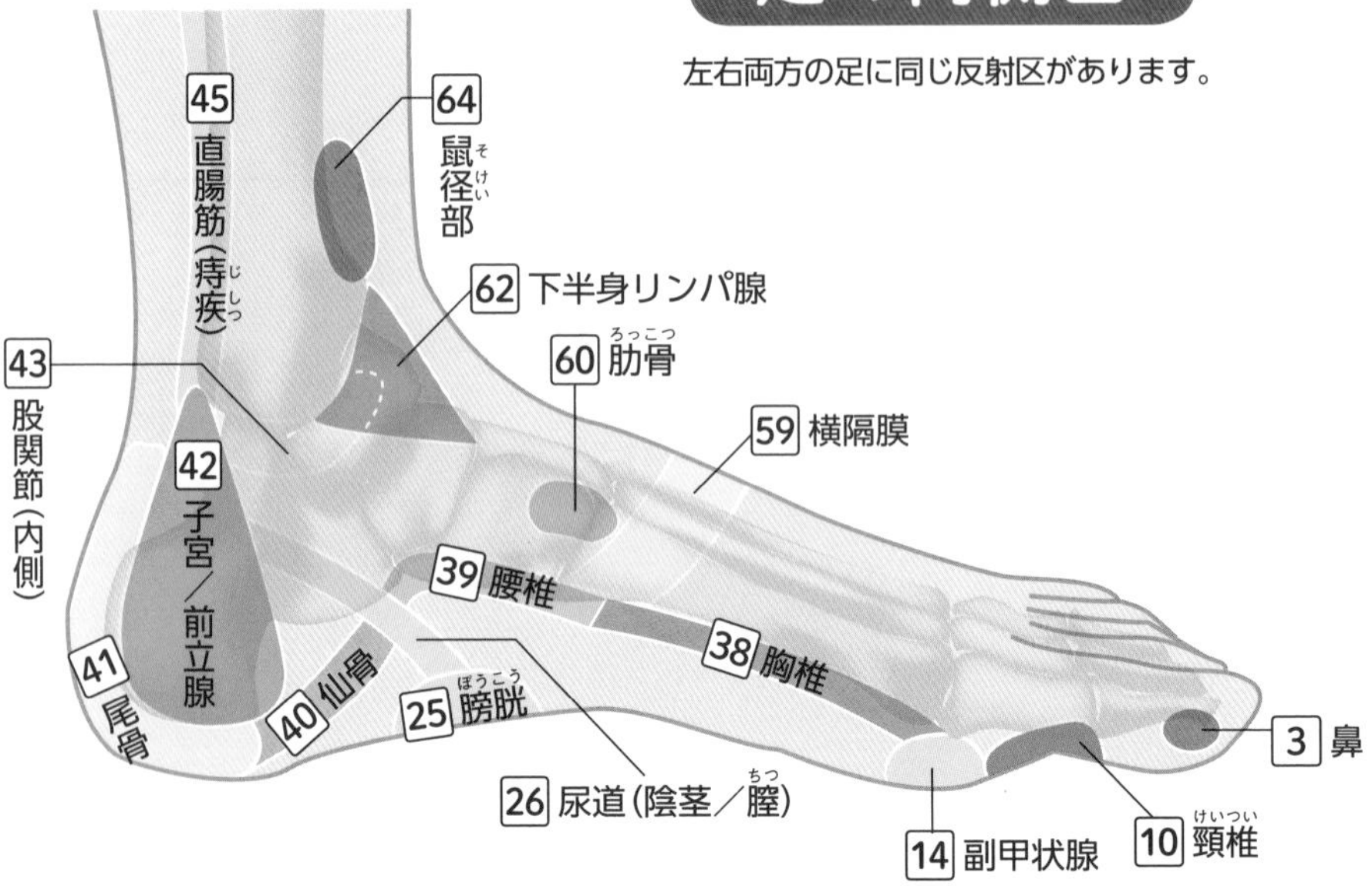


## 足の外側面

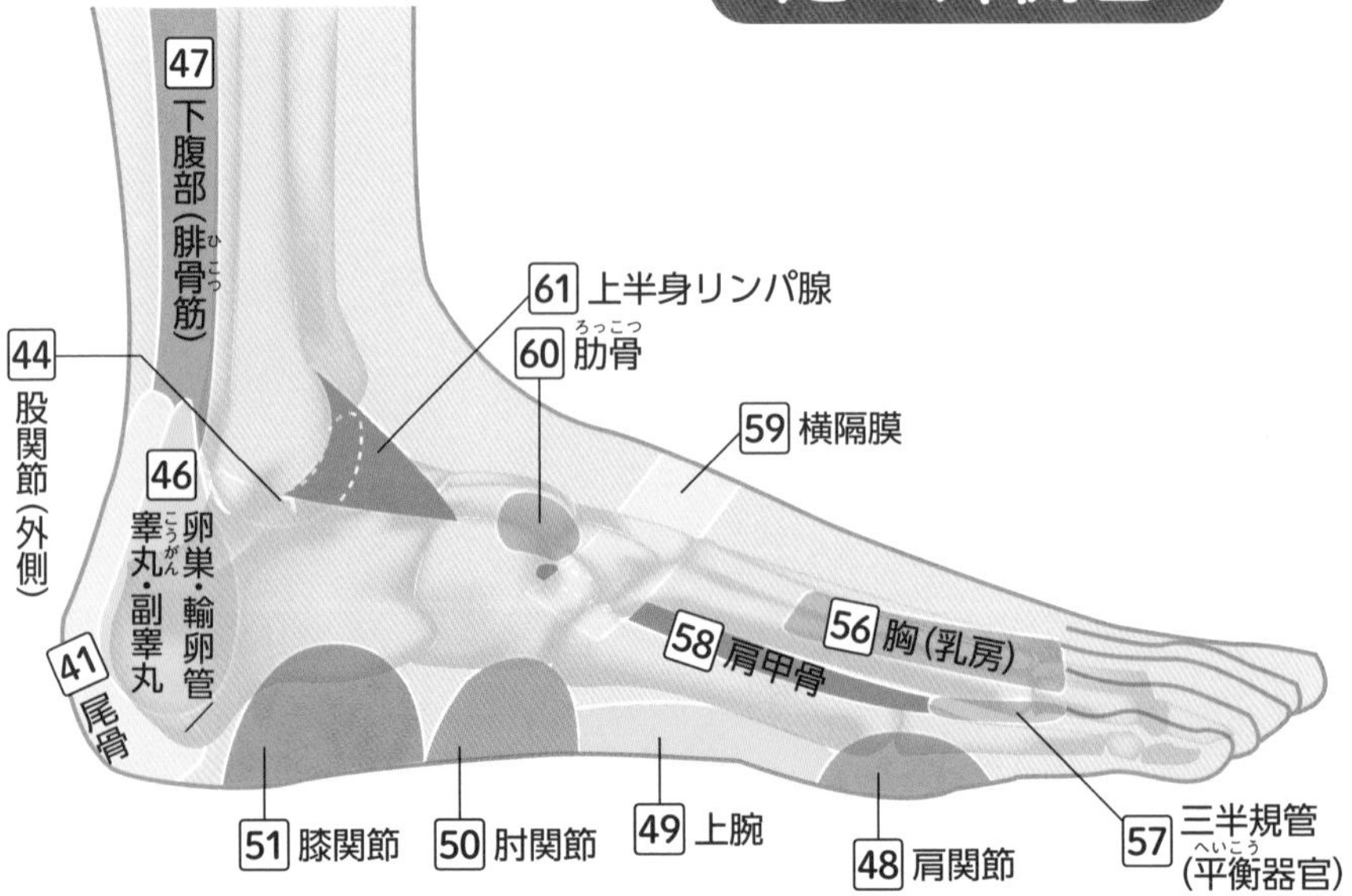

# 足の甲

左右両方の足に同じ反射区があります。

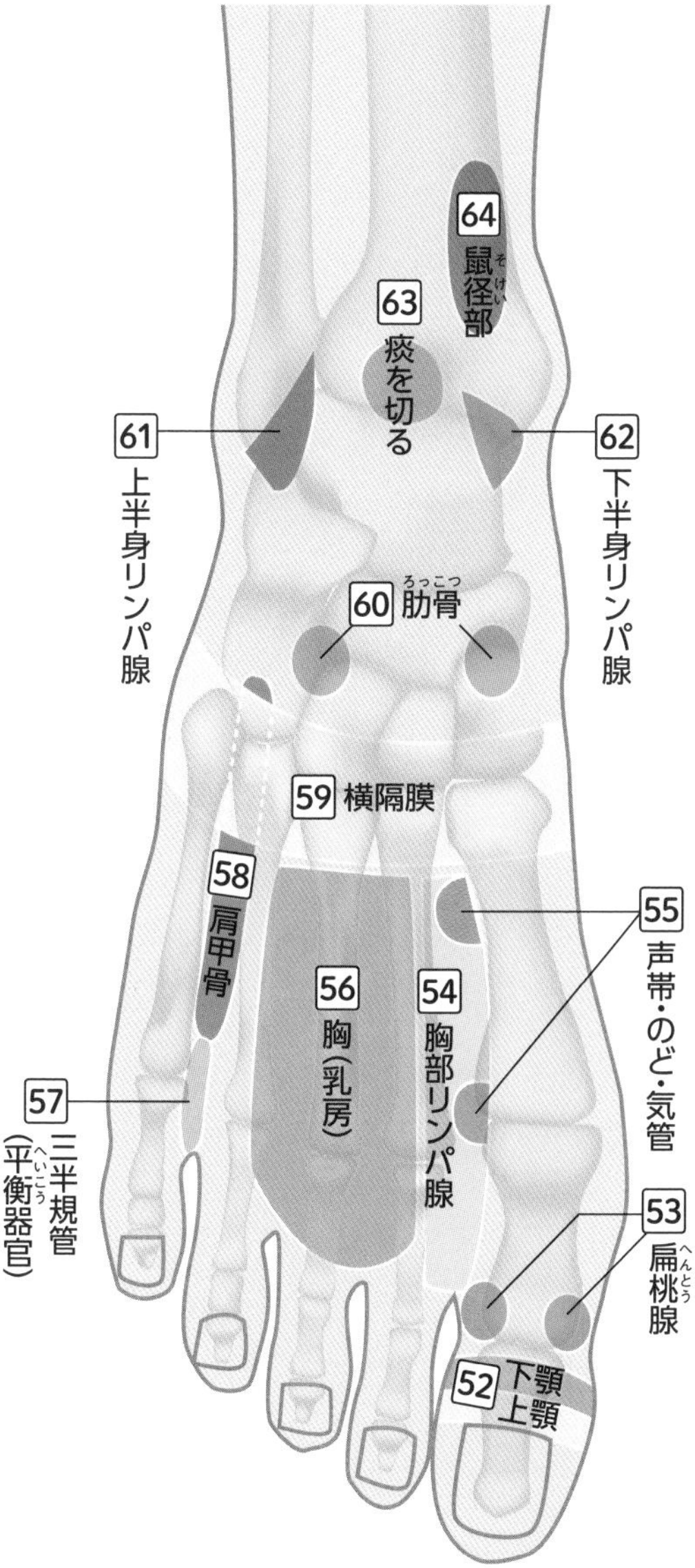

各反射区の1〜64の番号は、足の反射区の番号に対応しています。

# 左手のひら

『手足病理按摩』原著・呉若石神父（華視出版社、台湾）ほか参照

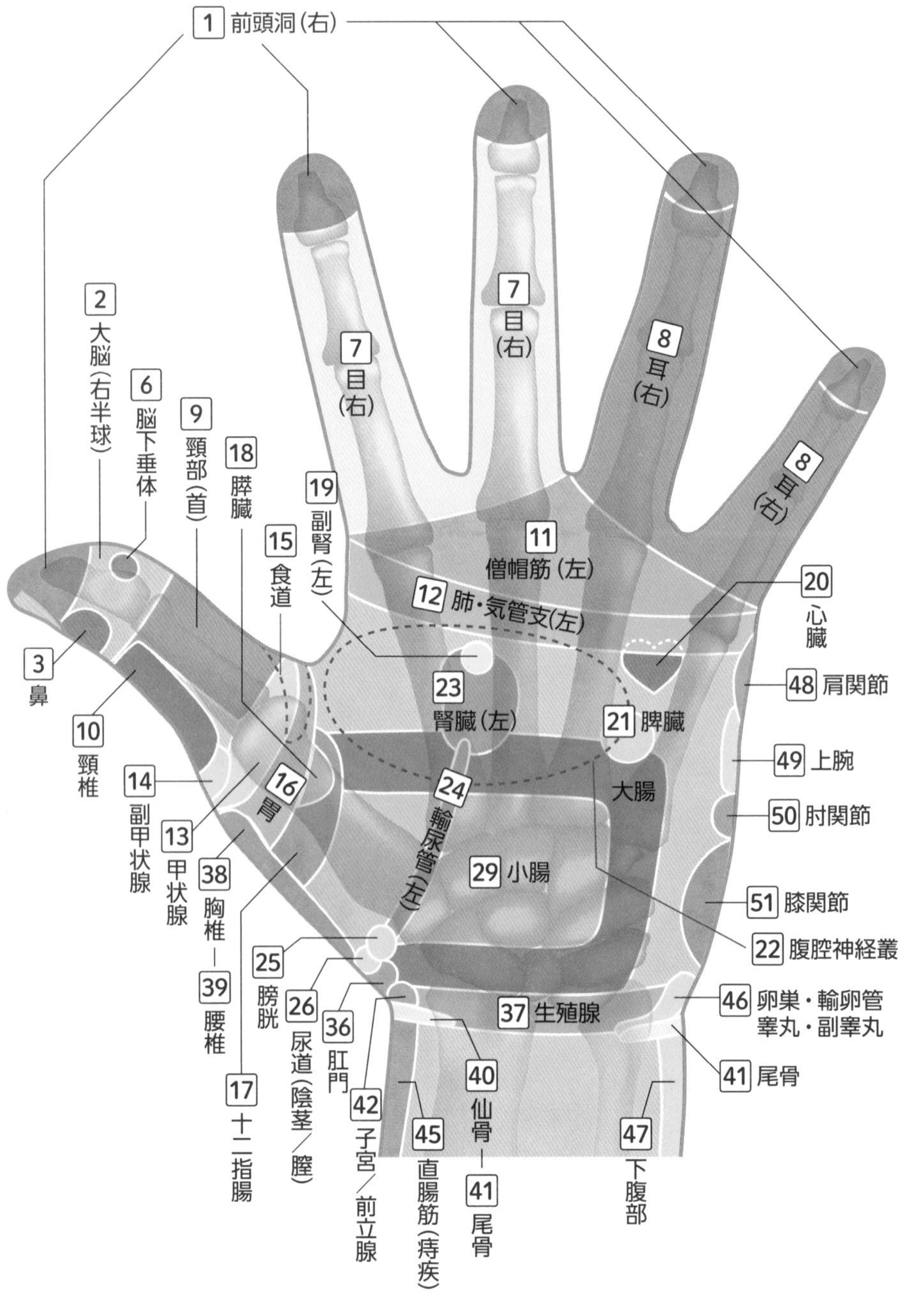

# 右手のひら

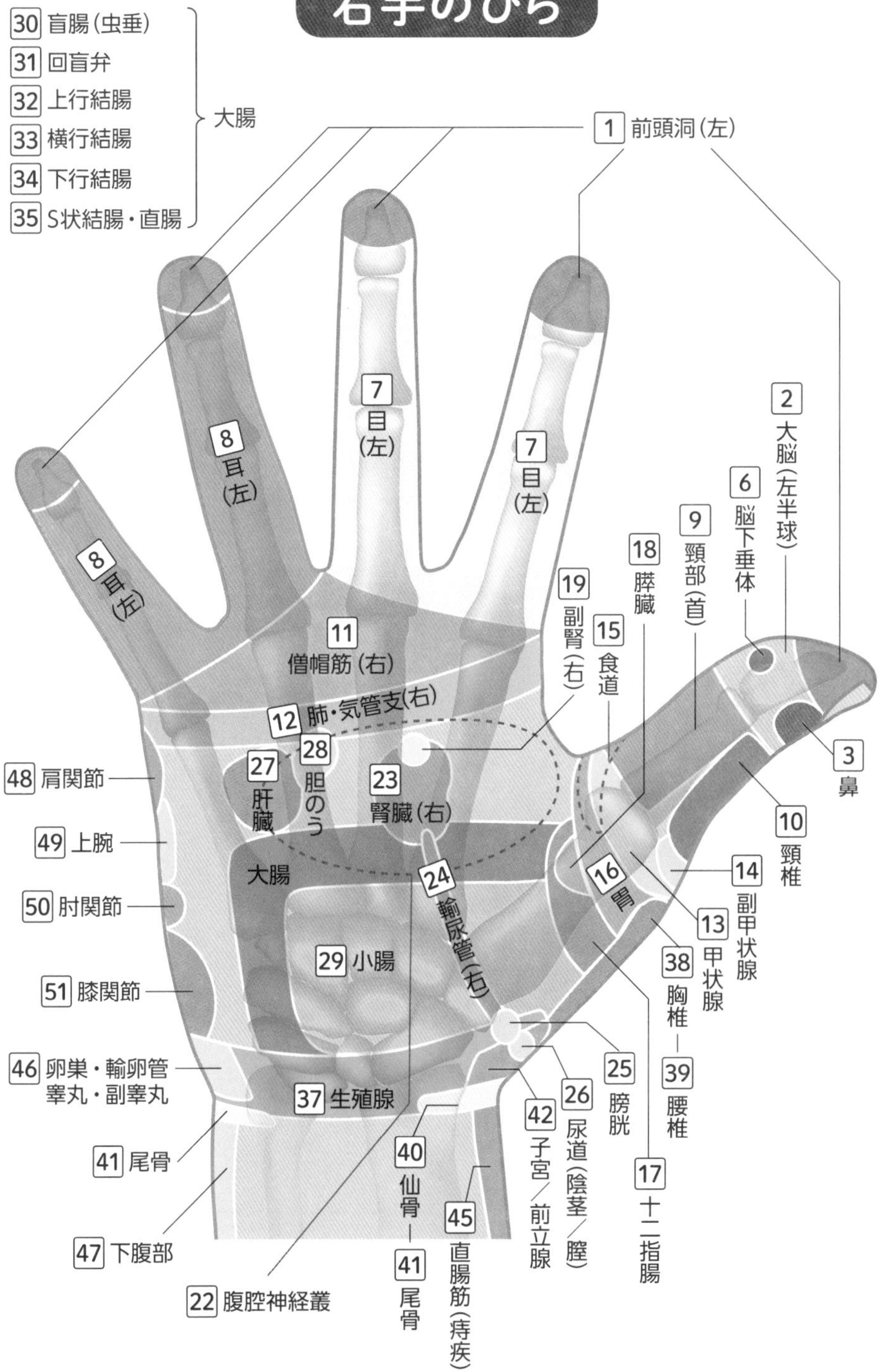

30 盲腸（虫垂）
31 回盲弁
32 上行結腸
33 横行結腸
34 下行結腸
35 S状結腸・直腸
大腸
1 前頭洞（左）
2 大脳（左半球）
6 脳下垂体
9 頸部（首）
18 膵臓
19 副腎（右）
15 食道
3 鼻
10 頸椎
14 副甲状腺
13 甲状腺
7 目（左）
7 目（左）
8 耳（左）
8 耳（左）
11 僧帽筋（右）
12 肺・気管支（右）
27 肝臓
28 胆のう
23 腎臓（右）
大腸
24 輸尿管（右）
16 胃
29 小腸
48 肩関節
49 上腕
50 肘関節
51 膝関節
46 卵巣・輸卵管
睾丸・副睾丸
37 生殖腺
41 尾骨
47 下腹部
22 腹腔神経叢
40 仙骨
41 尾骨
45 直腸筋（痔疾）
42 子宮／前立腺
26 尿道（陰茎／膣）
25 膀胱
17 十二指腸
38 胸椎
39 腰椎

# 手の甲

左右両方の手に同じ反射区があります。

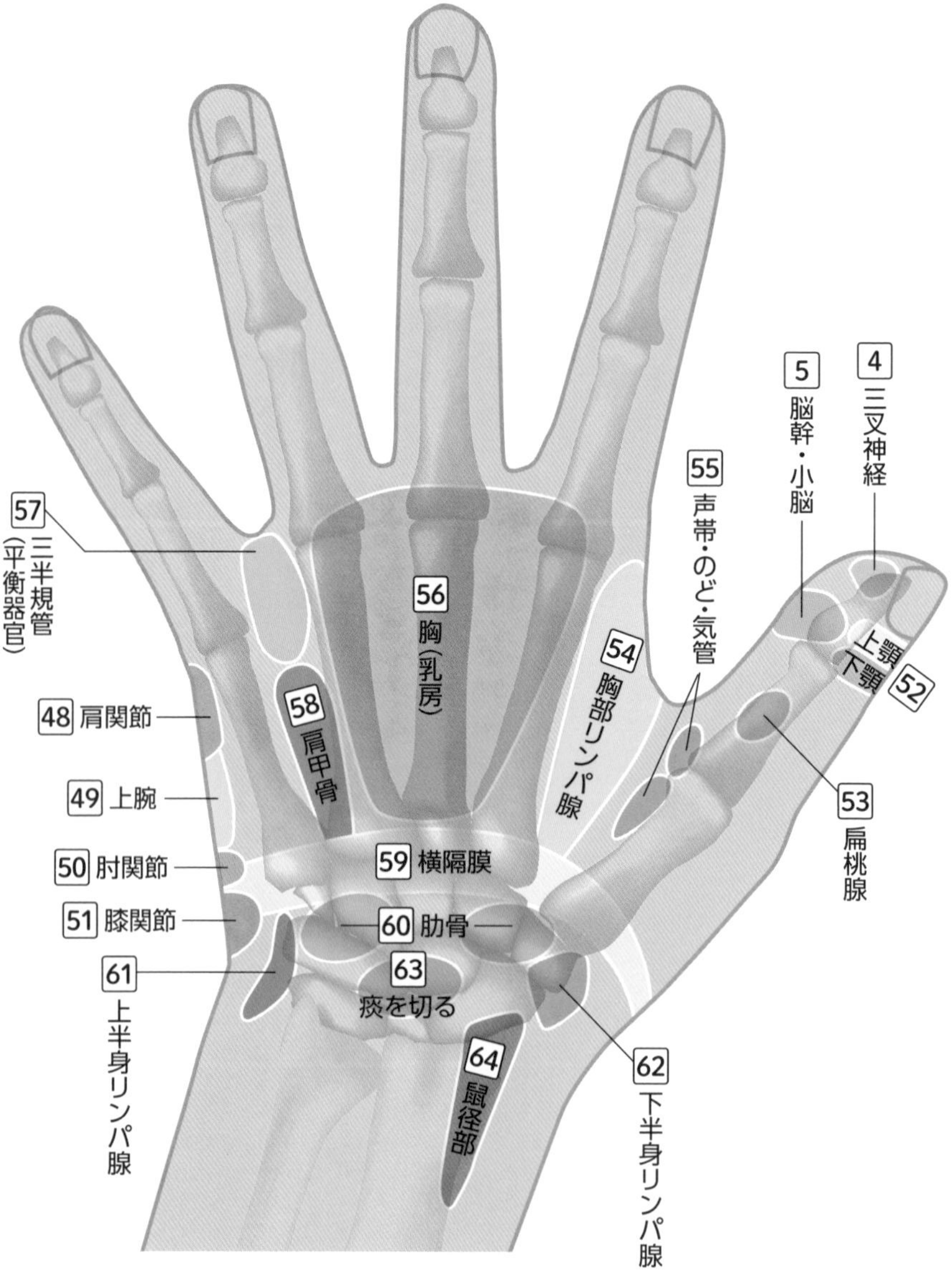

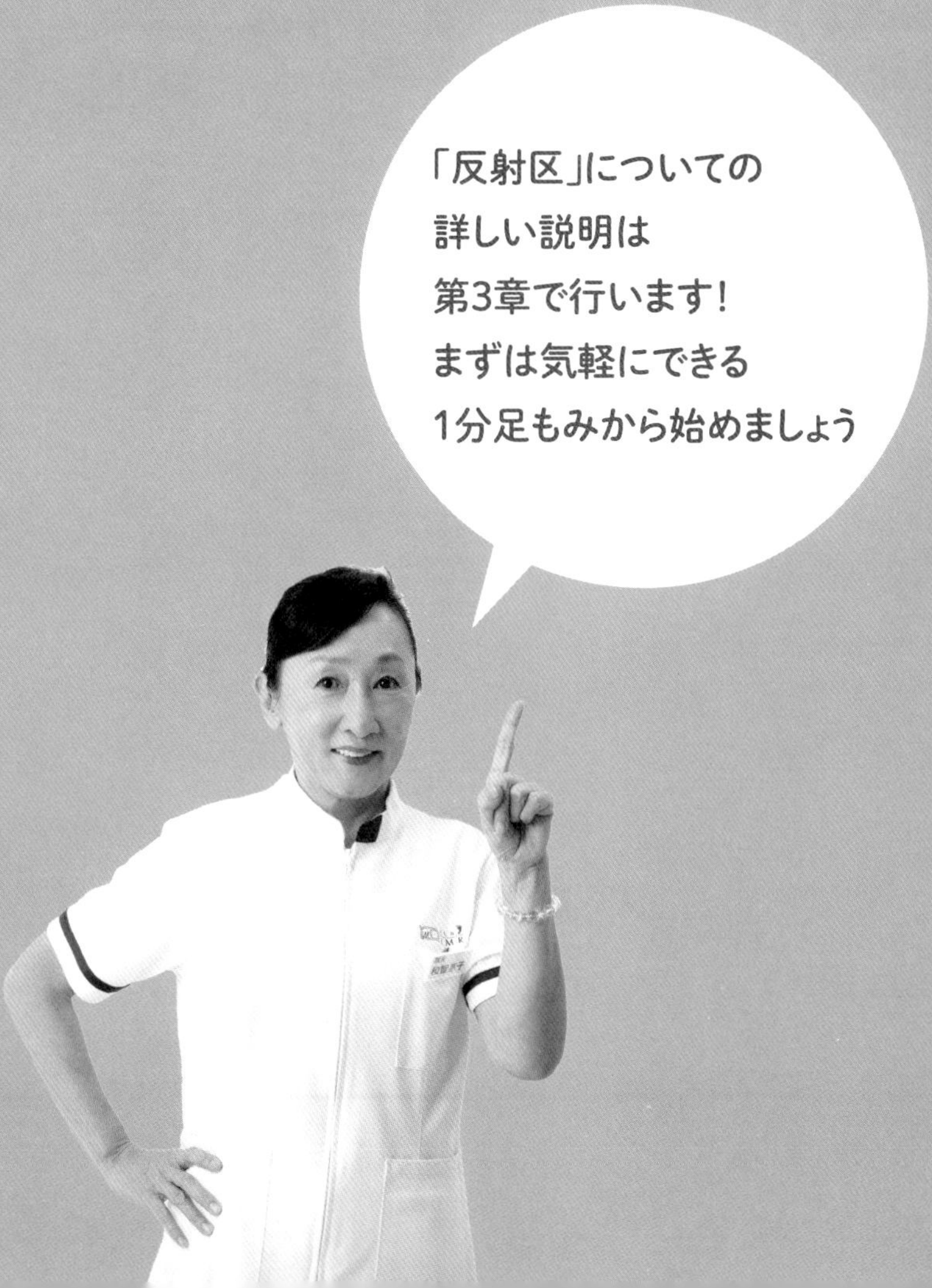
「反射区」についての
詳しい説明は
第3章で行います!
まずは気軽にできる
1分足もみから始めましょう

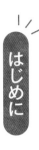

## はじめに

# 1分足もみから始めてみませんか

2020年、新型コロナウイルスの猛威の前に、私たちの生活は一変しました。当院にいらっしゃる方たちも、これまで以上に足のむくみや不調を抱えていることが多くなりました。その原因は、**コロナウイルスの感染予防のために外出を控えたり、リモートワークで通勤がなくなったりして、歩くことが激減したこと**だと考えられます。

体の不調をうったえる人は、足裏だけではなく、足首や膝《ひざ》周りなど、足全体に毒（老廃物）が溜《た》まっていることが多く、足の状態で、その方の体のどこが悪いかがそのままわかります。その方の性格や将来見舞われそうな病気もわかり、それをずばりと指摘するので、「院長は占い師ですか？」と言われることもあるほどです。

この溜まった老廃物をもみほぐして流すため、当院のレギュラーコースでは3〜4時間の所要時間をいただいております。ご自宅でもできればしっかり時間をかけて足もみをしていただくのがベストですが、なんとか楽に継続してできる方法がないかと、思うようになりました。

そこで、これまで出版してきた『からだが蘇る！　奇跡の足もみ』『毒をかき出す足もみ大全』（ともに宝島社）の本格的な足もみ法に加え、**気軽に1分間でできる足もみ法**を考案しました。なかでも、特に若い女性は、一日中仕事をしたりして**むくんでしまった足を、今すぐ、すーっとした足に戻したい**という要望が強いことから、むくみを取る1分足もみのメニューを充実させました。さらに今回は、足もみができない場所でも手軽に行える**「手もみ法」**もご紹介しました。オフィスでのデスクワーク中や通勤の電車の中で行える、足もみ&手もみ法を充実させましたので、ぜひ毎日の習慣にしてみてください。

もちろん、体の不調を根本から整えるには、本格的な足もみが必要となります。本書では、**従来の「準備もみ」「基本もみ」や「お悩み別」の足もみ方法も掲載**しています。

足もみの魅力は、わずか半畳のスペースがあれば、自分自身でいつでも手軽にできることです。ほんの少しの時間で構いませんので、ぜひ日常に足もみや手もみを取り入れてください。そうして、皆さんが本来の健康と元気を取り戻してくれることを、願ってやみません。

足もみKMR／㈲KMR式官足法《かんそくほう》療法院　院長　和《わ》智《ち》恵《けい》子《こ》

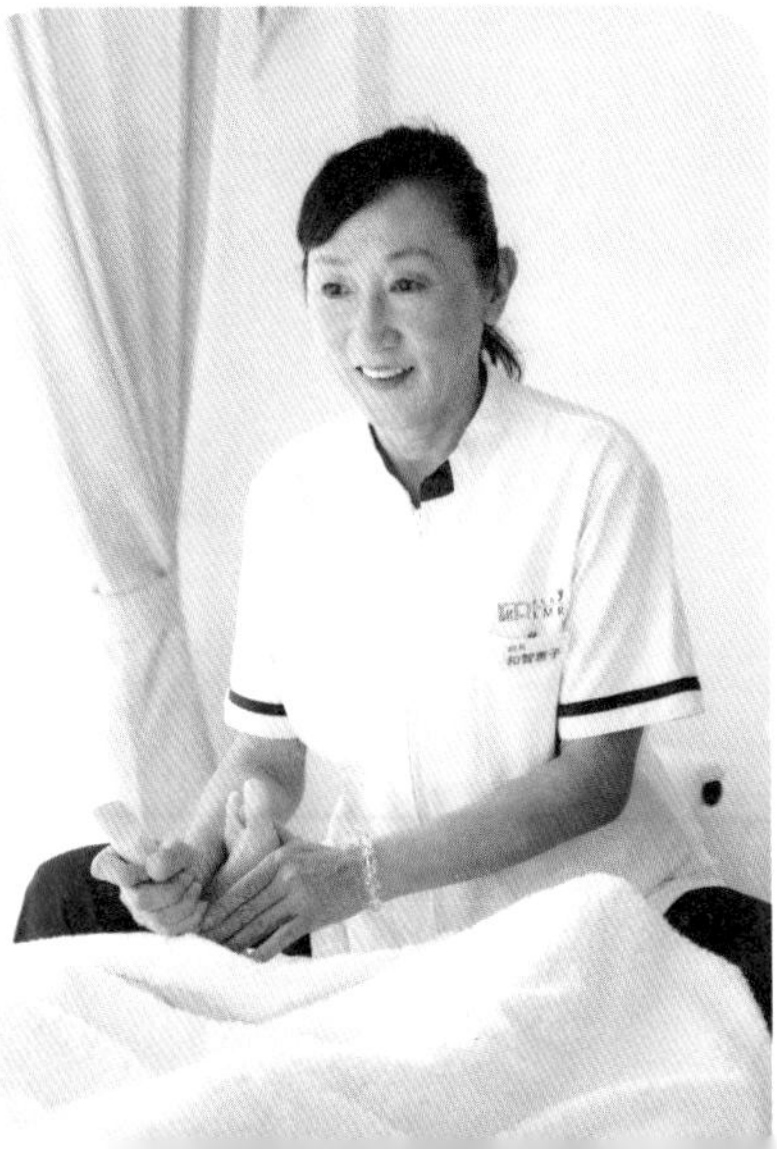

# CONTENTS

CONTENTS

# 第1章

## 準備編
## まずは足もみの道具や足の状態を知っておこう

実際に足もみを行う前に、まずは足もみとはどういったものなのか、どのような道具が必要なのか、さらには自分の足はどんなタイプなのかを確認しましょう。

足もみの基本情報

# 始める前に知っておこう！

足もみを行う前に、よくある疑問をまとめました。「反射区」は第3章で紹介します。ここでは「足ツボ」のようなもの（厳密には違います）とイメージしてください。なお、膝《ひざ》などの患部に熱があるとき、足をケガしているときは、足はもまずに手をもみましょう。

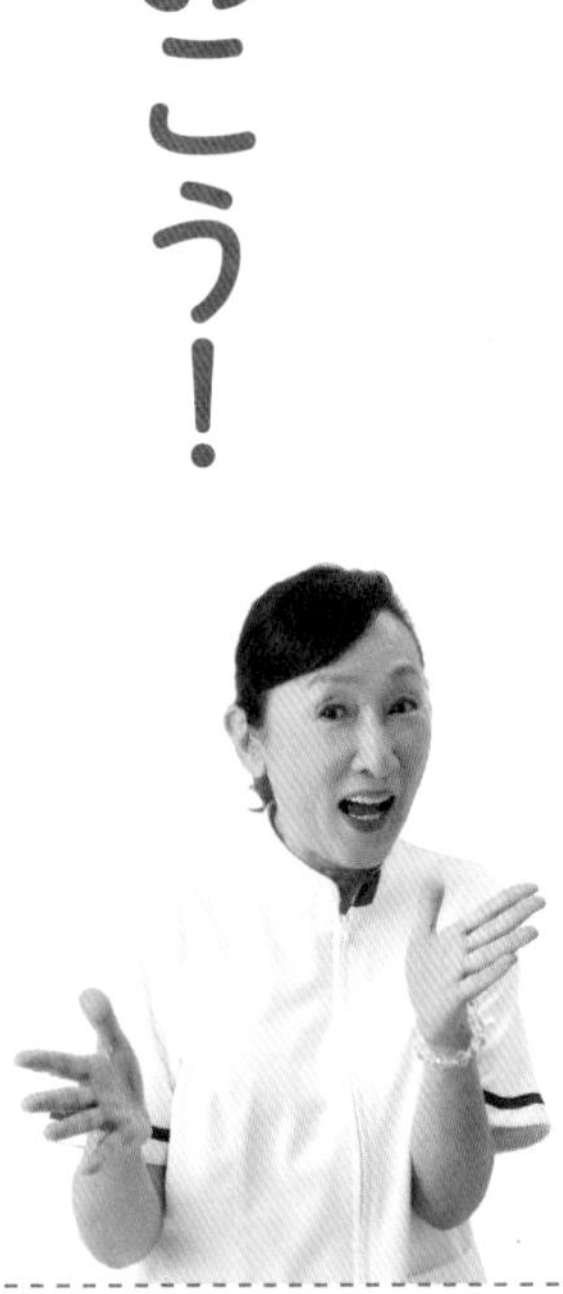

## 体の不調を感じていない人は足もみをしなくていい？

体の不調を感じていなくても、**毎日少しずつ体に老廃物は溜《た》まっていきます**。特に、普段あまり運動をされていない人などは、今、自覚症状がないだけかもしれません。病気の予防のためにも足もみを習慣にして、体から毒を排出しましょう。

## いつ足もみをすればいいですか？

**食後1時間は避けて**、それ以外ならいつでも構いません。食後は消化吸収のため、胃に血液が集中するので、足もみで全身の血流をよくすると、消化不良になる可能性があるからです。ベストは、体が温まって血行もよく、筋肉がほぐれやすいお風呂上がりです。

## 生理中は足もみは避けたほうがいい？

生理は**月経血と一緒に老廃物を排出できる絶好の機会**です。なので、特に脳下垂体《かすいたい》（58ページ）や生殖腺（74ページ）の反射区をしっかりもんでください。続けているうちに、生理痛や生理不順、ＰＭＳ（月経前症候群）などの生理のトラブルもなくなっていきます。

## 足もみは何分間、どこからやればいいですか？

「こり」が取れて老廃物が流れるまでもみますが、わかりにくいと思いますので、**まずは1分間を目安に**しましょう。場所は気になる反射区から始めて構いません。より効果を期待するなら、「準備もみ」や「基本もみ」（第4章参照）で老廃物を流す道筋をつくってから、気になる反射区をもむのがベスト。それが面倒な場合でも、**「膀胱《ぼうこう》」と「尿道」（39ページ）を1分足もみしてから気になる反射区をもむ**と、老廃物が排出しやすくなります。

## もむ強さはどれぐらいがちょうどいい？

棒や指の関節で反射区をもんだときに、「ゴリゴリ」「ジャリジャリ」といった老廃物の手ごたえを感じられるぐらいが目安。**一点を棒で突きさしたり、圧をかけたまま皮膚表面をひきずったりすると、皮膚が傷つき硬くなるので注意。**20～23ページのやり方を参照して、**ゆっくりと圧をかけてから、奥に溜まった老廃物をかき出すようにもんでください。**

## 足をもんで痛いところは、もまないほうがいい？

**痛いのは老廃物が溜まっている証拠**なので、そのままにしておくと、体調不良を引き起こしかねません。しっかり続けて老廃物をきちんと排出できれば、足裏も柔らかくなって痛みもなくなり、足もみが気持ちよく感じられるはず。年齢や症状、毒の溜まり具合や、もむ力の強さにもよりますが、まずは血液が入れ替わる4カ月をめどに続けましょう。

## 痛みを軽くする呼吸法はありますか？

痛いからといって息をとめると、かえって痛みが増すので、圧をかけるときに息をしっかり吐きましょう。**吸う時間の倍の時間をかけて、ゆっくり息を吐く**のがポイントです。また、楽しいことを考えながら、足もみをするのも○。「足もみＫＭＲ」ではあちこちから笑い声が絶えませんが、痛い施術だからこそ、明るく楽しくお客様とコミュニケーションを取りながらしています。笑うと緊張がほぐれ、痛みがやわらぎます。お笑い番組などを見ながら足もみをするのもいいかもしれませんね！

## 家にある棒を使っても大丈夫ですか？

使い方にもよりますが、硬い木の棒やプラスチックの棒、ペンの後ろ側などを使うと、**物によっては余計な刺激を与えることになり、皮膚が硬くなる**恐れがあるので、あまりおすすめしません。「ＫＭＲ毒出し桐《きり》棒」は、皮膚への負担を考えて柔らかい桐素材にこだわり、老廃物をかき出すのに最適な形に仕上げました。ネット通販で購入できますので、ぜひ使っていただきたいですが、入手できない場合はご自分の指の関節で、老廃物をかき出してください（22ページ参照）。

## 足もみの後に食事をしてもいいですか？

足もみ後は内臓に負担がかかるので**食事は避け、５００㎖以上の白湯《さゆ》を飲んでください**。これは足もみで**静脈に流した老廃物を、尿として排出しやすくするため**です。寝る前に水分をあまり取りたくないなら、寝る前と翌朝に分けて飲んで。足もみで動きがよくなった臓器を冷やしてしまう**冷水や、胃に負担のかかるジュース類は避けましょう。**腎臓疾患などで水分摂取量を制限されている場合は、医師と相談してください。

# 足もみの道具と使い方

老廃物をもみ崩すため、奥まで圧をかけられる「足もみ棒」を用意しましょう。肌当たりがよく、硬すぎない桐製の棒がおすすめで、「KMR毒出し桐棒」は、適度な太さとグリップの溝で、すべりにくく、かつ握りやすくなっています。

　また、棒のすべりをよくし、皮膚を保護するために、クリームを塗りましょう。普段使い慣れているものでOKですが、KMRオリジナルのスキンクリームは、全身や顔、赤ちゃんにも使えるのでおすすめです。

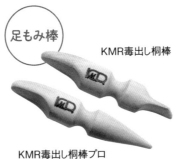

足もみ棒

KMR毒出し桐棒

KMR毒出し桐棒プロ

クリーム

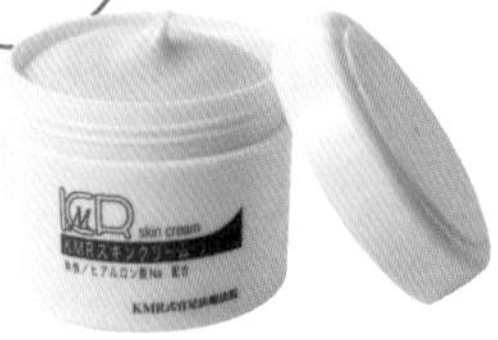


KMRスキンクリーム

## 足もみ棒の基本の握り方

1

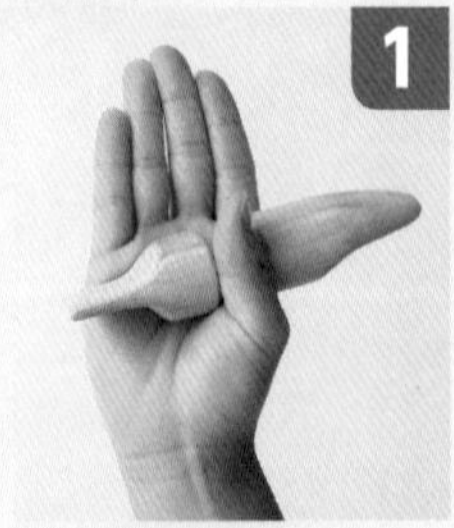

棒を利き手の親指と人さし指の間に挟む。

2

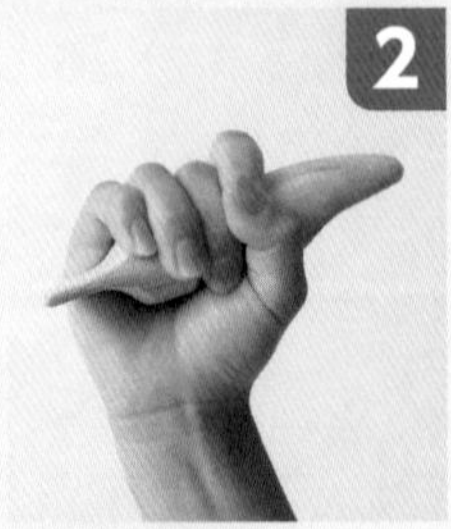

軽く握る。

3

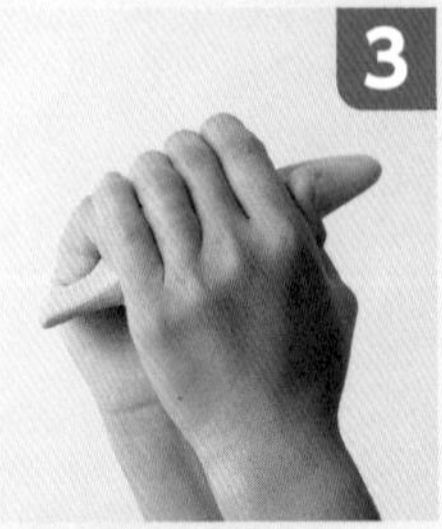

体重を乗せやすいよう、もう片方の手を利き手に覆いかぶせる。

# もむときの主な姿勢

### 足の甲 をもむ姿勢

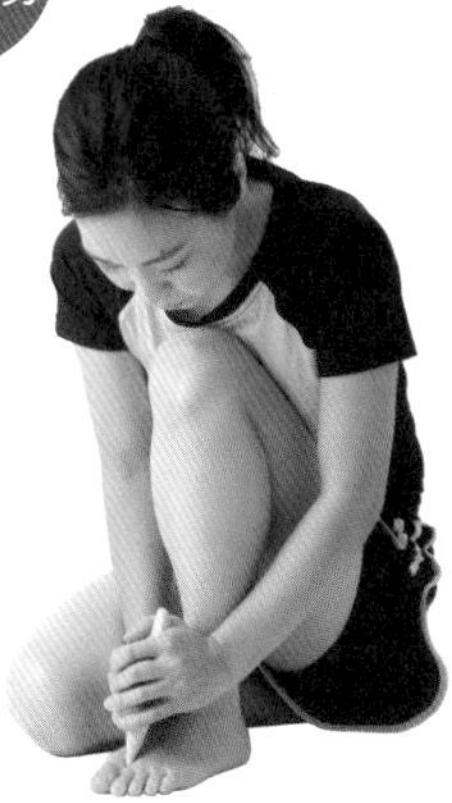

足の甲にある反射区をもむときは、片膝立ちになり、反射区を真上から押さえます。

### 基本 姿勢

足の裏の反射区をもむときは、あぐらの姿勢が基本です。ターゲットとなる反射区が見やすく、棒に体重を乗せやすいからです。

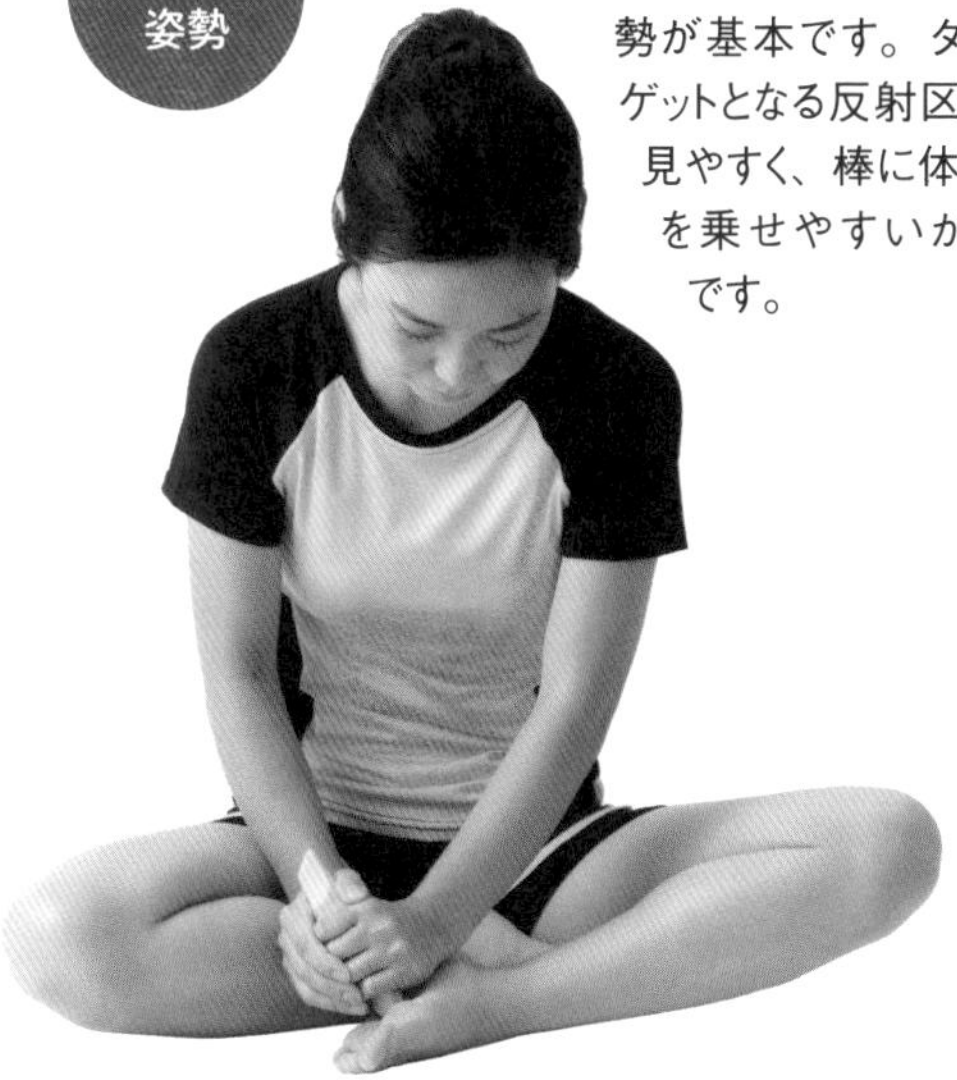

### かかと をもむ姿勢

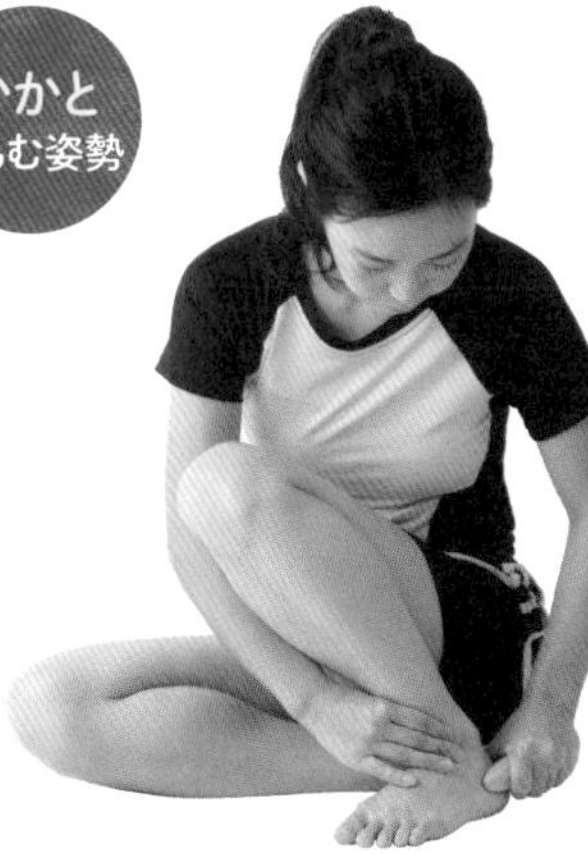

かかとの側面をもむときは、片膝を立て、棒を握った手の親指と棒でアキレス腱《けん》付近をつかむと力を入れやすくなります。

### 足の指 をもむ姿勢

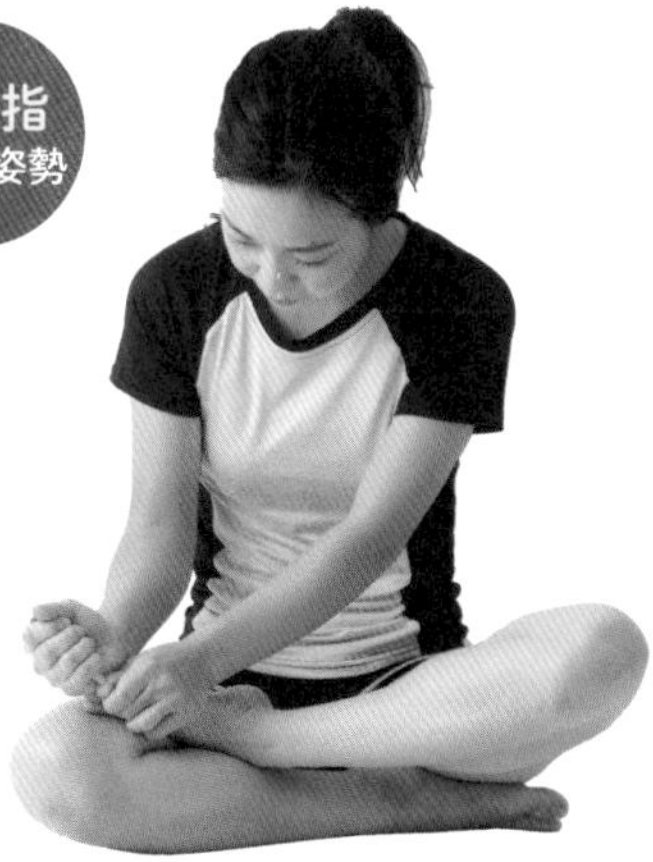

足の指にある反射区をもむときは、利き手でないほうの手でもむ指を固定すると、すべりにくく、力を入れやすくなります。

# 足もみ棒の使い方

## もむ前の準備！

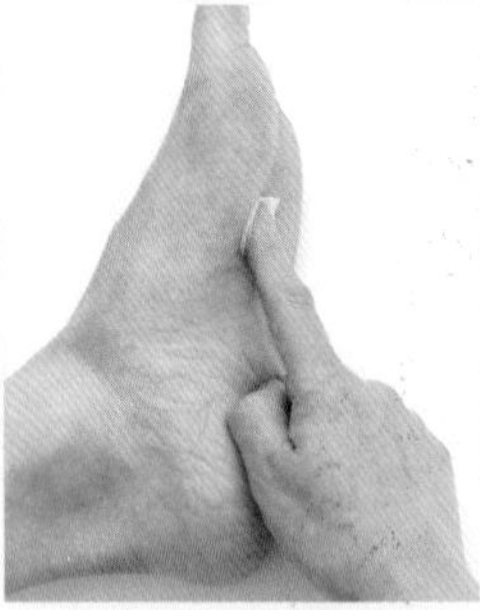

### もむところにクリームを塗る

棒のすべりをよくし、皮膚を保護するために、もむ部分にクリームを塗りましょう。

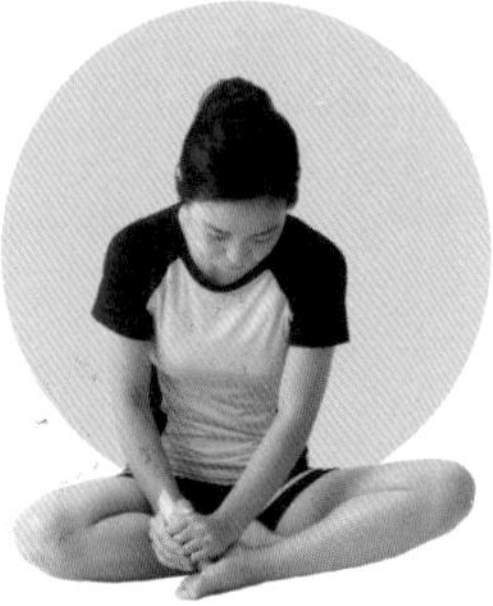

## 棒の当て方

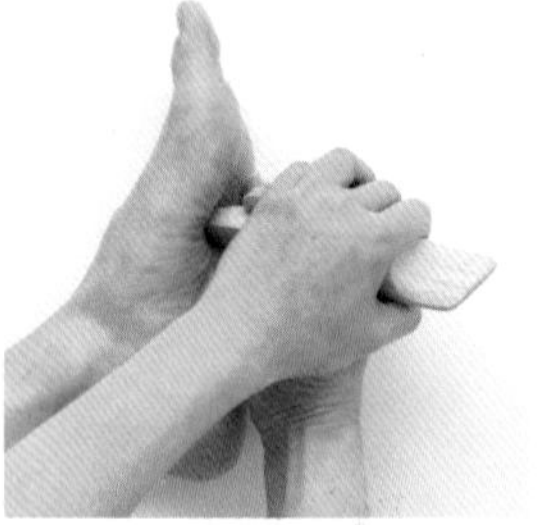

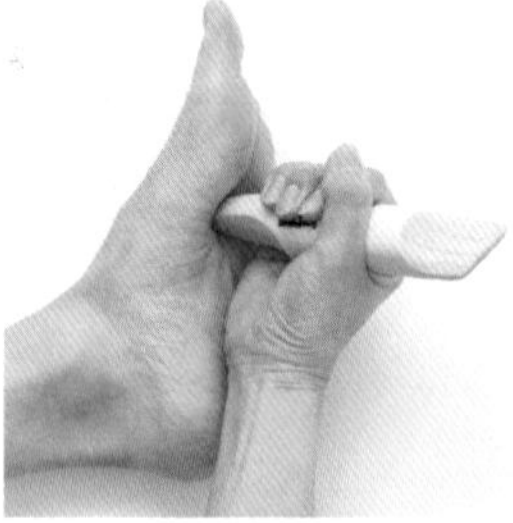

棒の「面」を反射区に当てたら、もう片方の手を覆いかぶせて体重をかけ、しっかりもみ崩します。

## 指でもむ場合

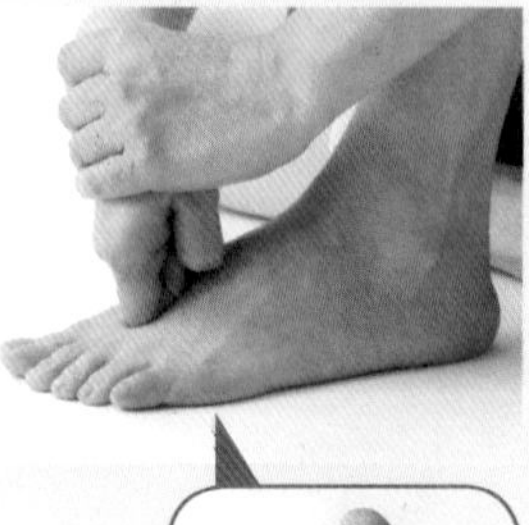

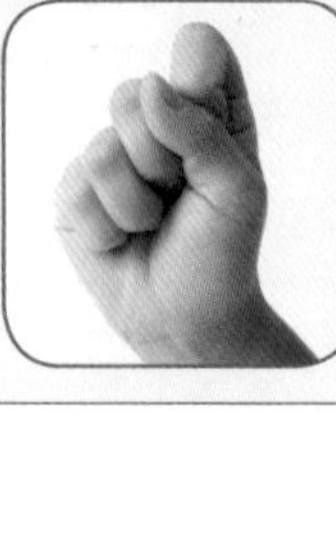

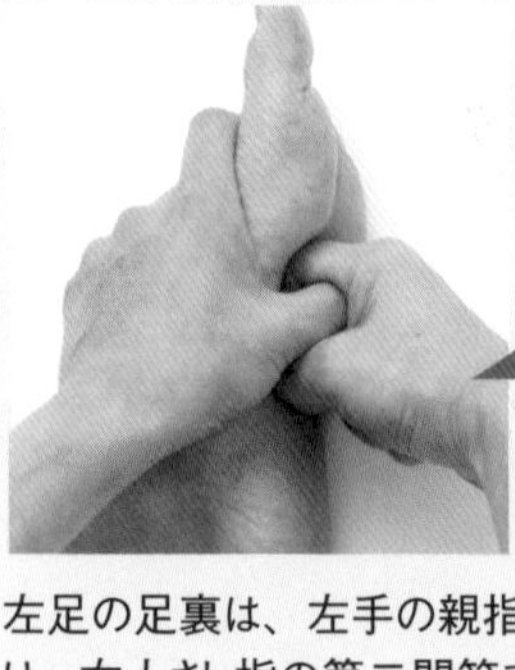

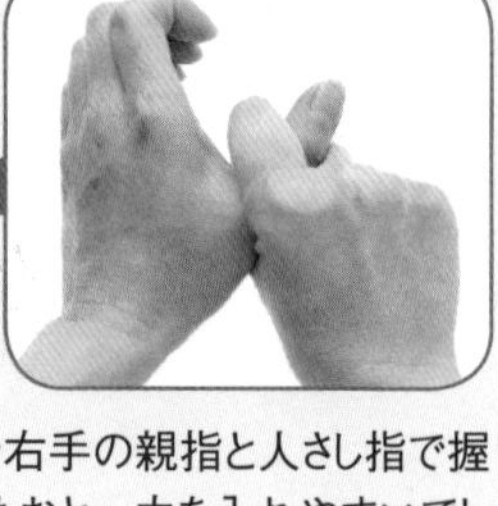

左足の足裏は、左手の親指を右手の親指と人さし指で握り、右人さし指の第二関節でもむと、力を入れやすいでしょう。足の甲は、片手を握りこぶしにして、もう一方の手を写真のように添えると、力を込めやすくなります。

## 棒の動かし方

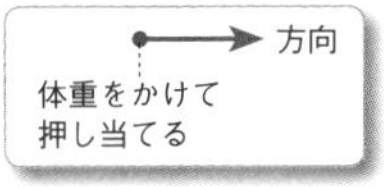


**1** 反射区に
棒の面を当てる

**2** 体重をかけて押し込み、
老廃物を捉える
※手に力を込めるのではなく、
上半身の体重をかけるのがポイント

**3** 老廃物を崩し、つま先側
からかかと側に約1㎝ほど
ゆっくりかき出す

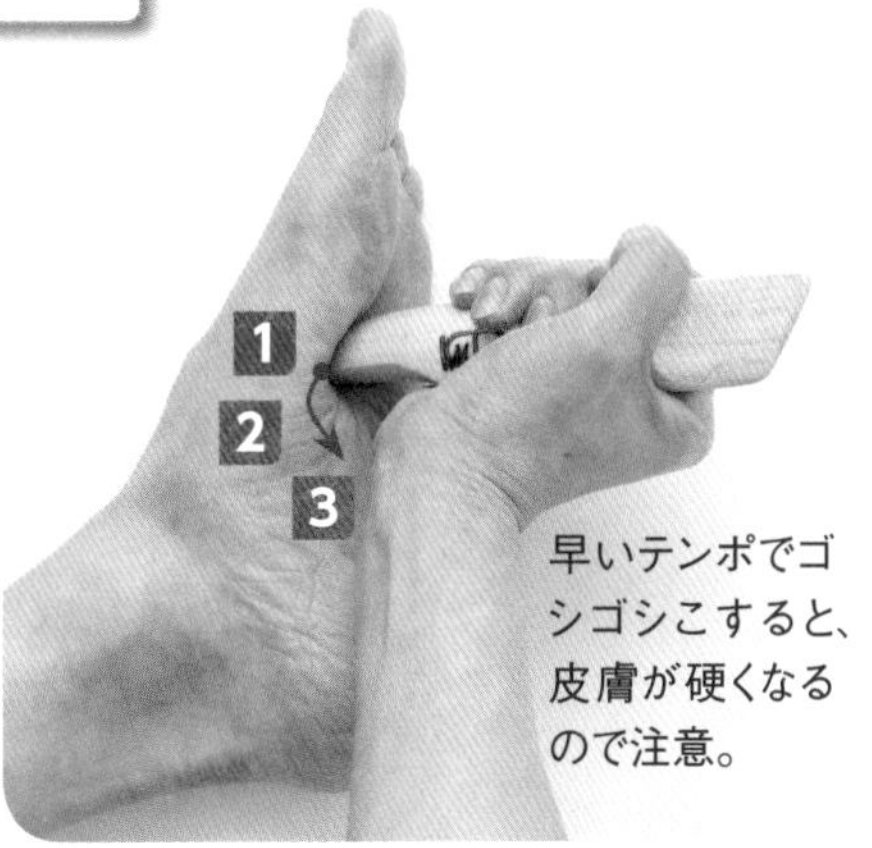


早いテンポでゴシゴシこすると、皮膚が硬くなるので注意。

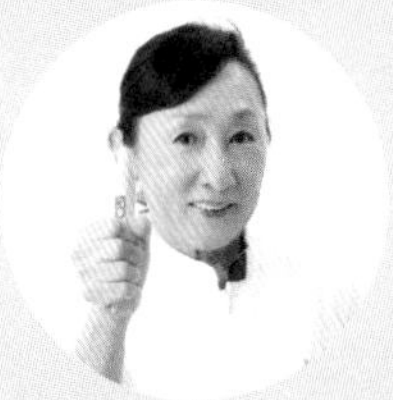

指で行う場合も
ぐぐっとしっかり
力を入れて
毒をかき出して

### かき出し方のコツ

### 棒の「面」で反射区を捉える

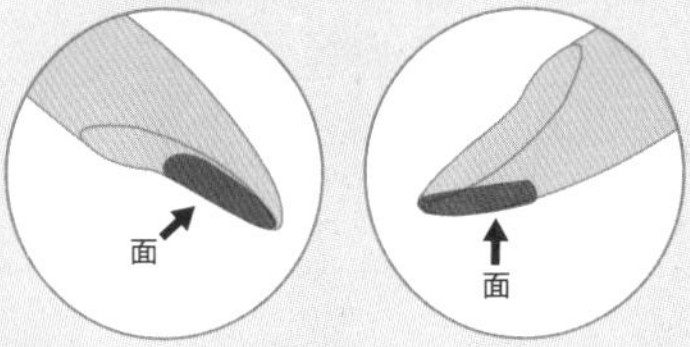


面を反射区に当て、体重をかけて奥まで押し込み、老廃物をかき出すイメージで圧をかけて。棒の一点で突きさしたり、引っかいたりしないよう注意!

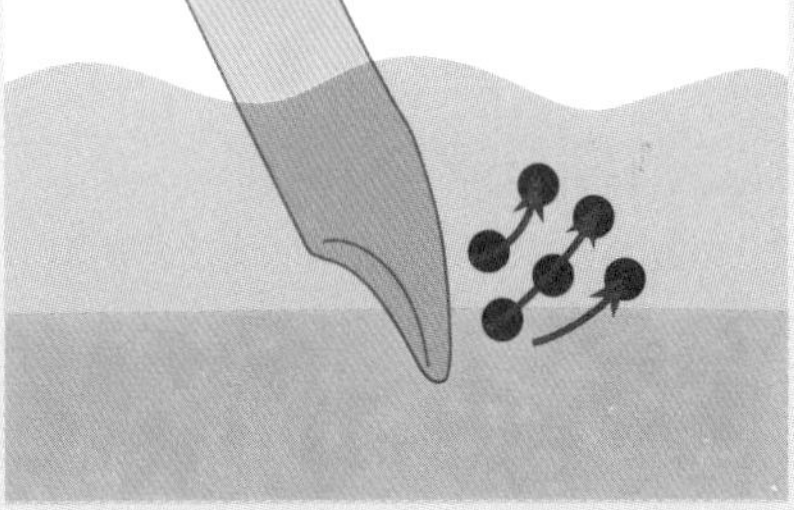

棒の面で老廃物を崩し、かき出す。

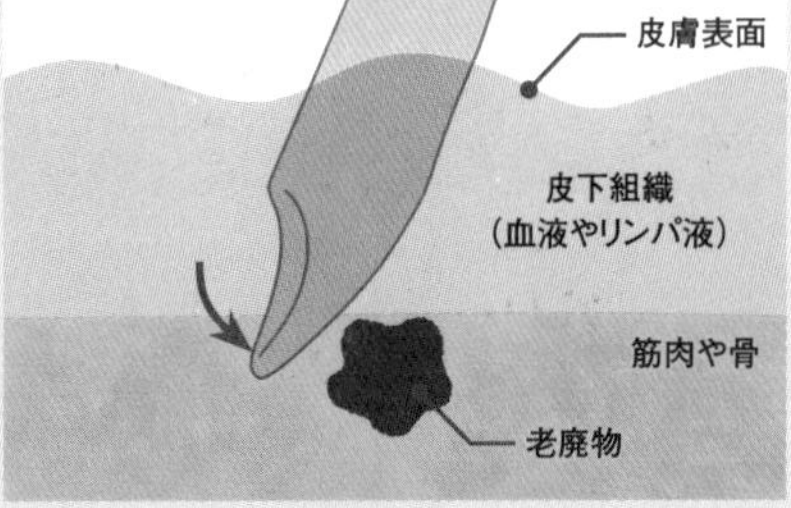


棒をグーッと深く押し込み、老廃物を捉える。

# あなたの足はどのタイプ？

## 足の状態を自己診断！

人の足は、大きく3つのタイプに分けられます。

「1型」の足は、一見健康そうに見えますが、老廃物がところどころ固まっている人が多数見受けられます。血行が悪く、冷えていることが多いタイプで、弾力性に欠けていることもよくあります。

しっかり老廃物をかき出し、

## 1型

### ホネホネ足タイプ

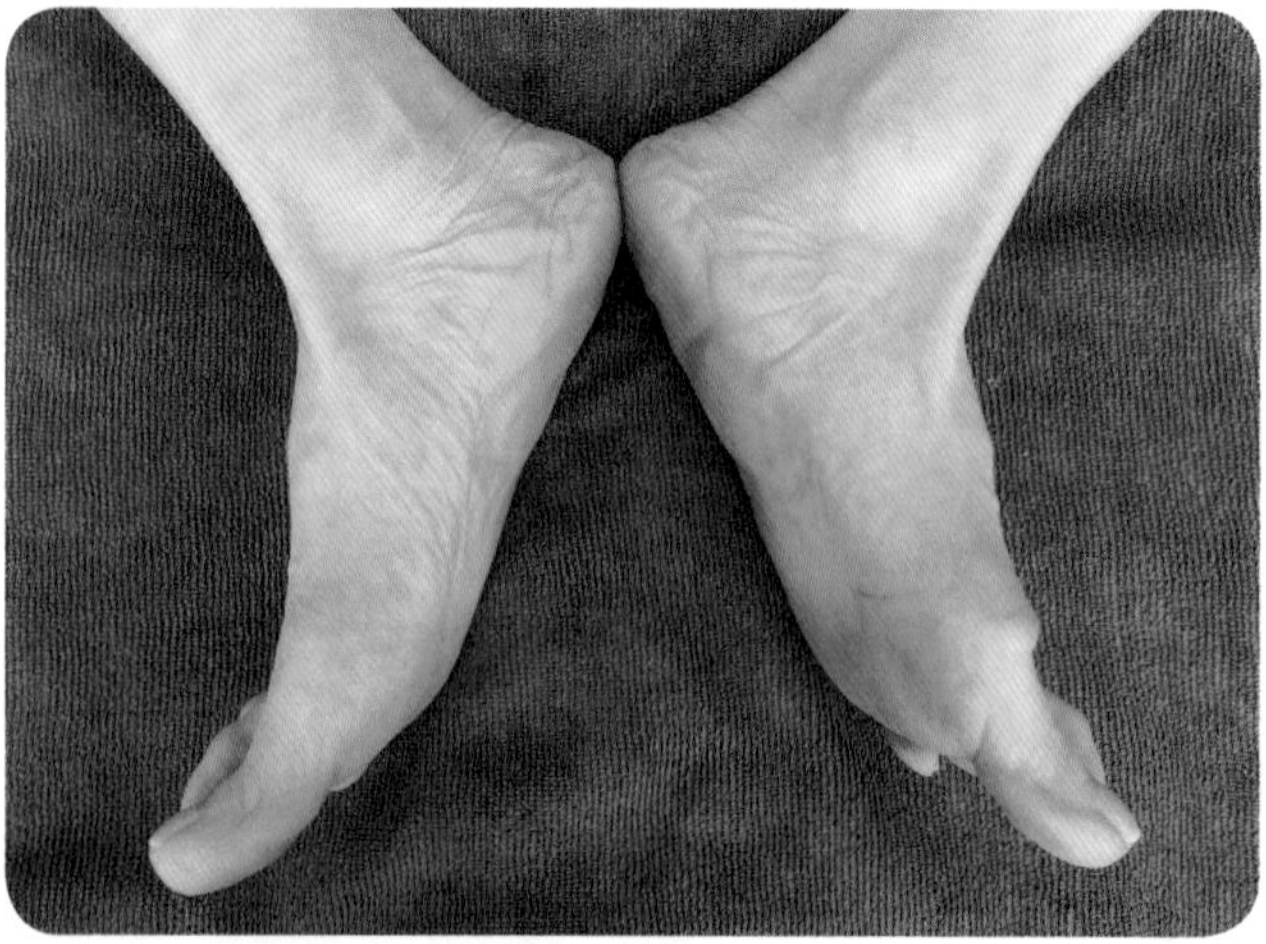

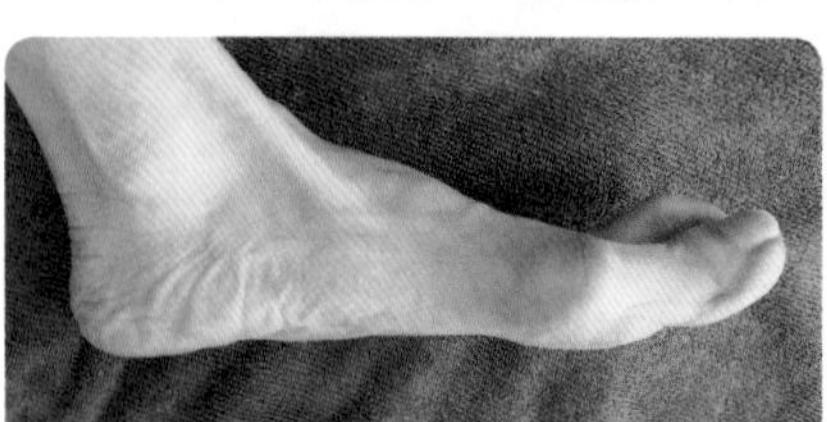

厚みがなく骨張っていて、血管や骨が浮き出て見えます。この足のタイプは、神経がこまやかで心配性な人が多く、体調の変化にもいち早く気づきます。

よくもみほぐすことで、血液やリンパの流れがよくなり、温かさと弾力性を取り戻せます。

「2型」の足は、土踏まずがしっかりと弓形のアーチを描き、内側の骨をはっきりとさわれる、理想の足です。生まれつき健康な方の足タイプで、腎臓から輸尿管、膀胱、尿道までの反射区（土踏まずあたり）が柔らかく、すっきりした形をしています。

また、むくみもなく、指と指の間が開き、足の甲や血管、アキレス腱もくっきりと見えています。体の中にも敏感で、不調にも気づきやすいでしょう。

## 2型

## きれいな形の足タイプ

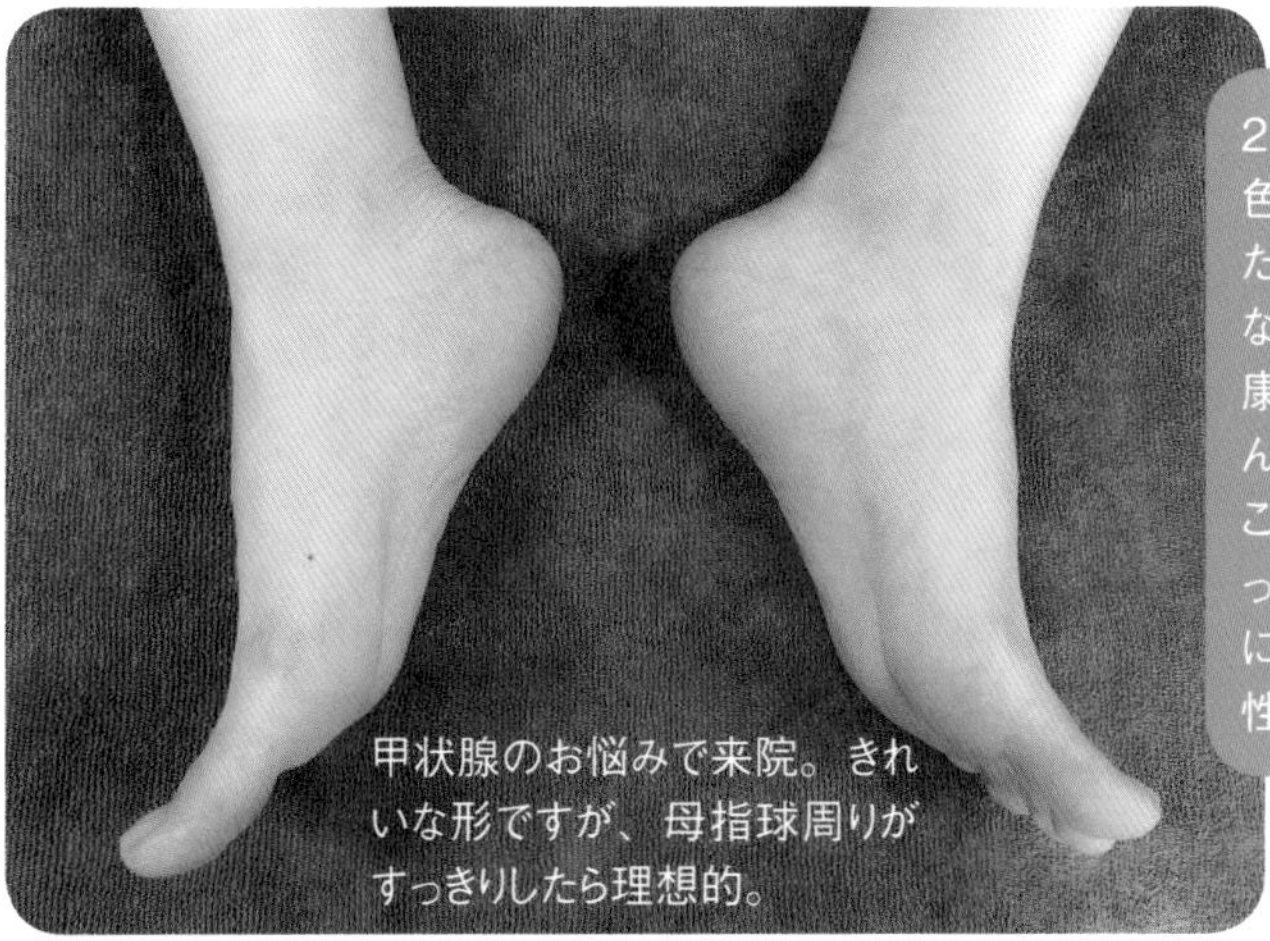
甲状腺のお悩みで来院。きれいな形ですが、母指球周りがすっきりしたら理想的。

2型でも、足裏が黄色や白っぽい色だったり、硬くて弾力性がなかったりすると、健康的な足とはいえません。しっかりもみ込むことで、血行がよくなってきれいなピンク色になり、柔らかな弾力性が蘇《よみがえ》ります。

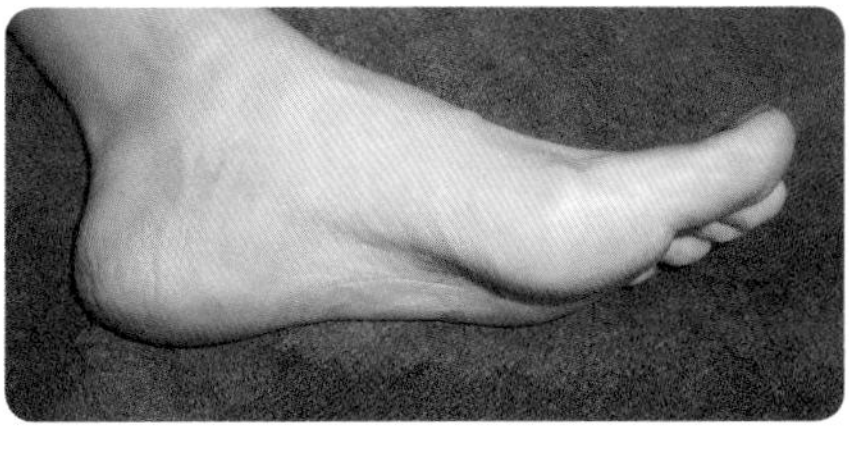
土踏まずがアーチを描き、むくみがなく、弾力性があって温かければ、まさに理想的な足。さらに足指が柔らかく広がり、ふくらはぎは普段は柔らかく、力を入れると筋肉がキュッと出るようなら、言うことなし！

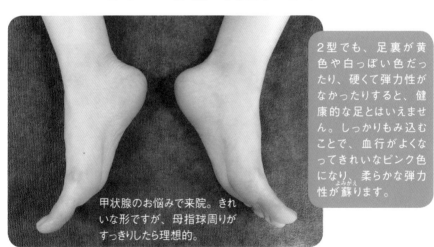

「3型」の足は、土踏まずのアーチがまったくない、いわゆる扁《へん》平《べい》足《そく》です。体はだるいはずなのに、1型とは対照的に、体の不調になかなか気づけません。全体的にパンパンに張っているので、アキレス腱や足の甲の筋が見えず、ぼってりしています。弾力性もなく、押すとそのままくぼみ、なかなか元に戻らなかったり、硬すぎて足もみ棒が入らなかったりします。

　これは、何層にも溜まって固まってしまった老廃物のせい。この頑固な汚れを、根気よくもみ崩す必要があります。

## 3型

## パンパン足タイプ

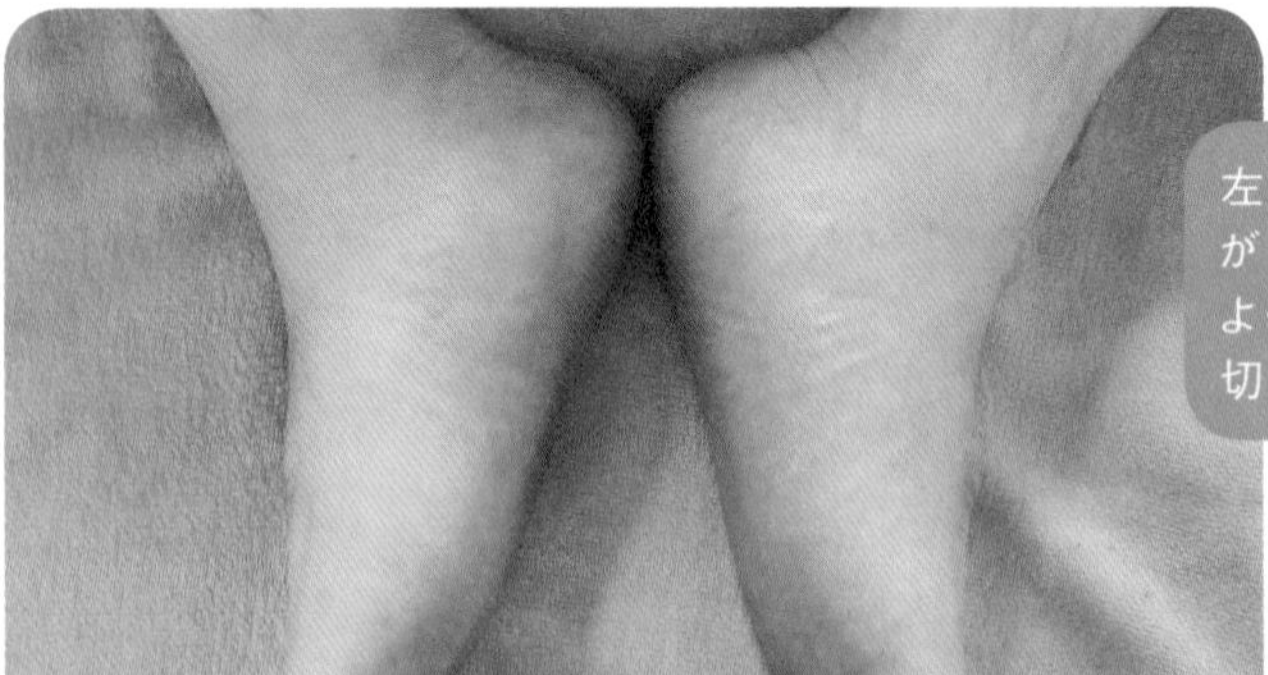

左右の足で型や厚さが違うことがあるので、よく見極めることも大切です。

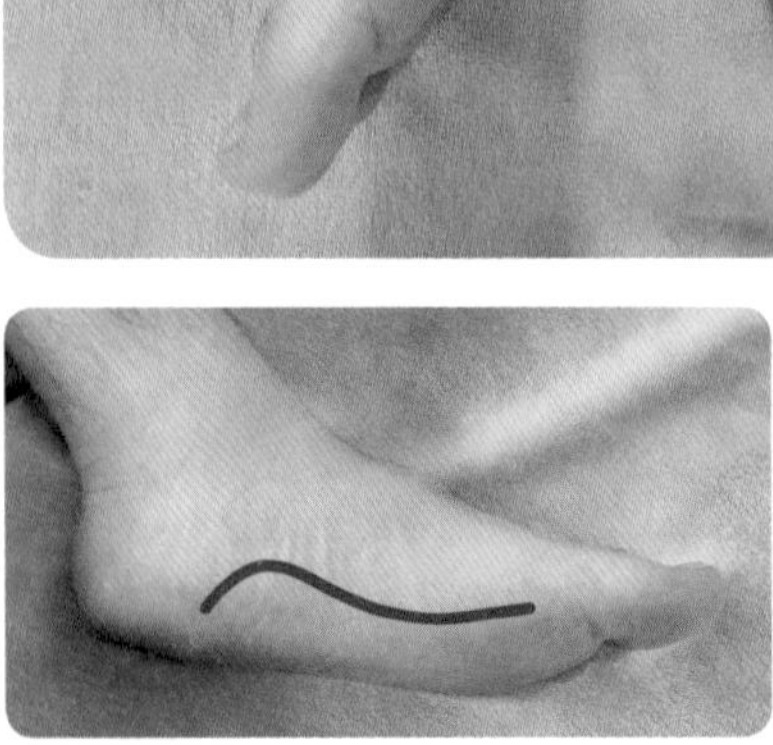

分厚く、土踏まずのアーチが真っ平らの、典型的な扁平足です。もんでも神経に到達せず、痛みを感じないことも。本来はしっかりしたアーチ（左写真の赤い線）があるはずですが、老廃物で埋まっています。もみ込めばきちんとアーチを描くようになり、弾力性も戻ってすっきり足に！

※KMRでは、この3つの型を足の色や硬さなどでさらに3つに分類し、計9パターンでチェックしています。

# 健康な足の条件

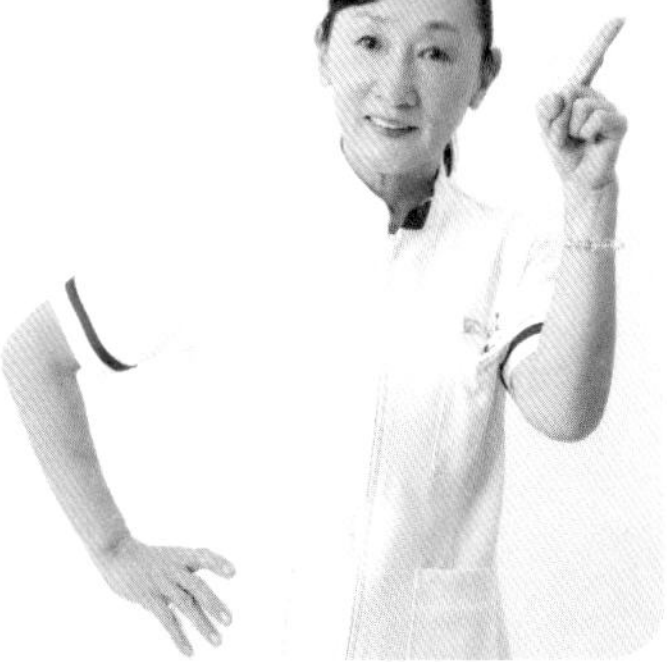

形が理想的な２型だとしても、色や柔らかさなどが当てはまらなければ、健康な足とはいえません。では、実際にどんな足が健康な足なのでしょうか？　その条件をわかりやすくまとめました。ぜひご自分の足と見比べてみてください。

## 足の甲

- 足の骨の形や筋、血管がよく見え、くるぶしの骨もくっきり浮き出ている。
- むくみもなく、グーの状態にすると、中足《ちゅうそく》趾《し》節《せつ》関節（足の指の付け根の関節）がしっかり浮き出る。

## 指

- 手の指のようにしなやかに開くことができる。
- 適度に温かく、冷えていない。
- 指先がほっそりとして、指と指の間が開いていればベスト。

## ふくらはぎ

- 温かくて弾力性があり、指で押して離すとすぐ元に戻る。
- 力を抜いた状態では柔らかく、逆に力を入れると筋肉がキュッと引き締まるのが理想。

この弛緩《しかん》と収縮がしっかりできていると、ポンプ作用が働き、足の血液とリンパ液の流れが促進されます。

## 足裏

- ふっくらと柔らかく弾力性があり、色は赤ちゃんの足のようなピンク色。
- 土踏まずのアーチがくびれ、内側の骨にしっかりさわれる。

このような足の場合、もむと痛さが気持ちよく感じられます。

COLUMN

# 足もみで健康になると体を動かすことも好きになる！

## 若い頃は体調不良のデパートで運動嫌いでした

今、私は毎日元気に皆さんの足をもみ、「院長から元気をもらえる」と言ってくださる方もいらっしゃるほど、パワフルに過ごしています。ですが、そんな姿からは信じられないほど、若い頃はずっと体の不調に悩まされていたんです。

まず7歳のときにオートバイにひかれて左足を複雑骨折し、おそらくそれが原因で側彎《そくわん》症になり、大人になってからも、ひどい腰痛や肩こり、生理痛に苦しみました。さらには慢性の下痢や蓄膿《ちくのう》症、尿管結石などなど、体のどこかが常に不調という状態に。鍼灸《しんきゅう》治療などもしてはみたものの、すぐに元に戻ってしまい、改善は一時的なものでした。

また、側彎症のせいで医師から激しい運動をとめられていたうえに、中学・高校時代は運動神経が鈍かったこともあり、まさに文字通りの「運動嫌い」だったのです。

## 足もみのおかげで、今では日本舞踊の舞台に立つまでに！

高校卒業後は、念願だった女優の仕事を始めたものの、体調がついていかず、思うように仕事ができませんでした。

自信をなくした私は、美容メイクの教室「ケイ・メイクアップルーム（KMR）」を立ち上げ、さらに「この不調をなんとかしなければ」という思いから、気功や整体など、さまざまな療法を試していました。

そんな中で、ドイツのリフレクソロジスト、ハンネ・マルカート女史の足もみ法を試し、その後は柴田和通先生の「足心道《そくしんどう》」を教わり、レッスンを開いていたのですが、縁あってついに官《かん》有謀《ゆうぼう》先生の「官足法《かんそくほう》」と出合います。

この辺りの話は、また後ほど詳しくお話ししますが、実際に「官足法」の足もみを始めてからは、体の調子がどんどんよくなり、当時、いちばん懸念していた子宮の腫瘍も、なんと約半年できれいに消え、当

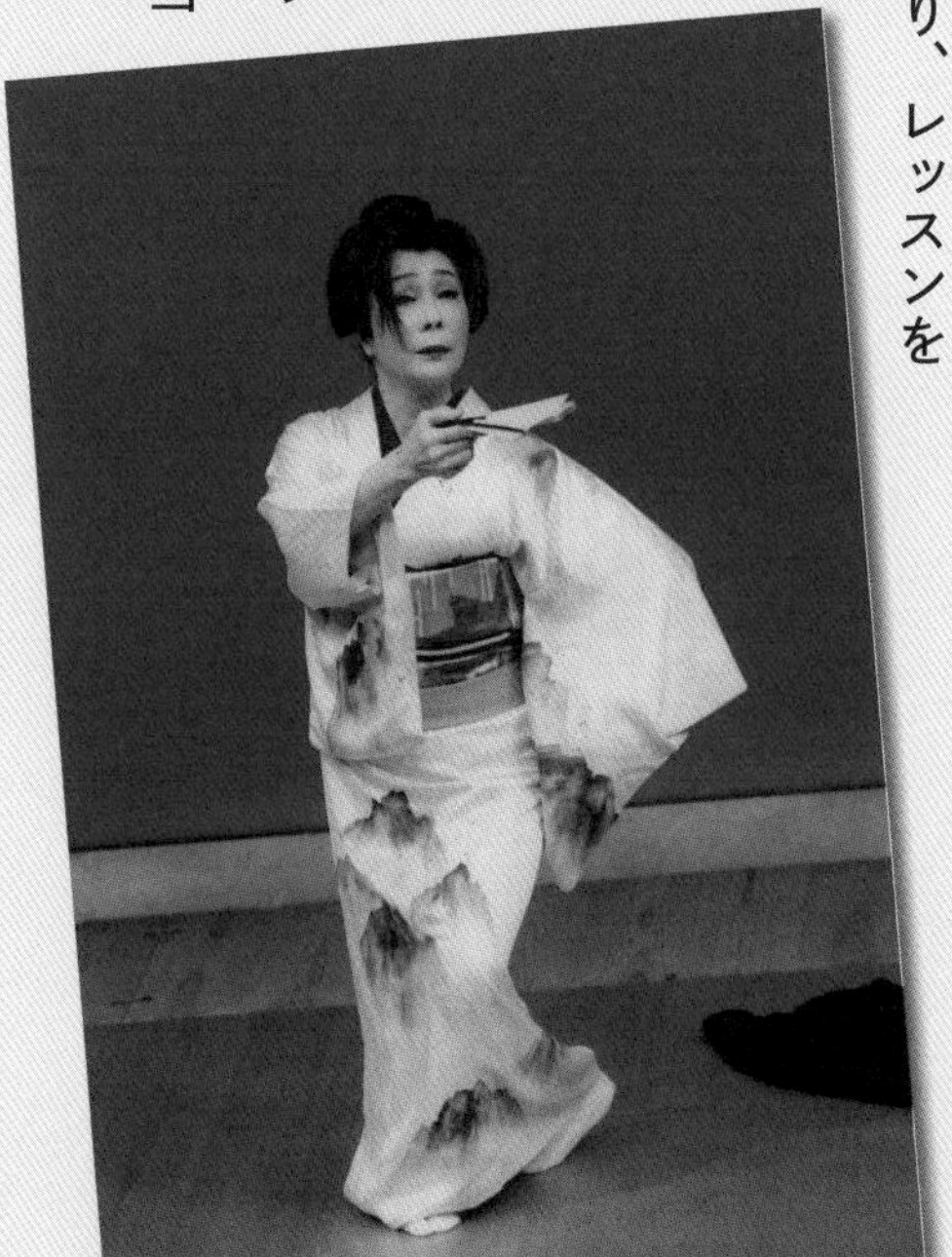

寿美若流の家元、
寿美若緑（本名・小泉柿鈴代《しずよ》）先生

初すすめられていた、子宮全摘の手術をする必要もなくなりました。

そして、元気になったら、あれだけ運動嫌いだったのに、体を動かしたいと自然に思うようになっていたのです。それまでは、歩くのが嫌いで、ちょっとした移動でも車を使っていましたから、自分でも驚きです。これは体調がよくなっただけでなく、気力も前向きになったおかげだと思っています。

そして2019年。縁あって、この道70年以上、踊り一筋の寿《す》美《み》若流《わかりゅう》お家元、寿美若緑先生の弟子にしていただき、1年たたないうちに舞台に立つことができました。3歳から17歳まで、ブランクはありながらも約7年間、日本舞踊（藤間流）を習わせてくれた母のおかげもあり、48年ぶりの復活となりました。写真はそのときのものです。

先生の踊りの素晴らしさ、お人柄には尊敬しかありません。また、踊りを再開したことでふとももに筋肉がつき、足もみとの相乗効果だと確信しております。今は、おかげさまで楽しい60代後半を過ごせています。

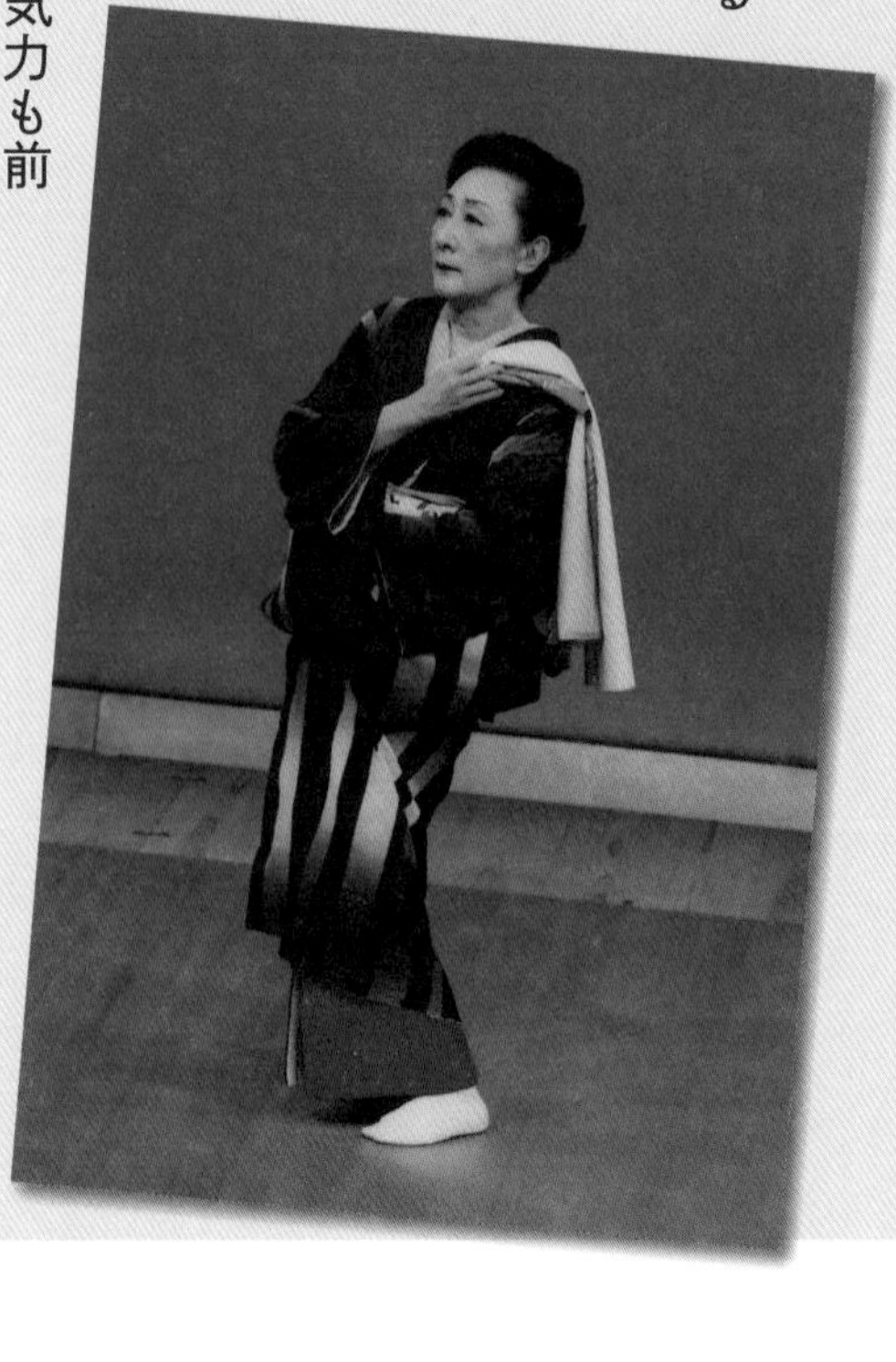

48年ぶりの一人舞台上の私

# 第2章

## パンパン足をすーっとさせる
# むくみ解消
# 1分足もみ！

たった1分で足のむくみや体の不調を解消する、新しい足もみ法を紹介します。仕事中や移動中、家事をしながらなど、いつでもどこでも気軽にできる方法が満載です！

なぜ足もみが重要なのか

# 足は第二の心臓！溜まった老廃物をすっきり流す

## 歩くことで血液とリンパ液を循環させる

私たちの体が健康でいられるのは、**血液が酸素や栄養を体の隅々まで運び、リンパ液とともに全身を巡って老廃物を回収**してくれているからです。

足先まで下りてきた血液とリンパ液は、重力に逆らって上へ戻らなくてはなりません。

このとき、歩くことによって刺激を与えられた足裏や、収縮と弛《し》緩《かん》を繰り返すふくらはぎ・ふとももがポンプとなって、血液とリンパ液を押し上げる役割を果たしてくれます。

## ポンプの役割を果たせていない現代人の足

そのため、足は「第二の心臓」とも呼ばれるのですが、残念なことに、きちんとその役割を果たせていない足が多く見られます。そのいちばんの原因は、交通機関の発達や、あらゆるところに設置されているエレベーターやエスカレーターなどのせいで、歩く機会がぐっと減ってしまったことにほかなりません。

さらに、仕事がデスクワーク中心の方は、椅子に座りっぱなしになりがちですし、家事労働も進化した家電のおかげで、昔に比べればとても楽になっているため、一日中ほとんど体を動かさずに過ごしている、という人も少なくないのです。

## 第二の心臓が働かず、老廃物は溜まる一方

そうやって足を使わないでいると、当然「第二の心臓」は休んだままとなります。すると、血液やリンパ液の循環が悪くなり、本来排出されるはずの老廃物が足に溜《た》まりやすくなってしまいます。この老廃物というのは、体内で行われるエネルギー代謝にともなって発生する、アンモニア、尿素や尿酸、二酸化炭素などといわれています。

老廃物は毎日、体内で発生し続けています。そして、私たちは汗や尿、便や呼吸、女性なら生理の経血によって、体の外に排出しているのです。

老廃物を排出する主な器官は、腰周りにあります。そのため、足のポンプの力で老廃物をそこまで押し上げなくてはなりません。でも、普段足を使っていないと、そのポンプの

力がたりず、老廃物が足にどんどん溜まり、蓄積されてしまうのです。心臓からいちばん遠く、老廃物が溜まりやすい足先にこそ、どんどん排出できる出口があればいいのですが、もちろんそんな便利な機能はなく、汗でごくわずかに排出するのが精いっぱいです。

## 足に老廃物が蓄積することで負のスパイラルに

老廃物はきちんと排出されるべきもので、体内に残っていてはいけないものです。ところが残念なことに、現代人の足は運動不足のため、日々溜まり続ける結果になっています。そうして、体内のいたるところに溜まった老廃物は固まり、何層にも重なって汚れが詰まっていきます。特に**老廃物は足に溜まりやすく、そうなると足が硬くカチカチになってしまうので、血液循環はさらに悪くなり、リンパ液の流れも滞ってしまう**のです。

足はむくんで太くなり、そのまま放っておくと、あらゆる体調不良が引き起こされる原因になり、運動する気にもならず、まさに「負のスパイラル」に陥ってしまいます。

足裏には末梢《まっしょう》神経が集中し、それぞれの集中点が、胃や心臓、腎臓といった臓器や、目や耳などの器官と密接に関係しており、これを「反射区」と呼びます。

詳しくは第3章で解説しますが、反射区に老廃物が溜まって硬い状態になっていたら、その反射区に対応する臓器や器官がダメージを受けているということになります。つまり、足の老廃物の溜まり方を見れば、体のどこに不調が出ているのかがわかるのです。

## KMR式毒出し足もみ®を踏襲した〝1分足もみ〟を考案!

その積もり積もった老廃物をしっかり丁寧にかき出して、流し、排出させて足をすっきりさせるのが「KMR式毒出し足もみ®」です。老廃物は重力の影響を受けて下へと落ちていくものなので、足裏だけでなく、ふとももや膝周り、ふくらはぎなど、反射区がない場所にもいたるところに留まります。そのすべてを毎日、細かくもみ崩していくものですから、きちんとやろうとすると、かなりの時間と労力が必要なので、なかなか継続できない、という声がありました。

そこで、本書では、KMR式毒出し足もみ®のエッセンスをしっかり踏まえつつ、**仕事や家事をしながら私がいつも行っている、気軽に1分間ですぐできる簡単な方法**をお伝えします。ぜひ、日常生活に取り入れて、老廃物をどんどん流してむくみを取り、すーっとした足を取り戻しましょう。簡単1分足もみに慣れてから、第4章の本格的な足もみに挑戦するので構いません。とにかくまずは、始めてみてください。

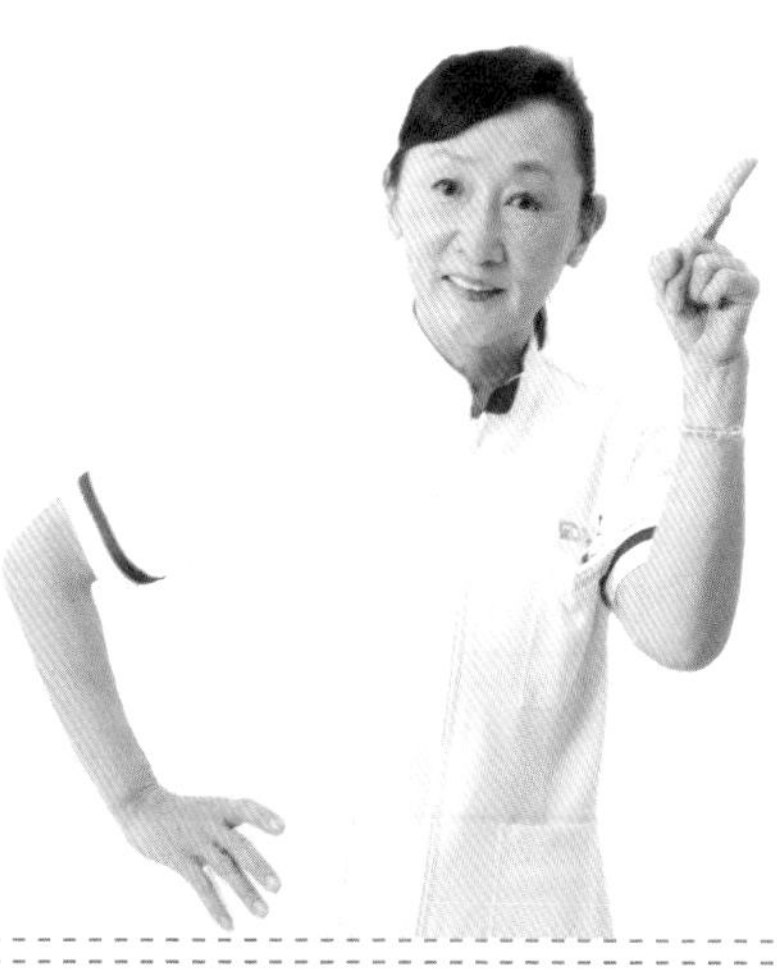

# パンパン足をすーっとさせる
# 老廃物を流す道をつくる

1分足もみ

## 老廃物を流すのが すっきり足の第一歩

　まずは、足をすーっとさせるための前段階として、老廃物を流しやすくする1分足もみ法を4つ紹介します。足もみ棒がない場合は、親指の腹や人さし指の第二関節を使ってもんでください（22ページ参照）。

　どの箇所も、「老廃物をかき出して流す」というイメージで、丁寧に1分間もんでください。もちろん時間があれば、1分以上もんでも構いません。

　ベストなのは①から④の順番ですべて行うことですが、ひとつだけにしたいなら③を優先。忙しい方は、どれかひとつ、1分でもかまいません。足もみを習慣にすると、より老廃物を排出しやすくなるので頑張りましょう。

①〜④をセットで行うと
より効果的です！
さらに「リンパ腺3」(P.110〜)
の足もみを行えば
パーフェクト
もむときは必ず
クリームをつけてね！

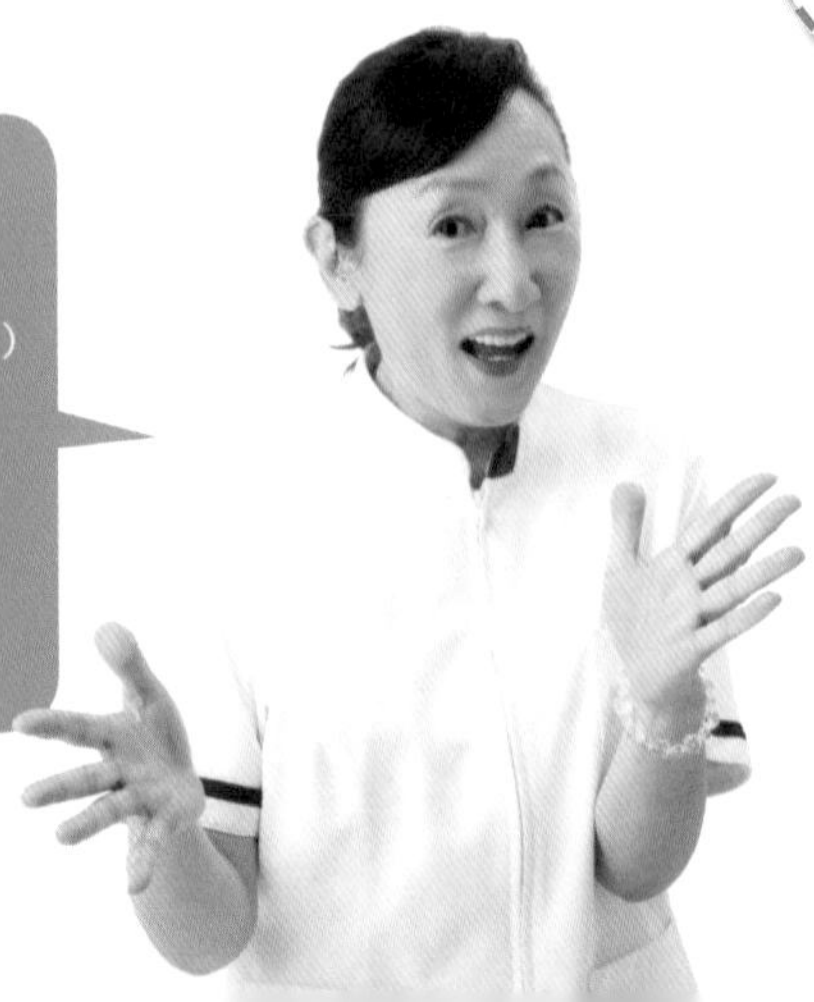

パンパン足をすーっとさせる1分足もみ

# ① 鼠径部&膝周り

老廃物の出口となる足の付け根（鼠径部）と、老廃物が溜まりやすい膝の関節周りをしっかりほぐすと、より流れがスムーズになります。

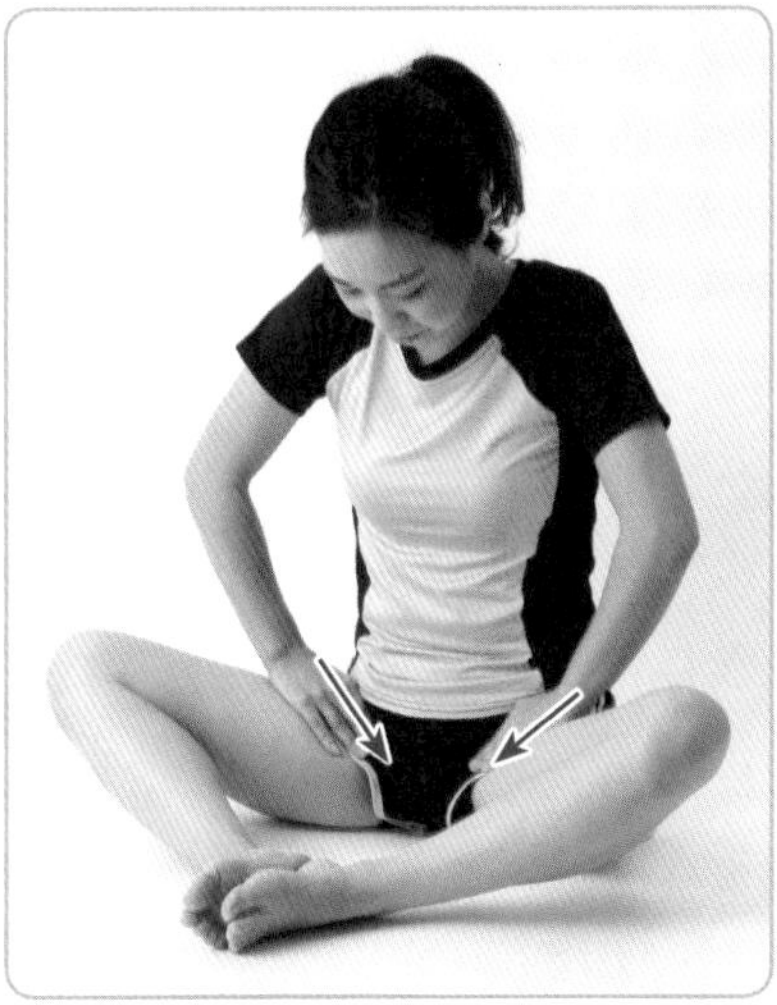

## 鼠径部をもむ

足の付け根のくぼみ辺りに両手を当て、矢印の方向へ20秒さすります。足から流れてきた老廃物をしっかり排出できるよう、やさしくもみ込みます。ただ、強くこすりすぎるのはNGです。

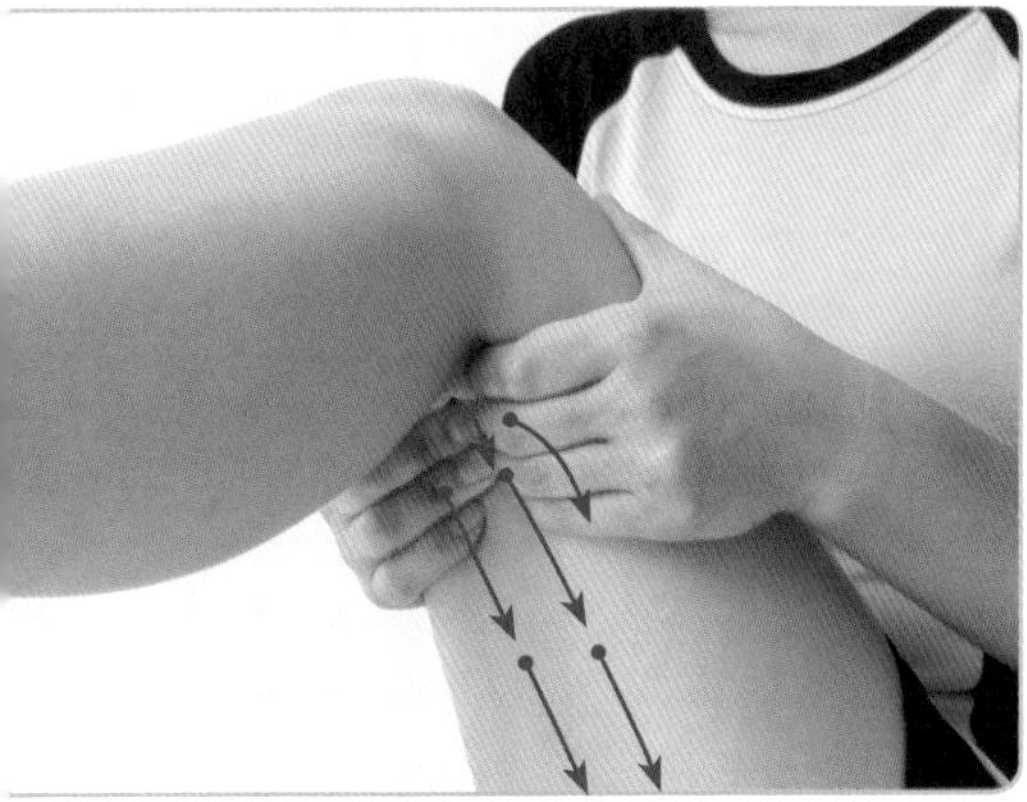

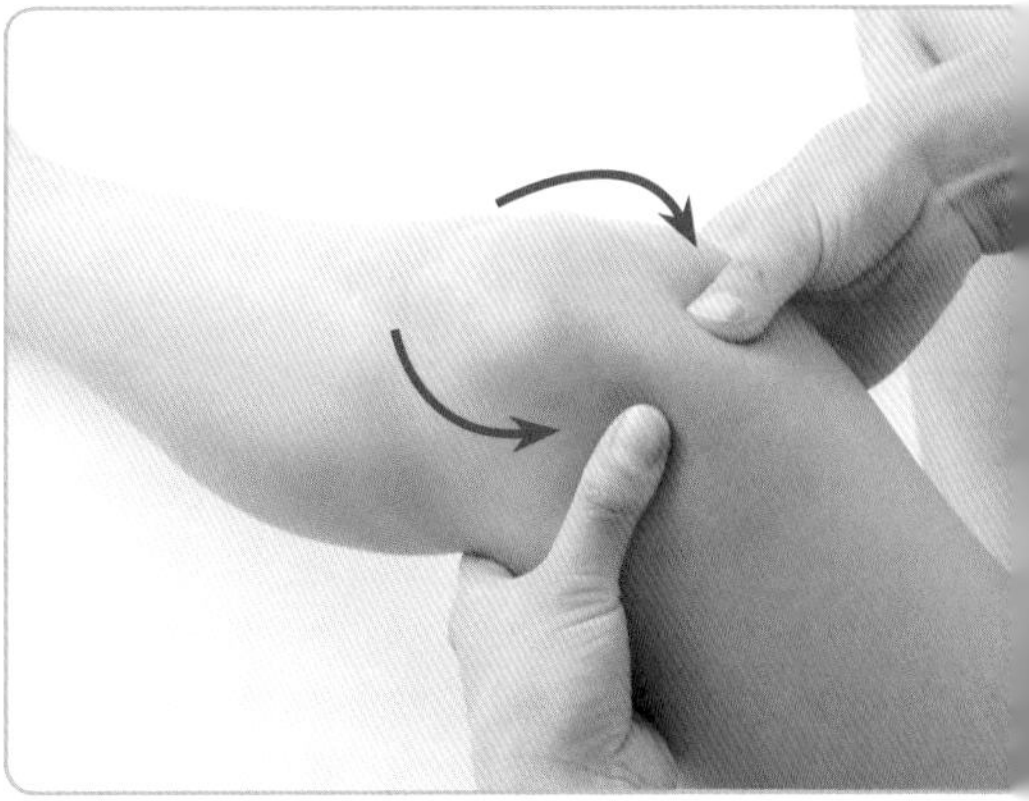

## 膝表＋膝裏をもむ（左足→右足）

左膝を両手で抱え、お皿の周りを両親指で、下から上に10秒もみます。次に膝裏の両筋の内側に4本ずつ両手の指を入れ、足の付け根に向かって10秒もみます。左足が終わったら同じように右足をもんでください。

→ 方向
体重をかけて押し当てる

## ② 内きわ 股関節(内側)・直腸筋の反射区

運動不足の方は、必ずここに老廃物が沈殿して固まっています。これを放置していると、むくみはいっこうに取れません。たくさん溜まりすぎて、くるぶしや足首周りが肥大化してしまっている方も。しっかりもみほぐしましょう。

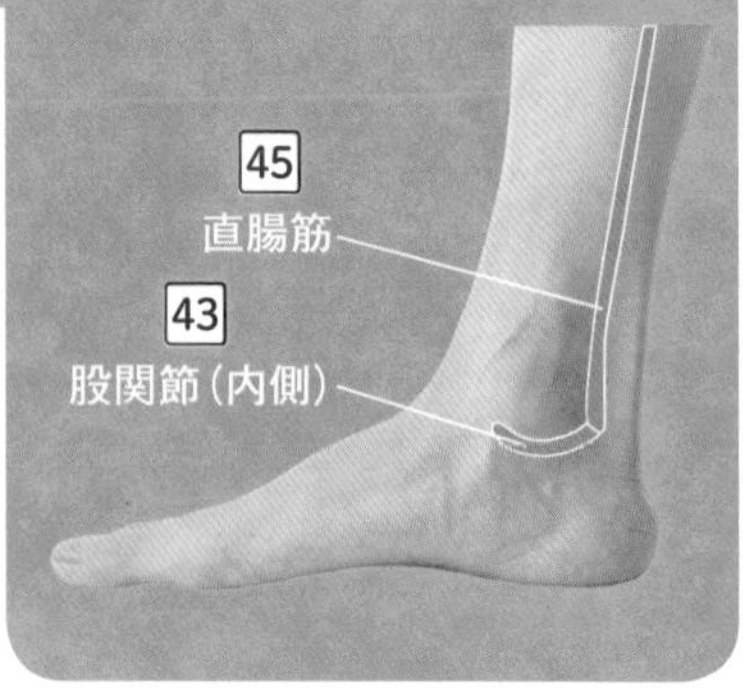


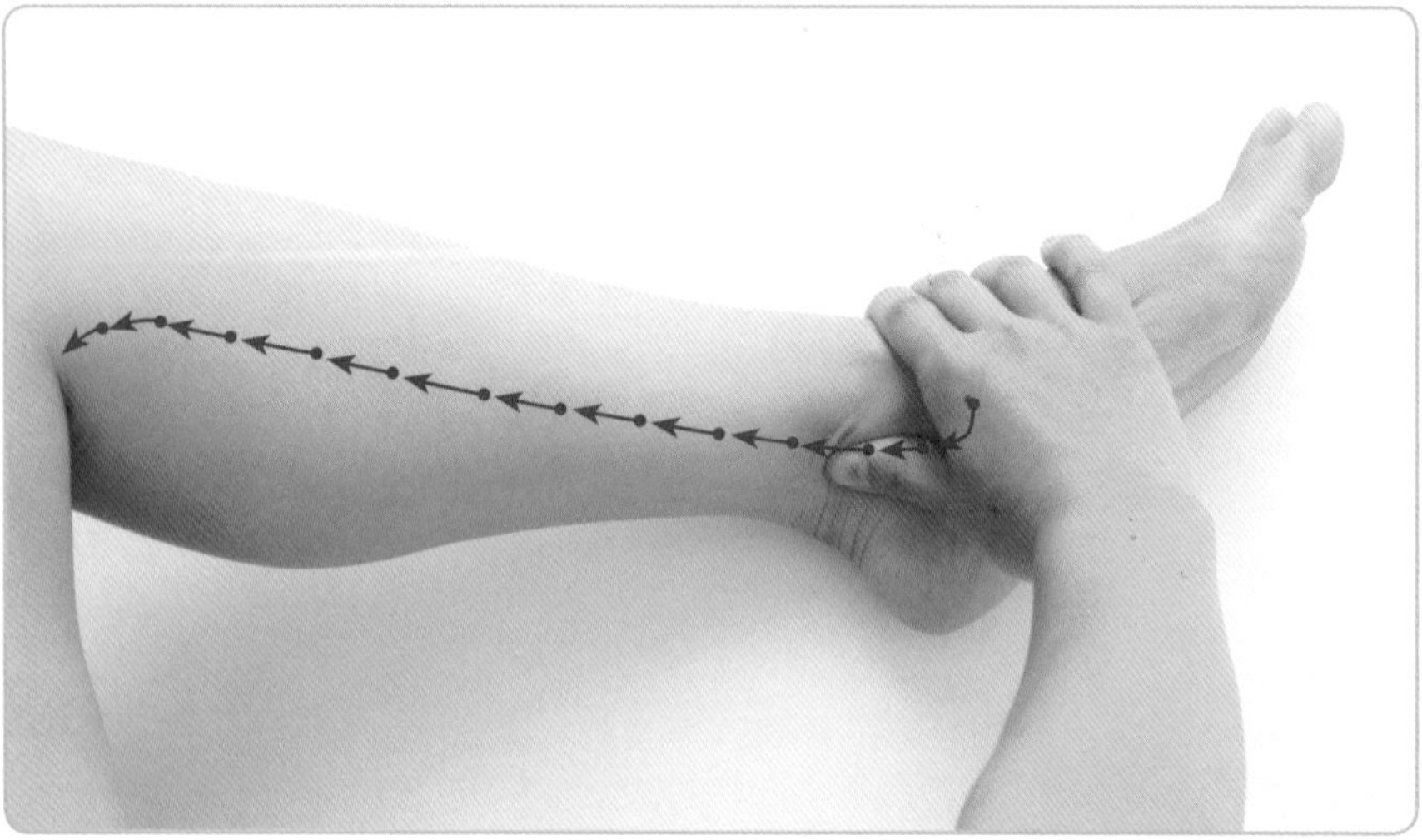

### 内きわをもむ(左足→右足)

右足のくるぶしのかかと側に右手の親指の腹を当て、骨のきわから老廃物をはがすイメージで、上に上に上げていきます。何度か繰り返して30秒たったら、左手親指で右足を同様にもみましょう。ここをしっかりもむだけでも、パンパン足がすーっとしていきます。

方向
体重をかけて
押し当てる

パンパン足を
すーっとさせる
1分足もみ

# ③ 膀胱・尿道の反射区

老廃物を効率よく尿として排出するために、尿を溜める「膀胱」と尿を流す「尿道」の反射区をほぐしておきましょう。柔らかくなるまでもむのが理想です。

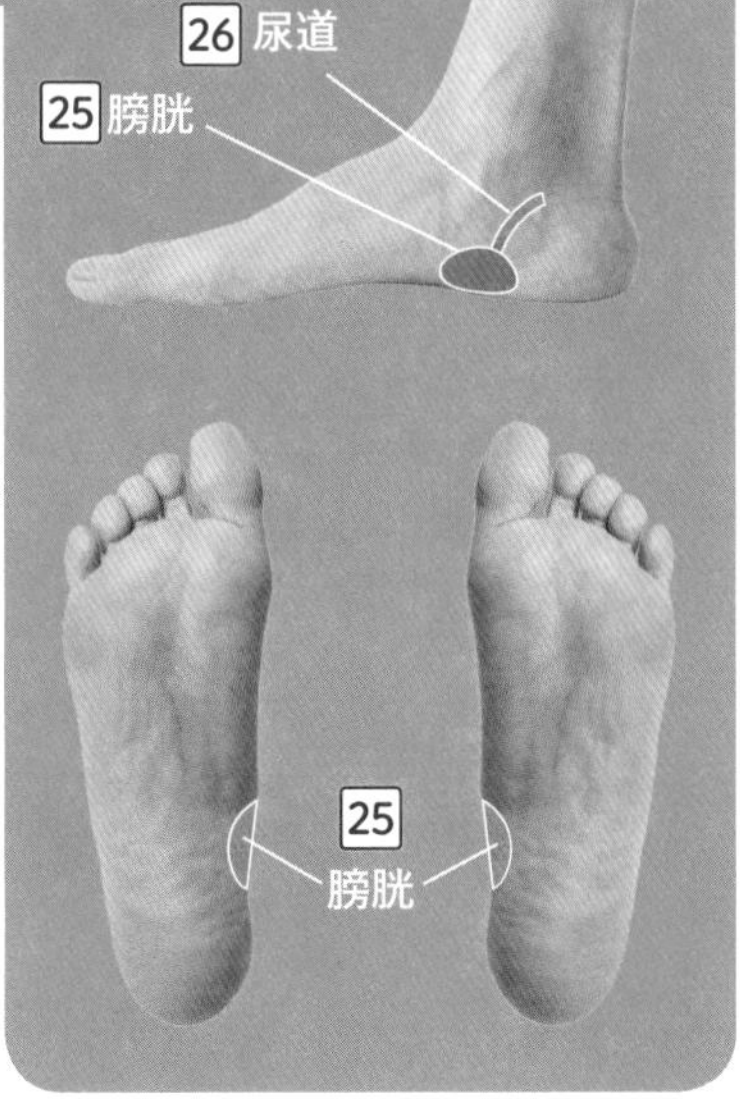


## 膀胱をもむ(左足→右足)

かかと側面に位置する膀胱の反射区を、グーッと力を込めて矢印方向に15秒もみ、老廃物を崩してかき出します。棒がなければ指でもんで。

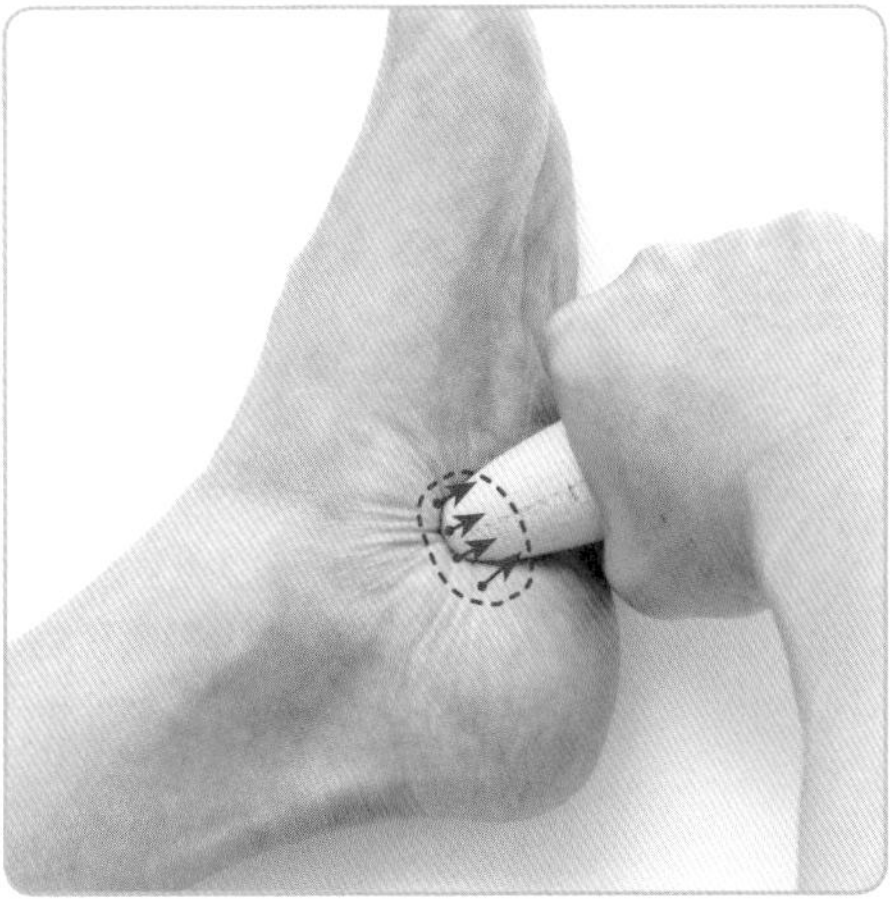

方向
体重をかけて
押し当てる

## 尿道をもむ(左足→右足)

尿道の反射区は、かかとと内くるぶしのちょうど中間あたり。そこから膀胱の反射区に向かって、片足につき15秒もみます。膀胱と尿道の反射区がはれ上がっている方は、まず膀胱から念入りに柔らかくしましょう。

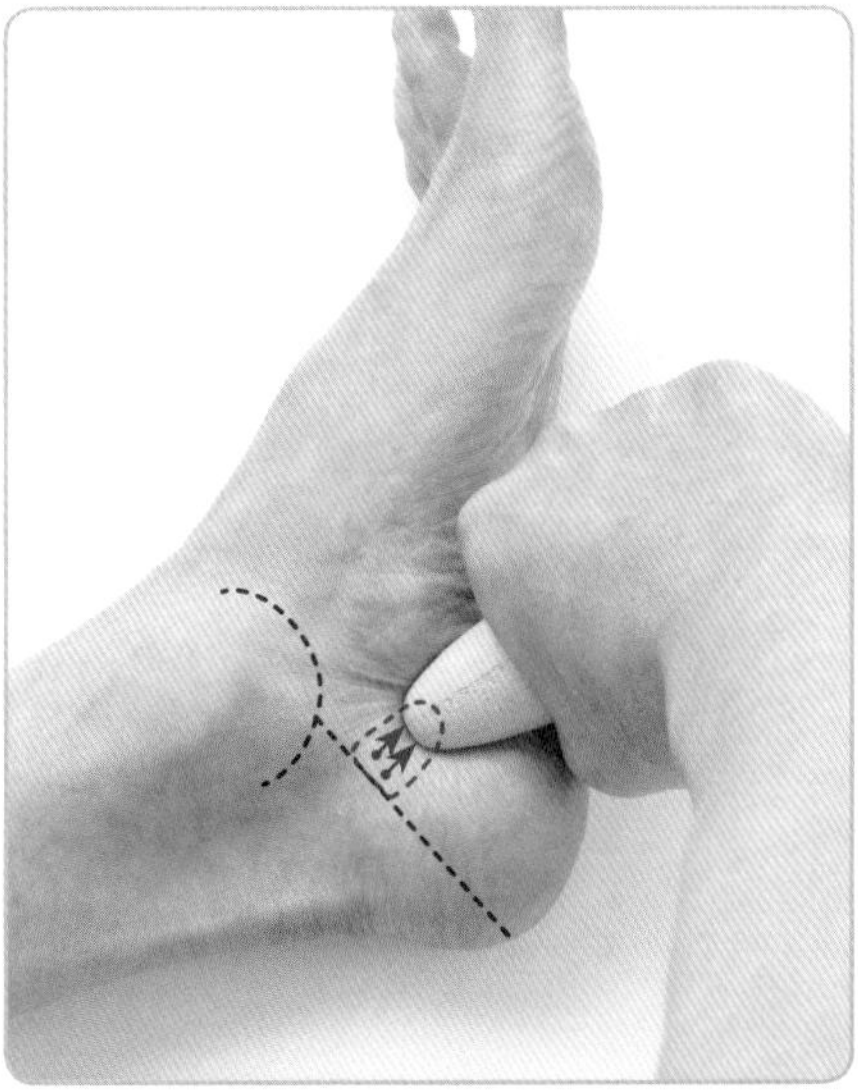

# ④ 腎臓・輸尿管の反射区

③の膀胱・尿道と同じく、排泄にかかわる「腎臓」と「輸尿管」の反射区をもんでほぐしておくと、老廃物を尿としてスムーズに排出できます。

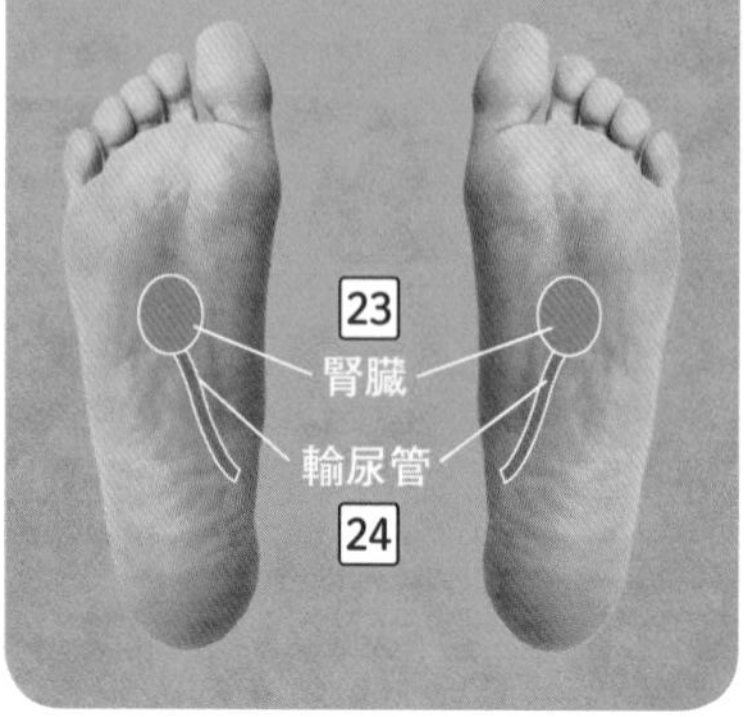


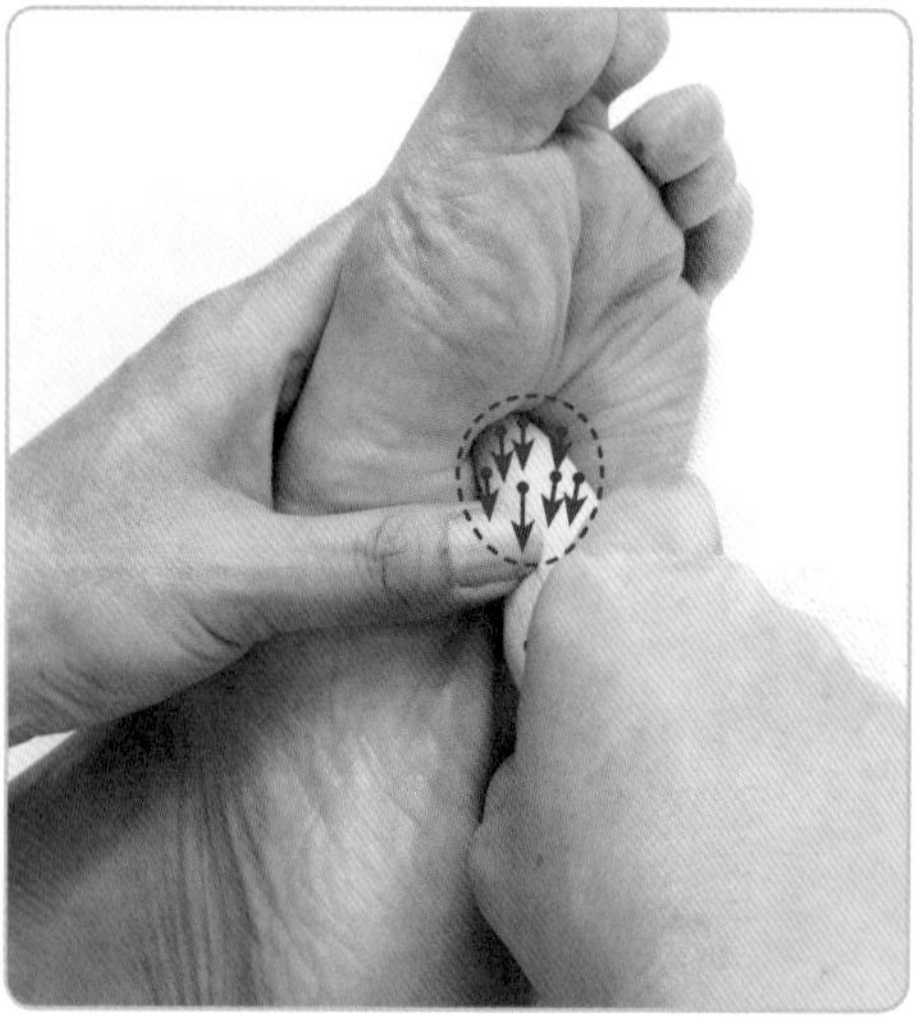

## 腎臓をもむ（左足→右足）

足裏のほぼ中央にある腎臓の反射区。つま先からかかと方向へ、片足につき15秒もみます。棒を握っていないほうの手で足を支え、親指を棒の先に添えると力を入れやすくなります。

## 輸尿管をもむ（左足→右足）

輸尿管の反射区は腎臓から膀胱の反射区に向かって斜めに伸びています。小刻みにかかとの方向にかき出しましょう。足底筋膜（P.112）を横断して傷つけないよう注意してください。

→ 方向
体重をかけて押し当てる

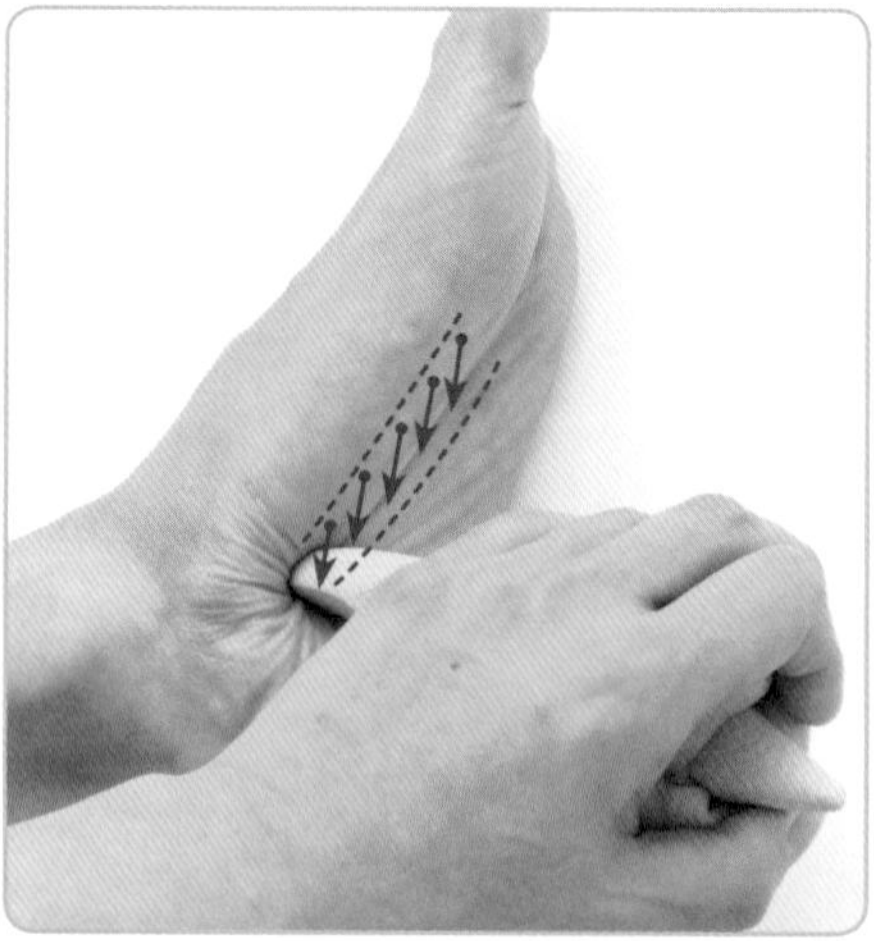

# パンパン足をすーっとさせる オフィスや外出先で挑戦！

1分
足もみ

## 1回1分で足も頭もすっきり！

パンパン足をすーっとさせるには、老廃物を流す道をきちんとつくることが大切になりますが、外出先では行えません。そこで、オフィスや外出先で簡易的に行える方法を紹介します。

いつでも簡単にできるものばかりですので、通勤中や仕事中はもちろん、家でもテレビを見ながらや歯を磨きながらなど、「ながら足もみ」を習慣にしてください。

パンパン足の予防や解消だけでなく、仕事に疲れて集中力が低下したときなどにも効果的です。できれば1日数回は行って。時間は1回1分以上行っても構いません。血行がよくなるので、冷え性、生理痛に悩む方などにもおすすめ。

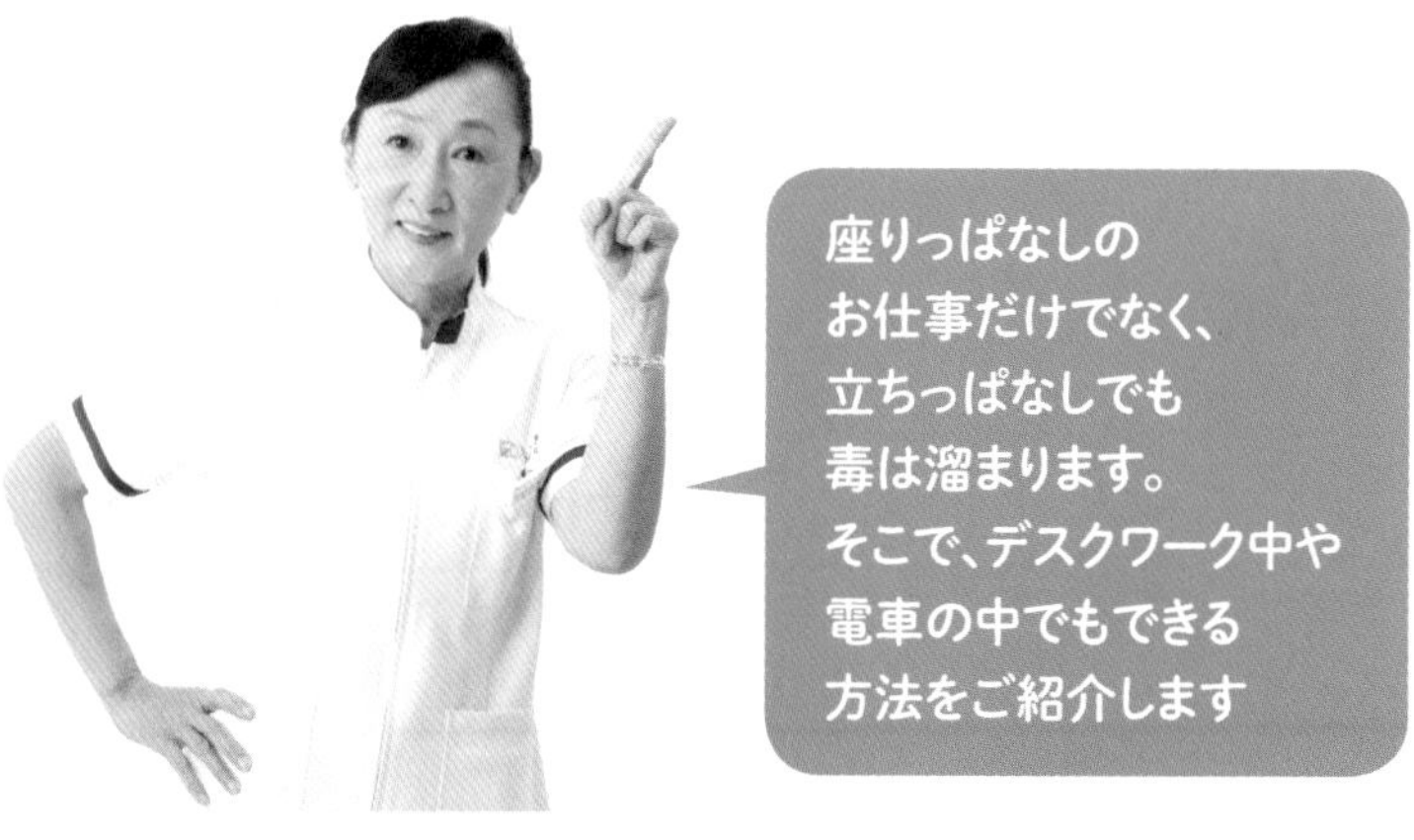
座りっぱなしの
お仕事だけでなく、
立ちっぱなしでも
毒は溜まります。
そこで、デスクワーク中や
電車の中でもできる
方法をご紹介します

# 立った状態で足先を上下

足先の上下でふくらはぎが刺激され、老廃物がしっかり流れてすっきり足に。通勤中や仕事中など、いつでもできる手軽な方法。

※もちろん、靴ははいたままで構いません。

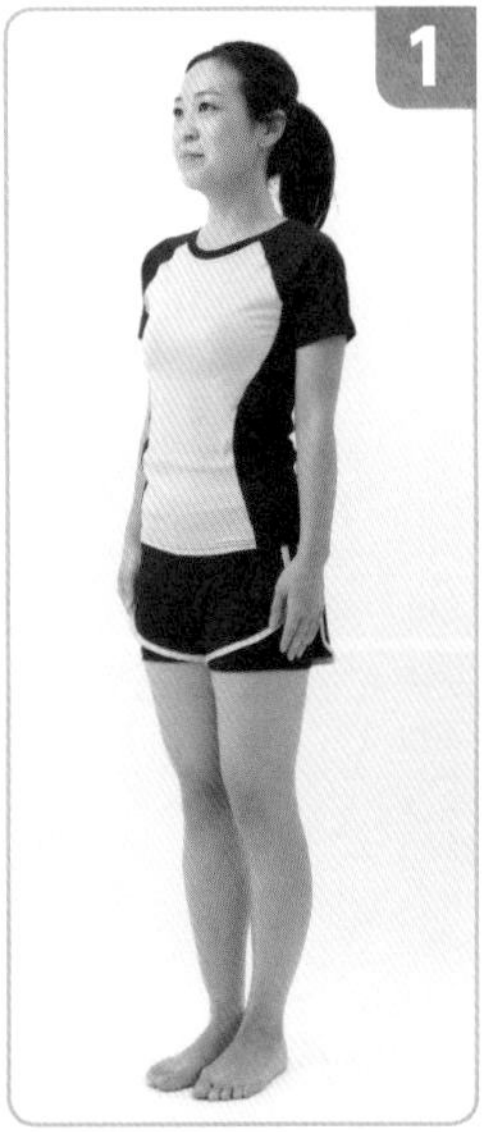


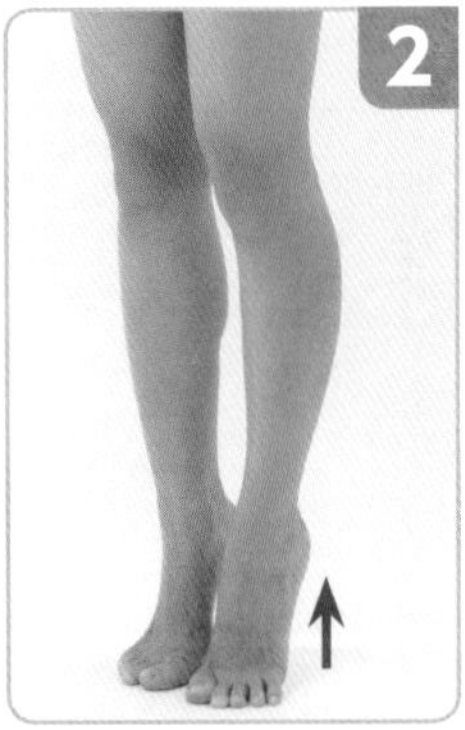


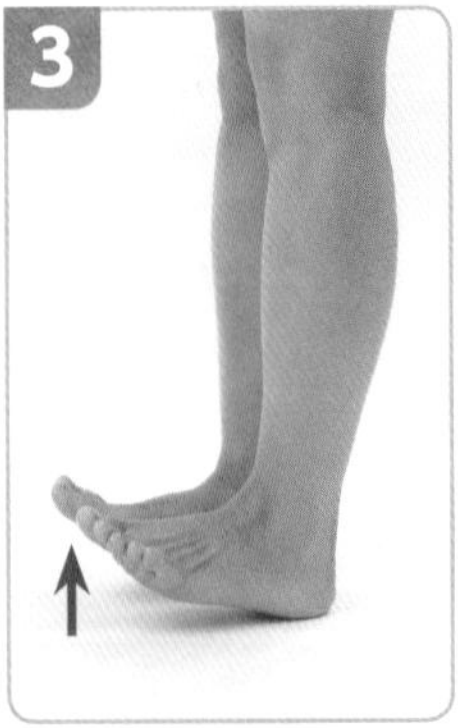


**座って行ってもOK**

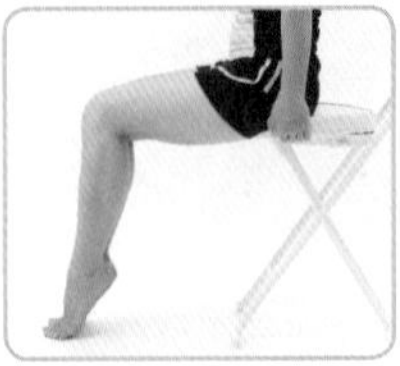

①まっすぐ立ち、②かかとを上げて10秒キープしたら、ゆっくり元に戻します。③次は足先を上げて10秒キープ。これを最低1分繰り返します。足先を上げるときにバランスを崩しやすいので、椅子や電車のつり革などにつかまったり、壁に手をついたりして行ってもOKです。

## 手もみも同時に！

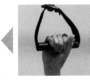

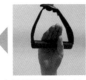

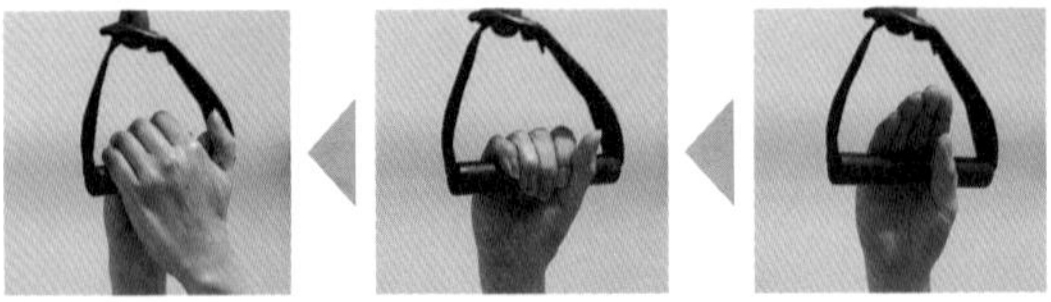

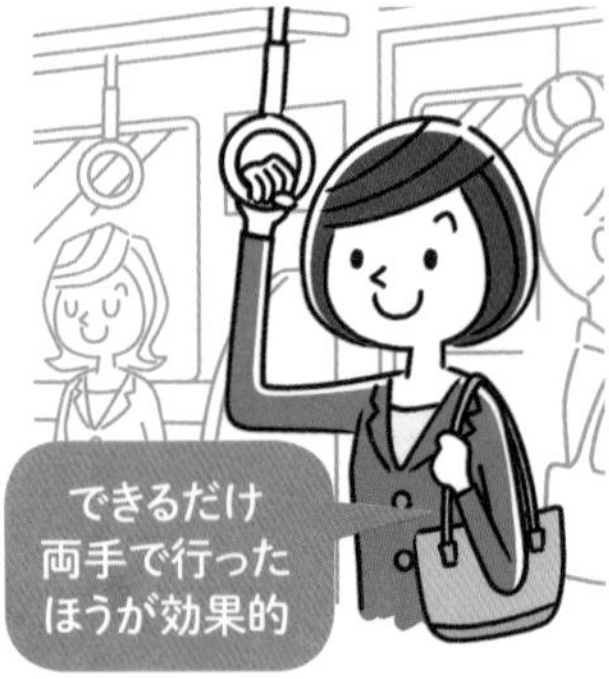


電車などの移動中に行うなら、足先の上下運動だけでなく、手もみも同時に取り入れて。写真のようにつり革を片手でしっかり握り、その上に反対の手をかぶせます。つり革に体重がかかることで、指にある「目」と「耳」の反射区を刺激。疲労回復におすすめです。つり革にハンカチをあてて行っても、手袋をしたままでもOKです。

パンパン足を
すーっとさせる
1分足もみ

# 座った状態で 足の指を閉じ開き

足指をグーパーと開閉するだけでも、足先の血液やリンパ液の流れがよくなります。足先の冷えで悩んでいる方にもおすすめです。

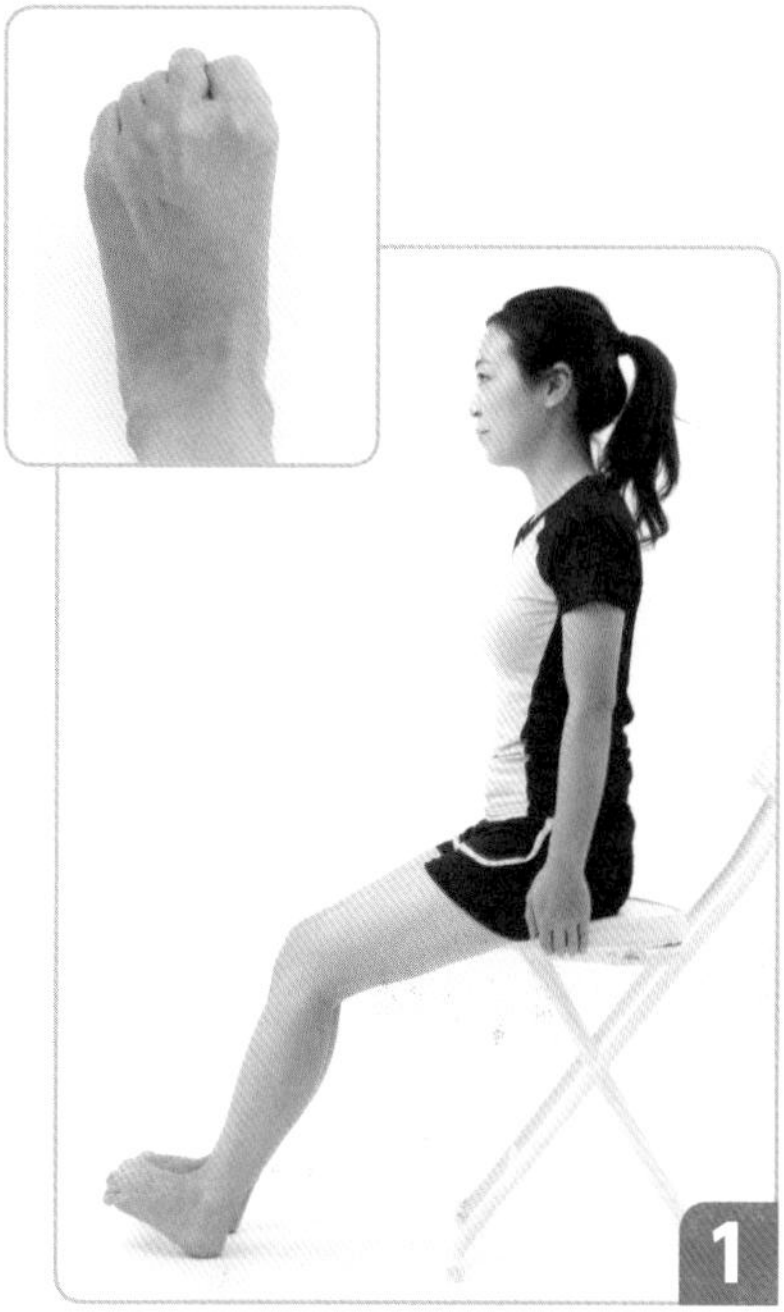

1

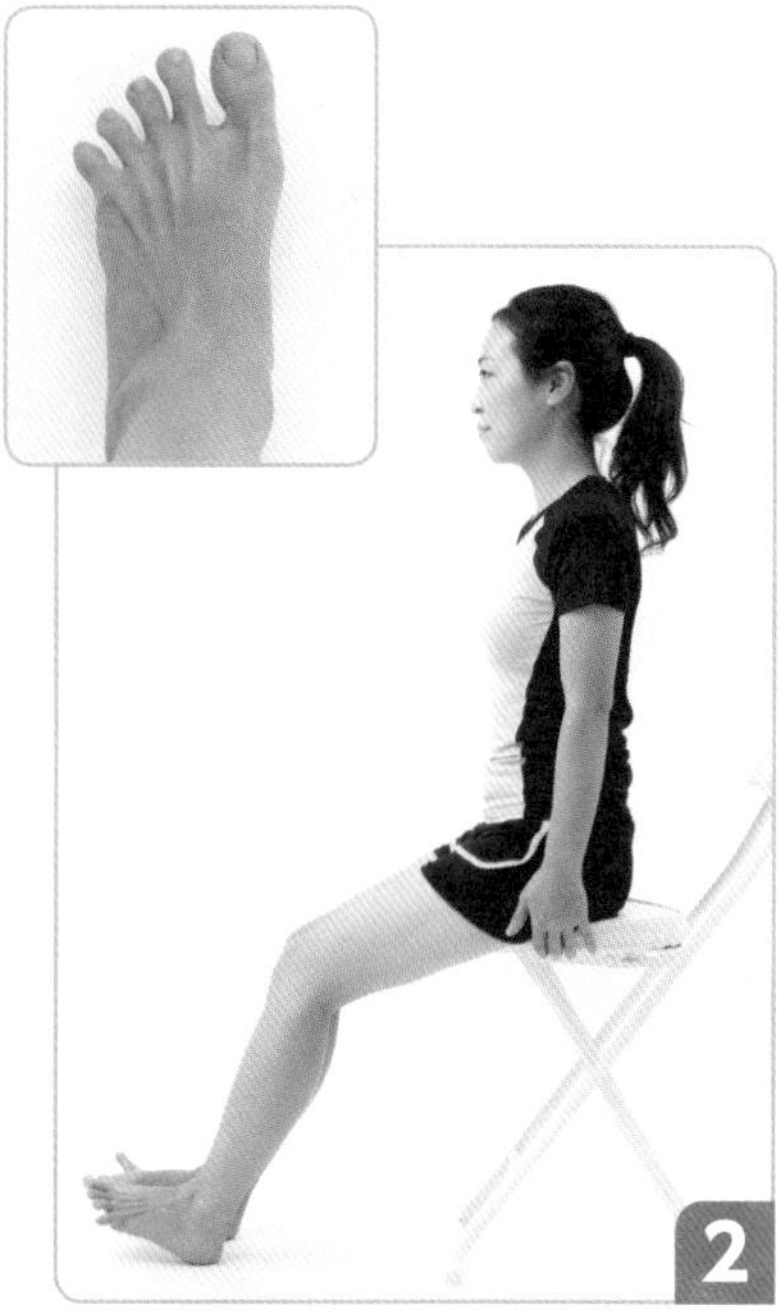

2

椅子に座り、足を少し前に伸ばして、足指にぐぐっと力を込めて、開いたり閉じたりしましょう。靴や靴下は、可能なら脱いだほうがやりやすくなりますが、私は靴をはいたままでもやっています！　土踏まずのアーチをキープするだけでなく、スリムな足を目指せます。

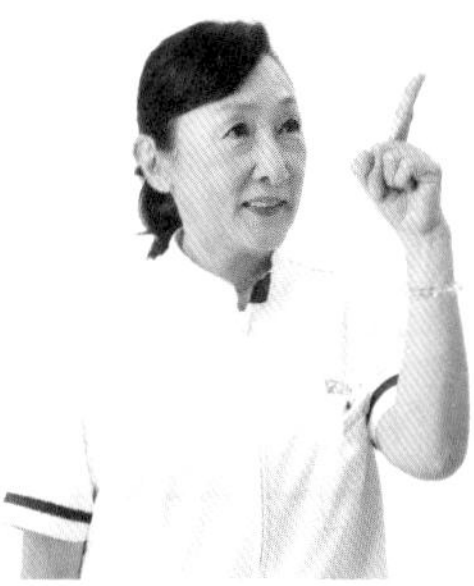

**座って行うものは**
**オフィスワーク中などに**
**こっそりやってみて！**

# 肘で膝上やふくらはぎをもむ

老廃物のせいでむっちり足に見えがちな膝上は、圧をかけやすい肘でもみほぐして。ふくらはぎも一緒にもめば一石二鳥です！

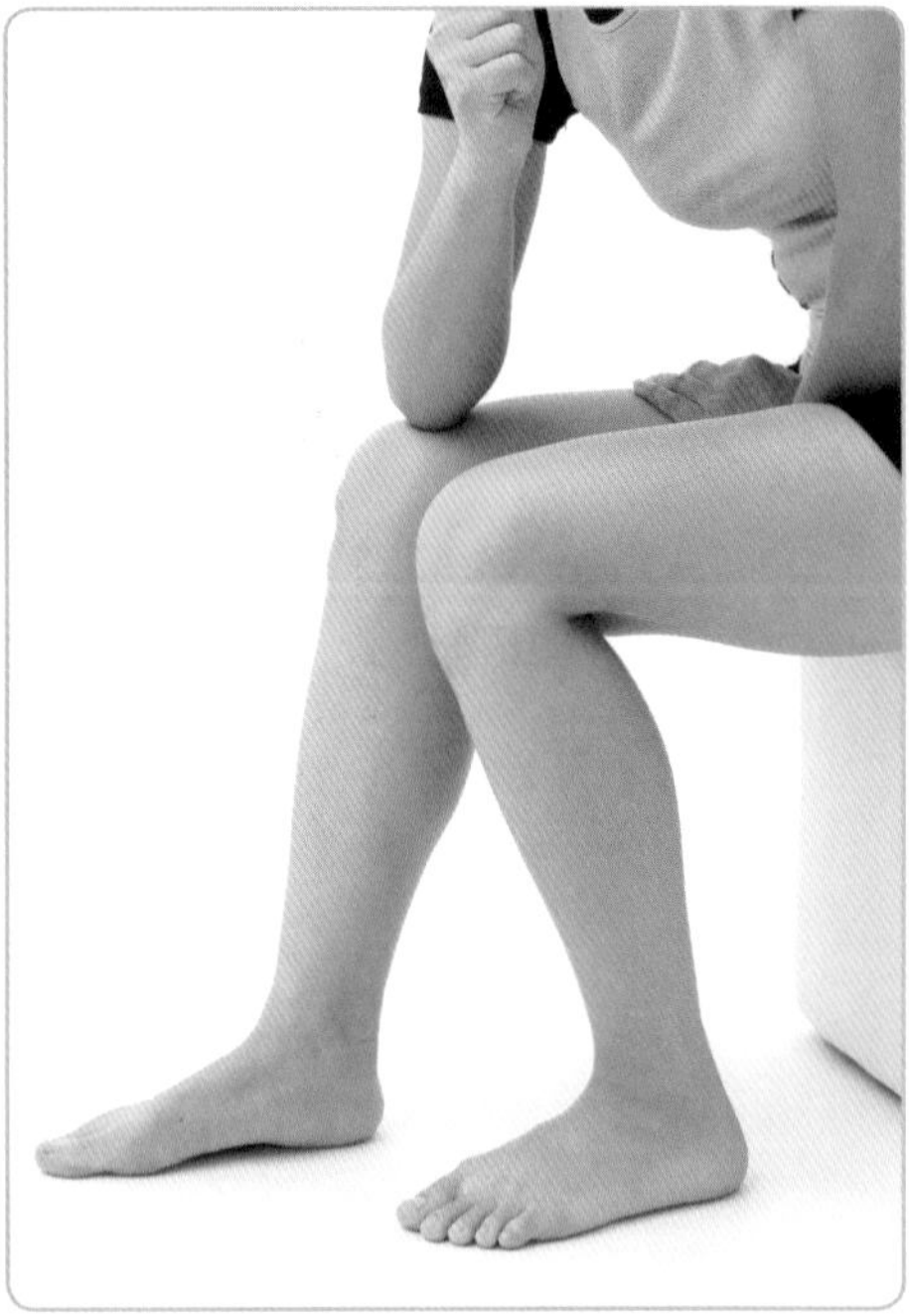

右の膝は右の肘、左の膝は左の肘で、片足30秒ずつじっくり圧をかけましょう。時間があれば、もっと長い時間をかけて構いません。ただし、膝が悪いときはやらないでください。

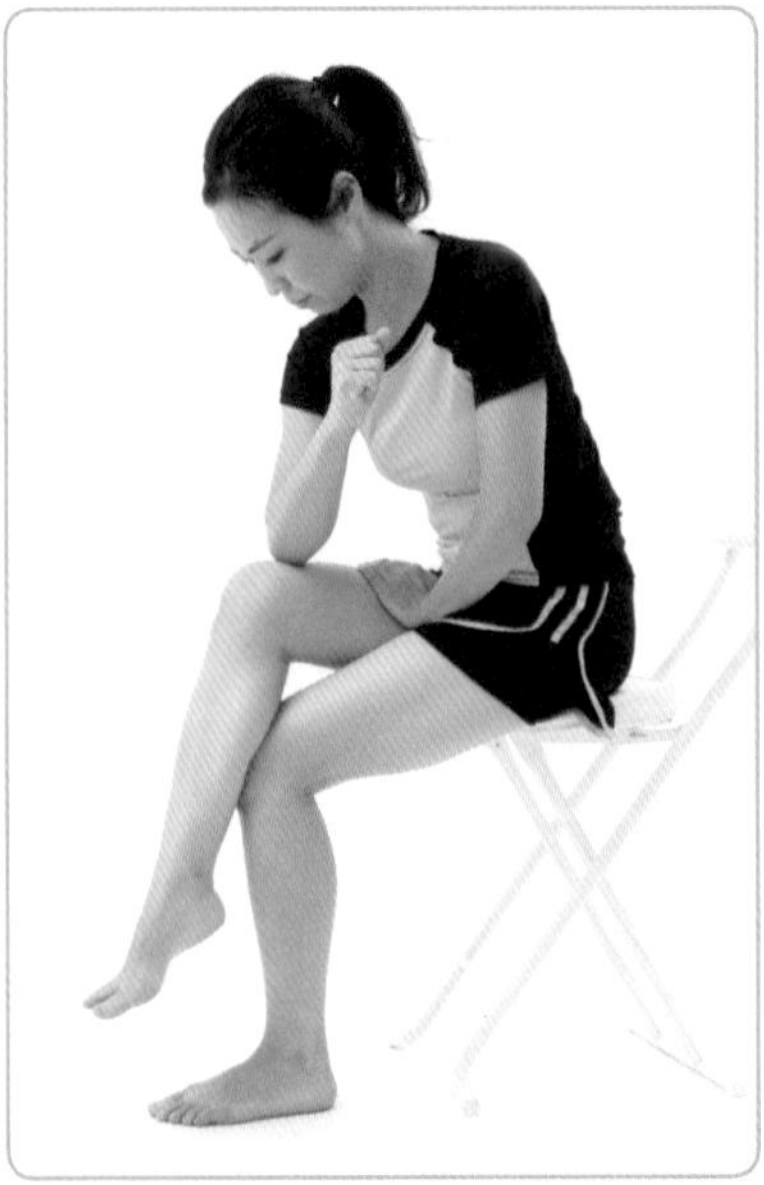

## 足を組んで膝でふくらはぎをもむ

上の方法の応用で、肘で膝上をもむ際に同時に足を組み、ふくらはぎをもむ方法です。上の足のふくらはぎを下の足の膝に当てて、膝上に圧を加えるのを利用して、ふくらはぎももみほぐします。こちらも、膝が悪い方はやらないでください。

番外編

1分手もみ

# オフィスでも気軽にできる「手もみ」ですっきり！

足のケガや仕事中など、足もみができないというときは、手をもんでください。足と同じように、手にも反射区があります。詳しくは第3章で紹介しますが、手もみはいつでもどこでも手軽にできるので、両指を組んで動かしたり、手のひら全体を押したりしてみて、痛みを感じるところを中心に1分もみしましょう。

特に親指とその周りには、大脳や首、甲状腺、胸部リンパ腺の反射区があり、頭がすっきりするので仕事中におすすめ。

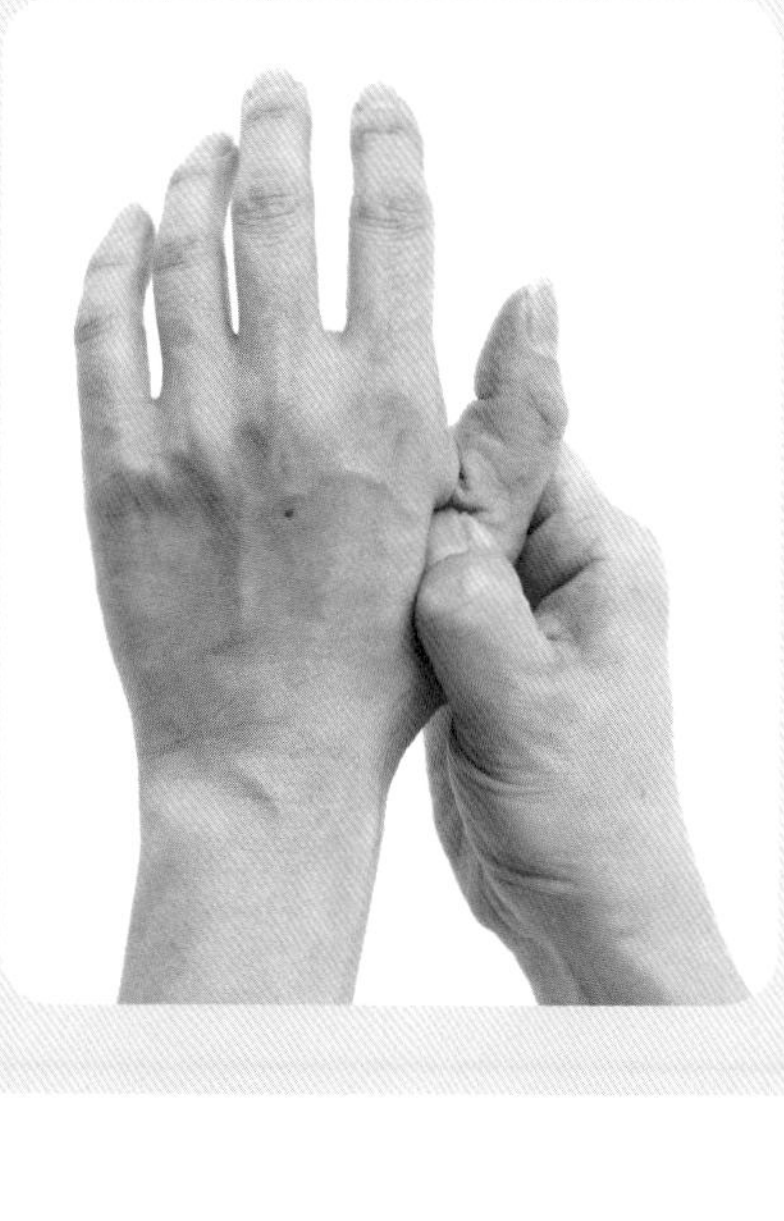

## 親指周りをもむと首も頭もすっきり!

親指の付け根をもむときは、反対の手の親指と人さし指で握ります。親指以外に、手の指には目や耳の反射区もあり、仕事中にもむと、疲れが取れるのでおすすめです。

体験談1

# 5～6年ぶりの施術で足裏の痛みと引き換えにひどい腰痛がすっきり

南 森弥さん（41歳）

5～6年前、国立《くにたち》在住の友人の紹介で、KMRに何回か行ったことがあったのですが、それほど不調ではなかったため、しばらくご無沙汰していました。その後、部下が腎臓を悪くしたため、2019年の年末に「試しに行ってこい」とKMRを紹介。当時、自分も腰痛がひどくて15分も歩けなかったことから、久しぶりに施術を受けたんです。

マッサージや鍼《はり》などに行っていましたが、10の痛みが5ぐらいになっても、数日で元に戻っていました。KMRの施術は、痛いしキツいのですが、月に2～3回コンスタントに通ったところ、痛みがほぼなくなったんです。

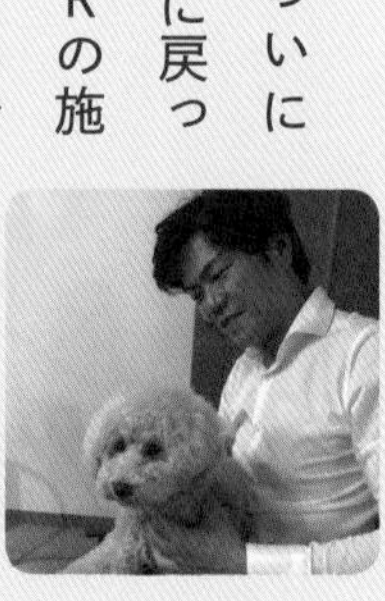

風邪もひかなくなり、腫れていた膀胱の反射区を念入りにもんでもらったら、尿の切れもよくなりました。ちなみに、部下も腎臓がよくなったそうです。

家でも毎日実践できるのが、足もみのいいところですね。男性は症状が出るまで体調に無頓着な人が多いのですが、日々老廃物は溜まりますし、とても柔らかく変化した足裏が、この先どうなるのか楽しみなので、これからも通い続けたいと思います。

体験談2

# 事故で歩行困難に！院長の励ましがあり通い始めたところ……

星野和子さん（49歳）

和智院長の息子さんが通っていた保育園で働いていたとき、原付バイクに乗っていたところを横からバイクに衝突され、椎間板《ついかんばん》ヘルニアに坐骨《ざこつ》神経痛、尾骨骨折に両膝の亜脱《あだっ》臼《きゅう》という重症を負い、歩行困難になってしまったんです。退院後も腰にはコルセット、膝にはサポーターをつけ、脊髄《せきずい》注射や牽引《けんいん》、リハビリなどもしましたが改善はみられませんでした。そんなときに院長から、「心配だから一度、足もみを試してみては……」と声をかけられたんです。

最初は2日に一度通いましたが、「この足の状態だと、寝た子を起こすようにいろいろ反応が出ちゃうかなぁ」と言われた通り、微熱が続き、体中に痛みも出ました。でも、ひと月を過ぎるとしだいに楽になり、コルセットもサポーターも外せたんです。

その後も、偏頭痛や顎《がく》関節の痛み、肩こりや妊娠悪阻《おそ》（つわり）も楽にしてもらいました。さらに、子宮ポリープがきれいになくなり、ひどい膀胱炎による頻尿も改善しました。

今も不調を相談すると的確にアドバイスしてくださり、不安を解消していただいています。

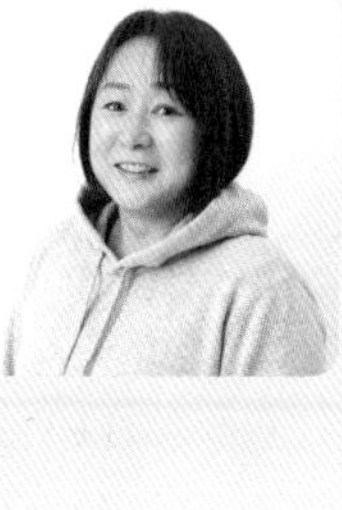

体験談3

# バイタリティあふれる和智先生の施術でいい流れが生じています

古賀聡子さん（50歳）

15年前、慢性骨髄《こつずい》性白血病と子宮頸《けい》がんを発症し、投薬と手術で元気になったものの、「何が人を治すのか、健康に生きるってどういうことなのか」を、常に考えていました。そこで、西洋医学や東洋医学、民間療法など、さまざまなものを試していました。

そんな中、足もみの本を探していて『毒をかき出す足もみ大全』を見つけたんです。手に取ってみると、この本は読みやすく、使う人のことを考えてくれているという心遣いが伝わり、「これだ！」と思って購入し、早速足もみを始めました。

そうして半年ほど続けていた中で、一度きちんと体験するとセルフケアにも役立つかもしれないし、ちゃんと施術を受けてみたいと思い、足もみKMRにうかがいました。

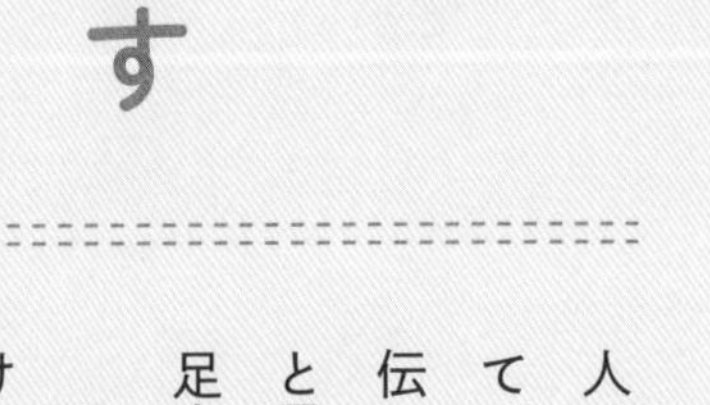

そのとき、和智先生の施術の的確さに驚いたとともに、バイタリティを全身に感じ、真の治療家ってこういう方なんだなと痛感しました。また、最初の施術が痛気持ちよくて、その後もほぼ月に一度は通っています。

もちろん家でも毎日必ず足もみをやってい

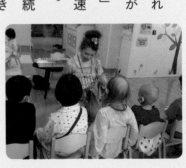

て、時間があれば2時間しっかり反射区全部をもんでいますし、最低でも5分はやるようにしています。

## 病気の再発もなく お酒も飲めるように！

足もみのおかげもあってか、3カ月に一度白血病の経過観察で通院していますが、完全寛解《かんかい》のお墨付きをいただいています。

もうひとつ嬉《うれ》しかったのは、お酒が飲めるようになったこと。手術後はずっと控えていたんですが、先生が「飲めますよ！」と言ってくださり、肝臓の反射区もしっかりもんでくれて、飲みたいだけ（笑）飲めるようになりました。

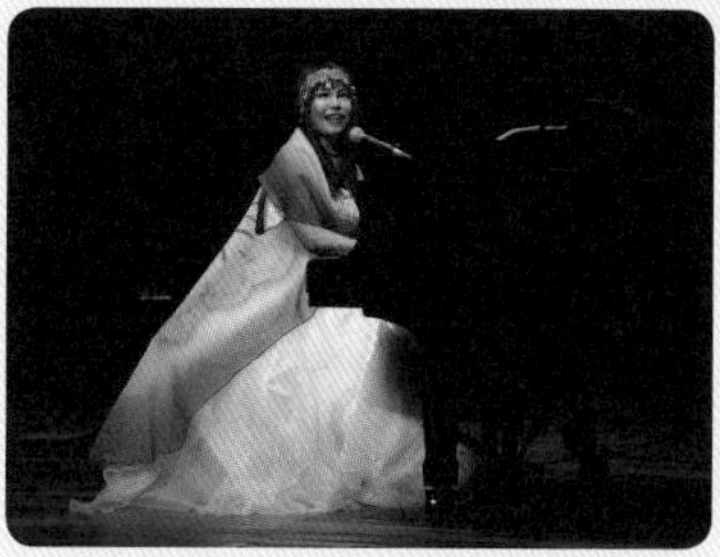

もともと私は作曲の仕事をしていたのですが、「元気になったら、やりたいことをやりつつ、いい影響を及ぼす仕事をしたい」と思ったのと、入院中にたまたま松田聖子さんの歌声を聞いたのがきっかけで、歌を歌い始めたんです。コロナ禍以前は、ギターを持って全国でライブを行うかたわら、いろいろな病院の小児病棟で歌うボランティアにも参加していました。

今、コロナの影響で歌手活動は制限されていますが、２０２０年夏には「45周年記念わたぼうし音楽祭」で作曲大賞を受賞しました。これも、エネルギーの高い和智先生にケアしてもらうことで、「気づいたらできちゃった！」といういい流れが生じているおかげかな、と感じています。

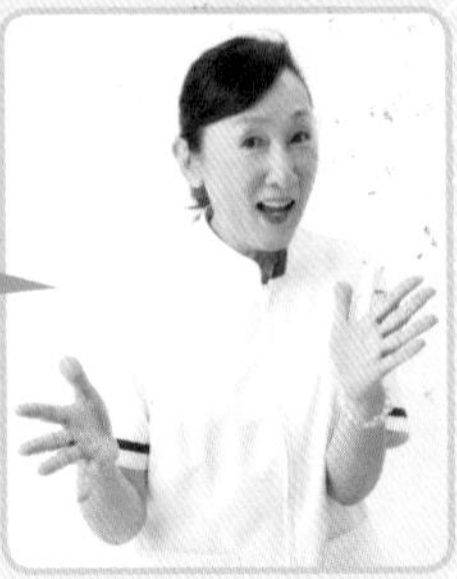

皆さん、コメント
ありがとうございました。
足もみは持続が大事！
自宅でも“1分足もみ”
やってみてくださいね

ずっと手が黄色くて気になっていたのですが、初回の足もみの後、きれいなピンク色に！ 血流がよくなったのを感じ、足もみを続けようと決意。それから3年、2週に1回のペースで通っています。

中川和子さん（67歳）

長年の足もみのおかげで、ずっと悩まされていた蓄膿《ちくのう》症がすっかり治りました！ 念のためにと、40年ぶりに検査も受けましたが、やはり治っているということで、嬉しくて仕方ありません！

高橋けいこさん（66歳）

夫婦で13年通っていますが、風邪をひかなくなり、疲れにくくなりました。また、腰痛や、鉄板のようだった肩こりも改善。教員を続けられたのはKMRのおかげです。

佐藤恵里さん（59歳）

通院してまだ5カ月ですが、よく寝られるようになったのと、持久力が上がったんです。先日は、妹と旅行へ行った際に「お姉ちゃん、最近すごく元気だね！」と言われたほどです。

小山ナナ子さん（73歳）

Before　After

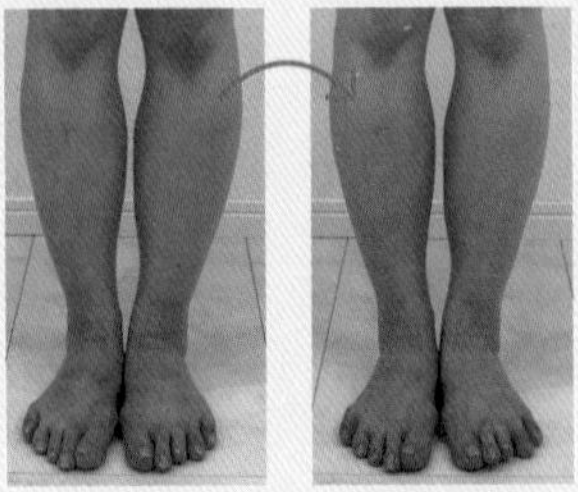

体験写真 A

足首周りのむくみが取れ、ふくらはぎがキュッと上がりました。

Before　After

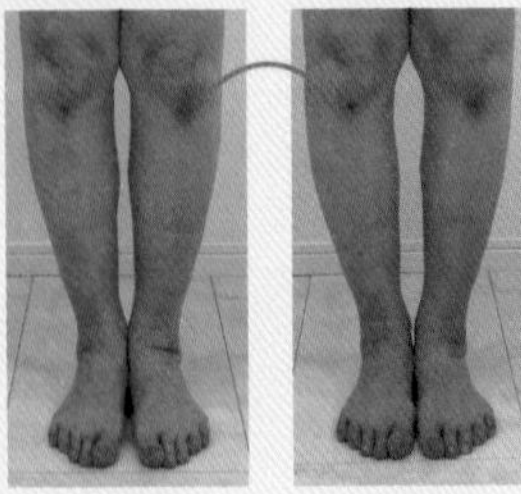

体験写真 B

ふくらはぎから足首にかけて、かなりすっきりしました。

# 第3章

## 気になる部分を集中してもむ！

# 反射区別 1分足もみ

各臓器や器官につながる末梢《まっしょう》神経の束が集中する部分を、「反射区」と呼びます。ここでは、気になる症状に関係した反射区を1分足もみする方法をご紹介します。

方向
体重をかけて押し当てる

すーっと POINT

このマークがある反射区は、“パンパン足がすーっとなる”、足のむくみが気になる場合にもむとよいポイントです。

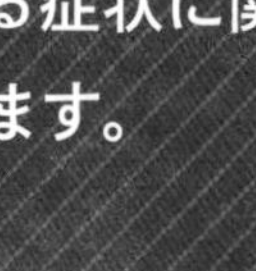

KMR式毒出し足もみ®とは

# 反射区と足ツボは何が違う？

「KMR式毒出し足もみ®」は官有謀《かんゆうぼう》先生の「官足法」をベースに、30年以上実践している足もみ法です。延べ11万人のお客さまの足をもむことで編み出した独自の方法論を取り入れ、私なりのアレンジを加えました。必要以上の痛みを与えず、奥の老廃物までしっかりアプローチし、柔らかく、老廃物が溜《た》まりにくい足にしていくことを目的としています。

KMR式毒出し足もみ®のキーワードは、「もみ崩し」「かき出し」「流す」。足全体をしっかりもみほぐし、反射区に**溜まった老廃物を念入りに「もみ崩し」て「かき出し」**、**リンパ液や血液の流れとともに「流す」**のです。老廃物をかき出して血流をよくするのと同時に、反射区の刺激でそれぞれの器官や臓器に刺激を与え、生理機能を活発にしています。

## 官足法の基本は陰陽五行の思想

官足法の足もみは、不調な臓器の反射区だけをもめばよいというわけではありません。

例えば、肺にとっては脾《ひ》臓、脾臓にとっては心臓の働きが重要となります。心臓が十分

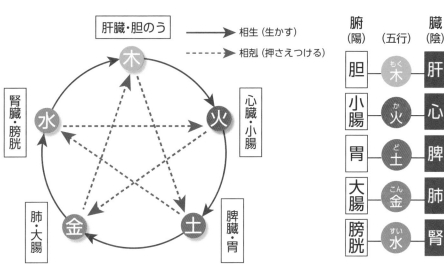

## 足もみと陰陽五行

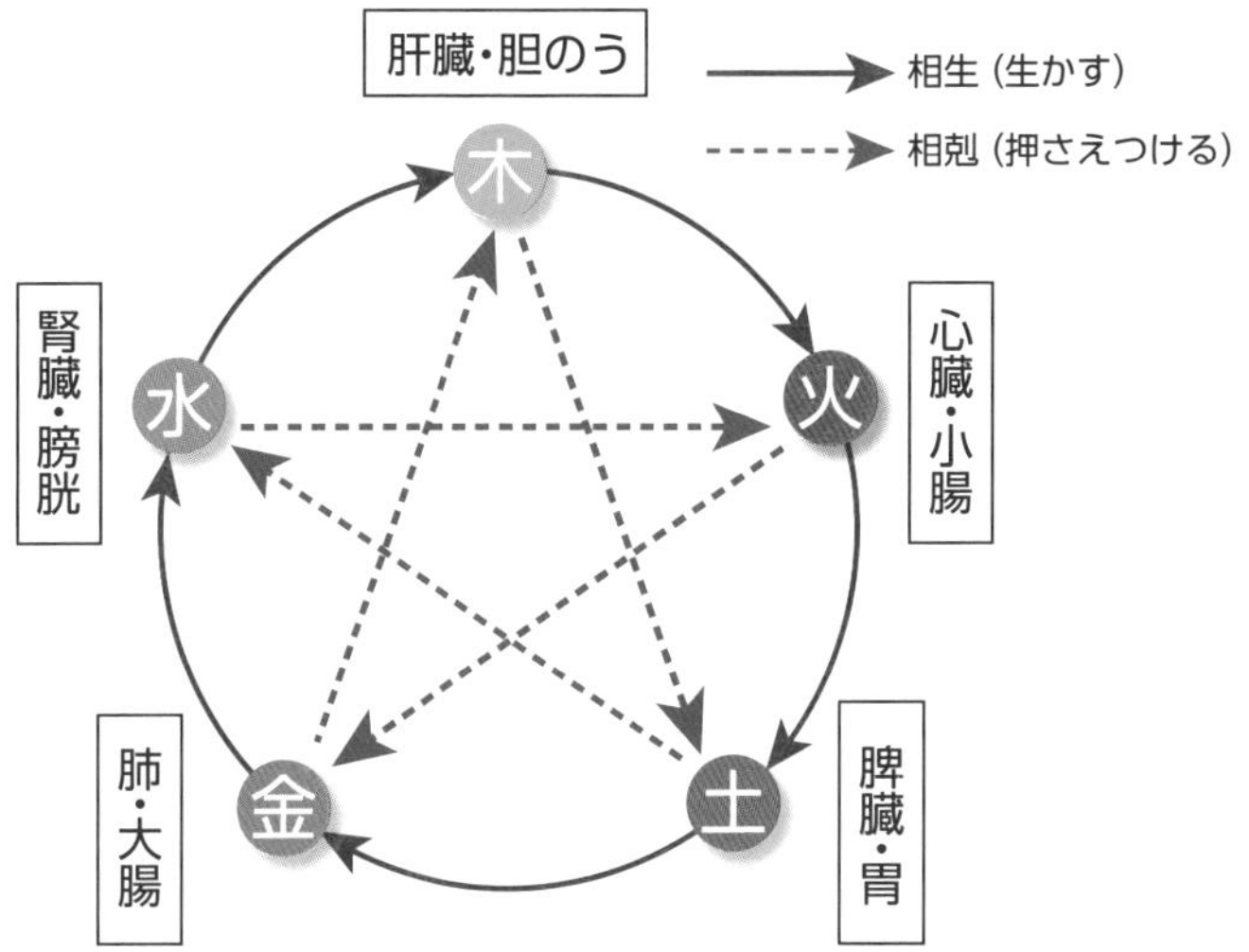


| 腑（陽） | （五行） | 臓（陰） |
| --- | --- | --- |
| 胆 | 木《もく》 | 肝 |
| 小腸 | 火《か》 | 心 |
| 胃 | 土《ど》 | 脾 |
| 大腸 | 金《こん》 | 肺 |
| 膀胱 | 水《すい》 | 腎 |

な血液を送り出すことで脾臓はきちんと機能でき、脾臓は血液の量や質をバランスよく保てるようになって、肺の負担を軽くします。そうやって、**それぞれの臓器が助け合い、体のバランスが保たれているので、関連し合う反射区も一緒にもむこと**が大切なのです。

この考えの基本となるのが、陰と陽、そして木《もく》・火《か》・土《ど》・金《こん》・水《すい》の5要素で世界が成り立っているという「陰陽五行《いんようごぎょう》」の思想です（上図参照）。「陰陽」は月と太陽のような相反する関係です。また、「五行」の5要素は互いに影響を与え合うとされています。

身体の構造では横隔膜の上が陽、下が陰になります。「六臓六腑《ろくぞうろっぷ》」では、六臓（肝臓、心臓、脾臓〈膵《すい》臓〉、肺、腎臓、心包《しんぽう》＝心臓を包む膜）が「陰」で、六腑（胆のう、小腸、胃、大腸、膀胱《ぼうこう》、三焦《さんしょう》＝上焦《じょうしょう》、中焦《ちゅうしょう》、下焦《げしょう》からなる臓腑《ぞうふ》を包み込むもの）が「陽」です。陽が陰の働きを助けるとされ、胆のうが肝臓を、小腸が心臓を支えていると考えます。ただ、この関係は相互のバランスで助け合っているもので、絶対的なものではありません。

五行で見ると、肝臓と胆のうが「木」、心臓と小腸が「火」、脾臓と胃が「土」、肺と大腸が「金」、腎臓と膀胱が「水」となります。肝臓は心臓を、心臓は脾臓を、脾臓は肺を、肺は腎臓を、腎臓は肝臓をそれぞれ支える相生《そうしょう》（相手を生かす）の関係となります。脾臓が健康なら血液の質量がバランスよく保たれ、肺の負担が軽くなる、といった具合です。

逆に、水が火を消すように、相手を押さえつける＝剋《こく》する関係を相剋《そうこく》といい、肝臓は脾臓を、脾臓は腎臓を、腎臓は心臓を、心臓は肺を、肺は肝臓を剋します。肺が弱ると酸素が欠乏して血液の質が悪くなり、臓器の血液を集める肝臓がダメージを受けるのです。

そのため、**不調な部位の反射区に加え、陰陽五行でかかわる反射区ももむ**と、陽と陰が支え合い、五行が影響し合って本来のバランスを取り戻せます。

つまり、すべての反射区をまんべんなくもみ、弾力性のある柔らかいピンク色の足にしたらいいってことです。恩師の官有謀先生は「すべて、まんべんなくもんで、もんで、もみほぐせばいいんだ！」と、口グセのように言っていました（笑）。

ただ、時間のない方は、例えば心臓をよくしたいというなら、「陰」である心臓、「陽」

である小腸を意識してもむといいでしょう。

## 実は足ツボとは違う「反射区」

反射区は、一般的に「足ツボ」と呼ばれることが多いのですが、東洋医学の指圧や鍼《しん》灸《きゅう》などで刺激するのがツボ（経穴《けいけつ》）で、「点（ポイント）」として捉えられますが、**反射区は全身の縮図が足に投影され、比較的広い「面（ゾーン）」**として捉えられます。

指先に頭や脳下垂体《かすいたい》、指の付け根に目や首、下に行くと背中、肺、心臓、さらに下に小腸や大腸、肛門や生殖器の反射区があります。足の側面も同じく、つま先のほうに鼻や首、肩、かかとに生殖腺の反射区が集中しています。これを「全息胚《ぜんそくはい》学説」といいます。

## 全身と足の関係

### 足の内側面

足の内側側面と対応する体を重ねた図。土踏まずのアーチの部分は、「頸椎《けいつい》、胸椎、腰椎」など、背骨と対応しています。

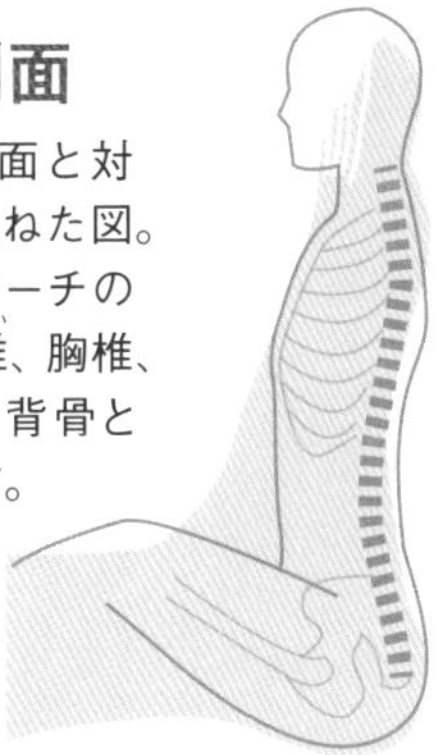

### 足の外側面

足の外側は、肩や肘、膝《ひざ》など、主に体の関節部分に対応しています。

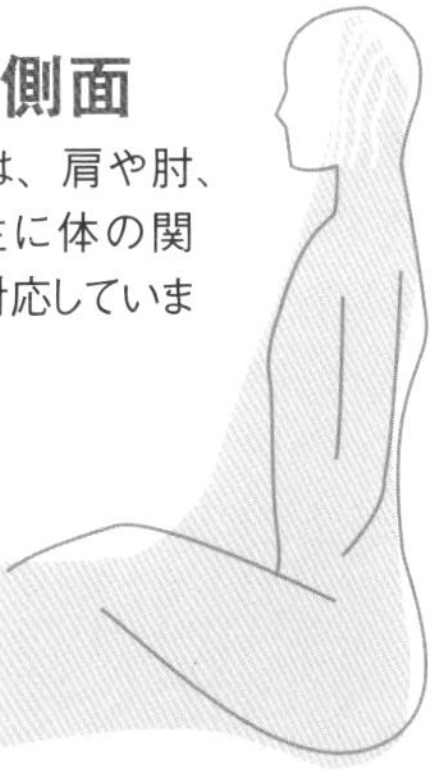

### 足裏・足の甲

足裏は内臓と、足の甲は体の胸部や肩甲骨、肋骨などと対応しています。

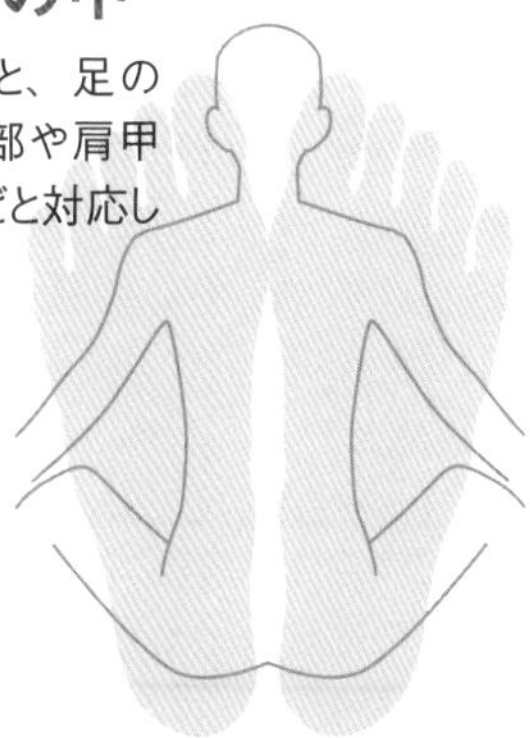

## 反射区 1 前頭洞《ぜんとうどう》

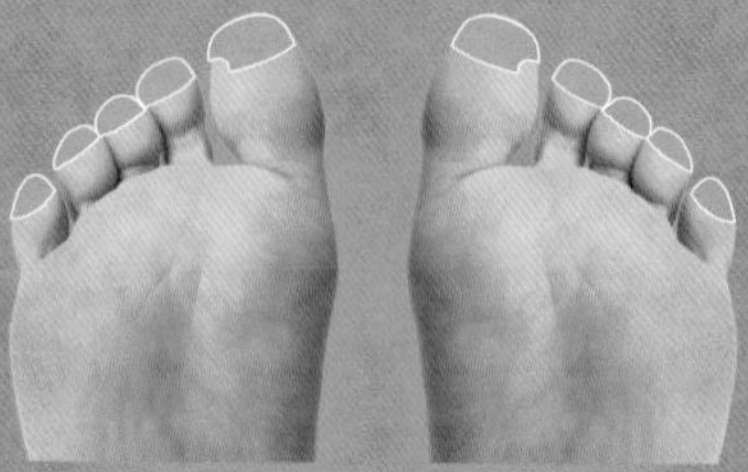

### 頭痛や記憶力に関係する部位

「前頭洞」は副鼻腔のひとつで、息を吸ったときの空気をろ過し、免疫にも関係する部位。右の前頭洞は左足に、左の前頭洞は右足に反射区がある。

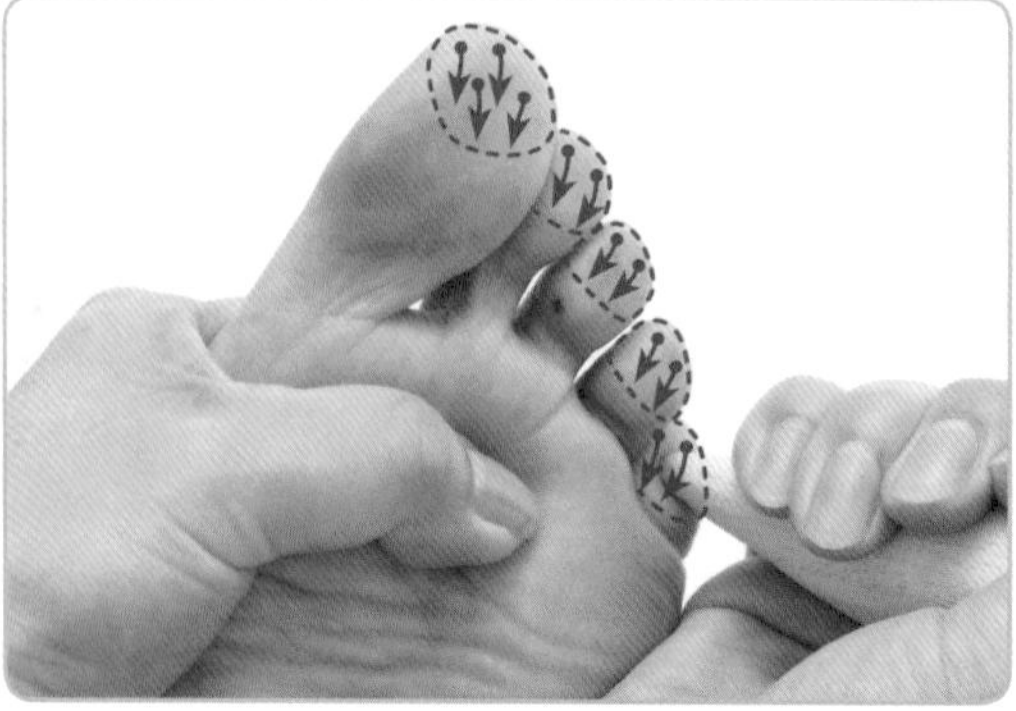

爪のきわから指の腹に向かって、棒の細い側の面を細かく押し込んで、もみ崩しかき出します。棒がない場合は、足に布を当てて、手の親指と人さし指で足の指先を挟み、ぐりぐりともみましょう。足の指先が膨らみすぎているのは、指の関節に老廃物が溜まっている証拠。頭痛や記憶力の低下、風邪をひきやすくなるので、しっかりもんで予防して。

## 反射区 2 大脳

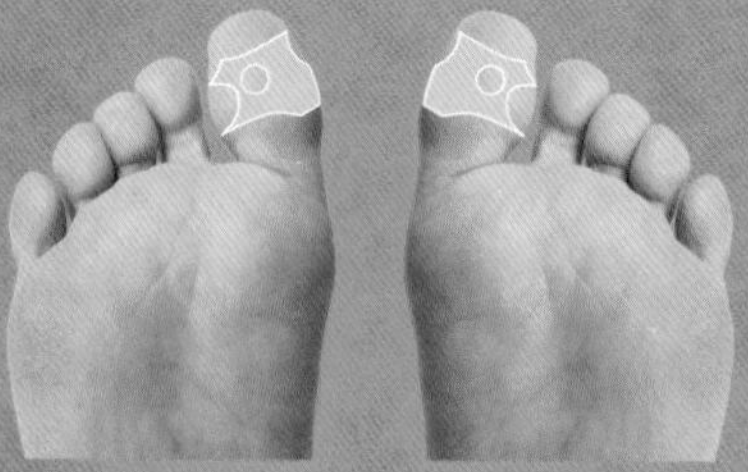

### 情報・記憶を司る体の司令塔

情報を識別し、記憶や情動、認知を司り、人体をコントロールする「大脳」。その反射区は、親指の腹全体にあります。疲労やストレスが溜まったらもみ崩して。

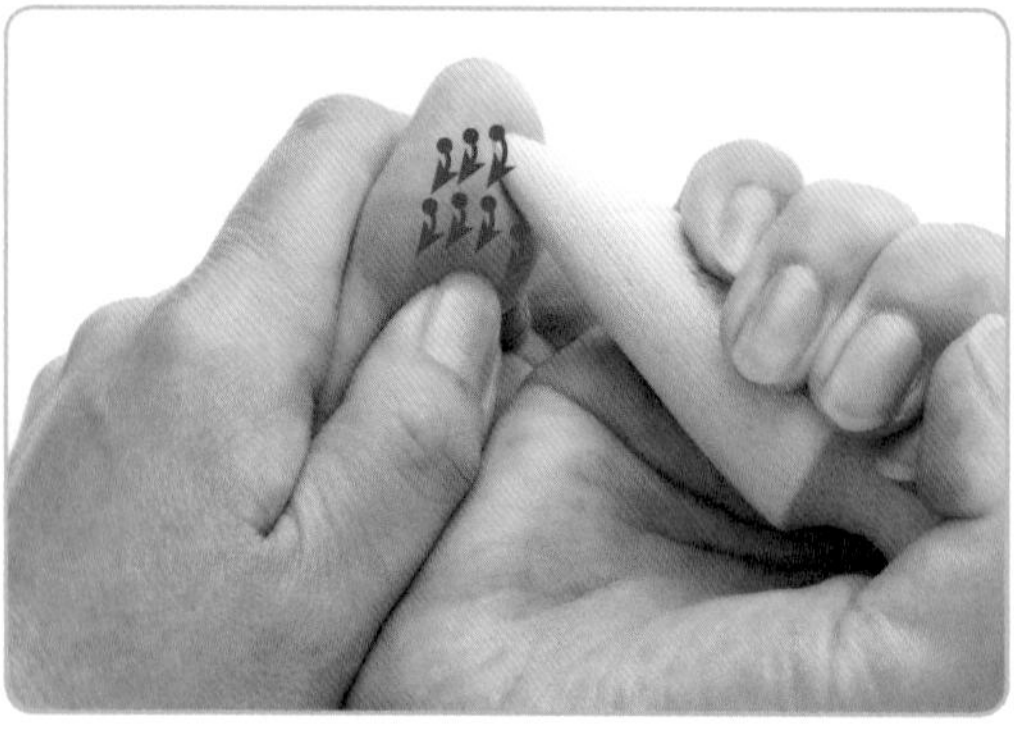

棒を持っていないほうの手で親指を固定し、棒の細い側の面を使って、指の先端から付け根に向かって細かくもみ崩し、かき出します。棒がない場合は、手の親指でもみ崩します。

※足もみ棒がない方は、P.22の「指でもむ場合」を参照ください。

## 反射区 3 鼻

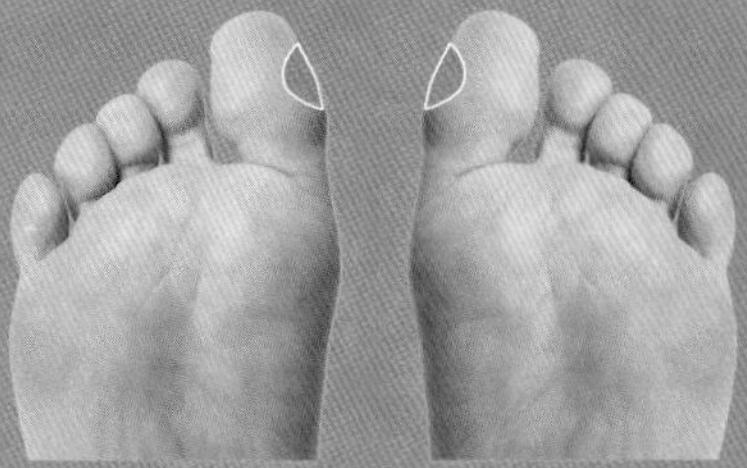

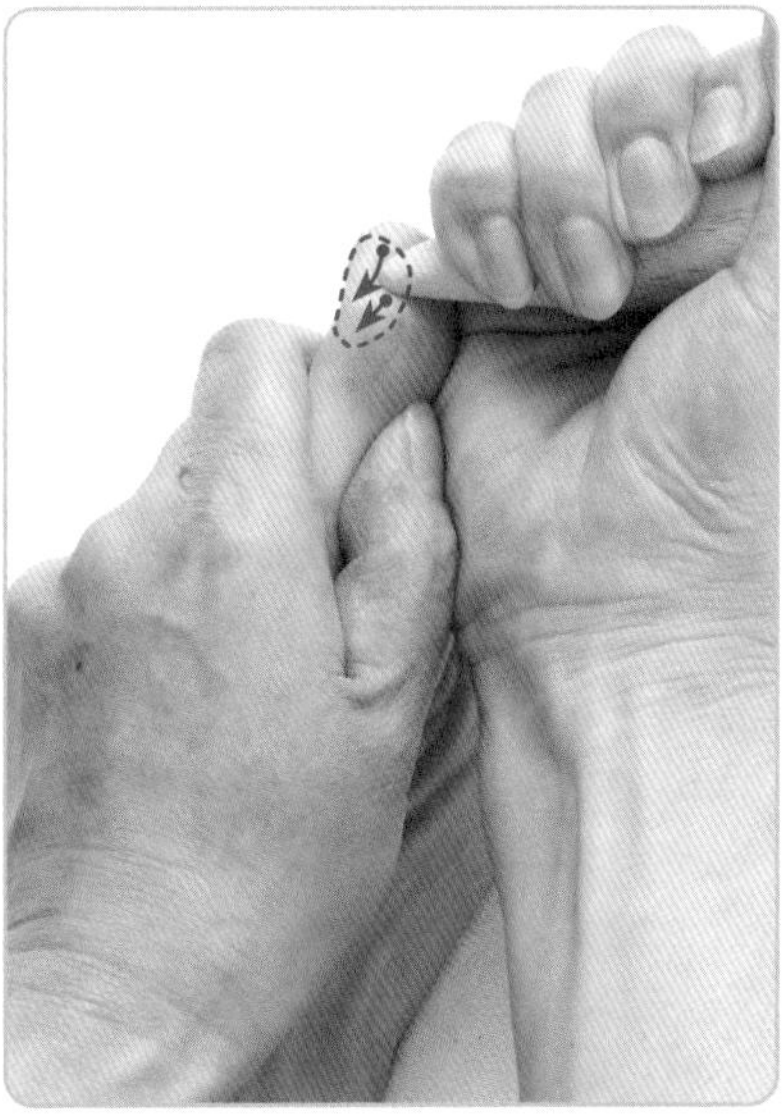

### 花粉症や鼻風邪のときなどにもんで

「鼻」の反射区は、親指の外側の少し出っ張った部分に当たります。花粉症や副鼻腔炎、鼻風邪予防などはもちろん、鼻は呼吸時に菌などを排除する役割もあるので、免疫にも関係します。

すべらないように親指をつかんで、棒の細い側の面を当て、上から下へ念入りにもみ崩し、かき出します。棒がない場合は、手の親指を当ててもみます。

## 反射区 4 三《さん》叉《さ》神経

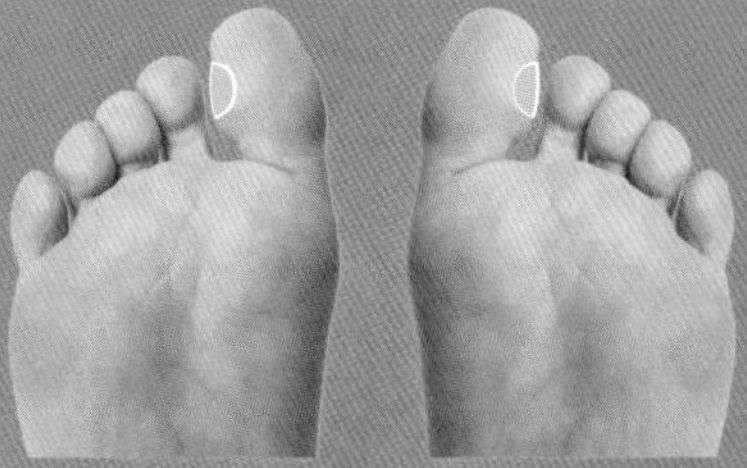

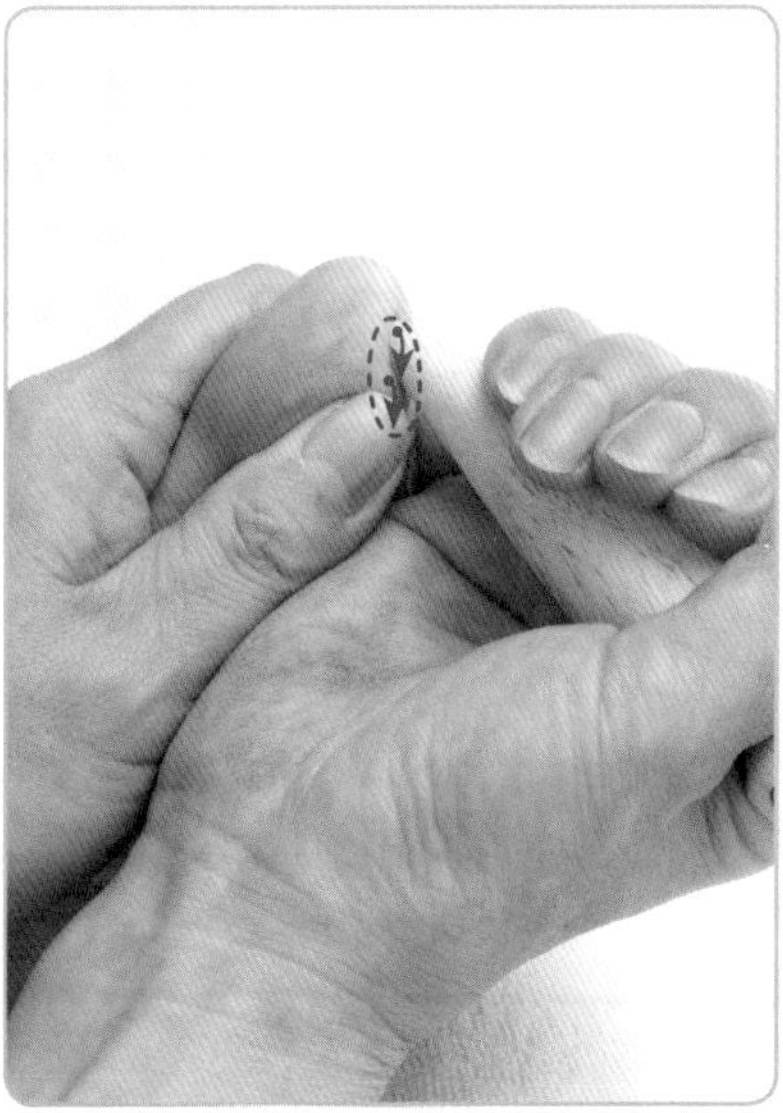

### 顔・口・鼻の感覚を脳に伝える器官

「三叉神経」は、顔の感覚（触覚、痛覚、冷熱感）や口腔（口の中）、鼻腔（鼻の中）の感覚などを脳に伝える器官。無意識に顔面がピクピクする方などは、顔面神経痛の予防になる反射区です。

反射区に棒の細い側の面を当て、もう一方の手で親指を動かないように支えながら、念入りにもみ崩します。

## 反射区 5 脳幹・小脳

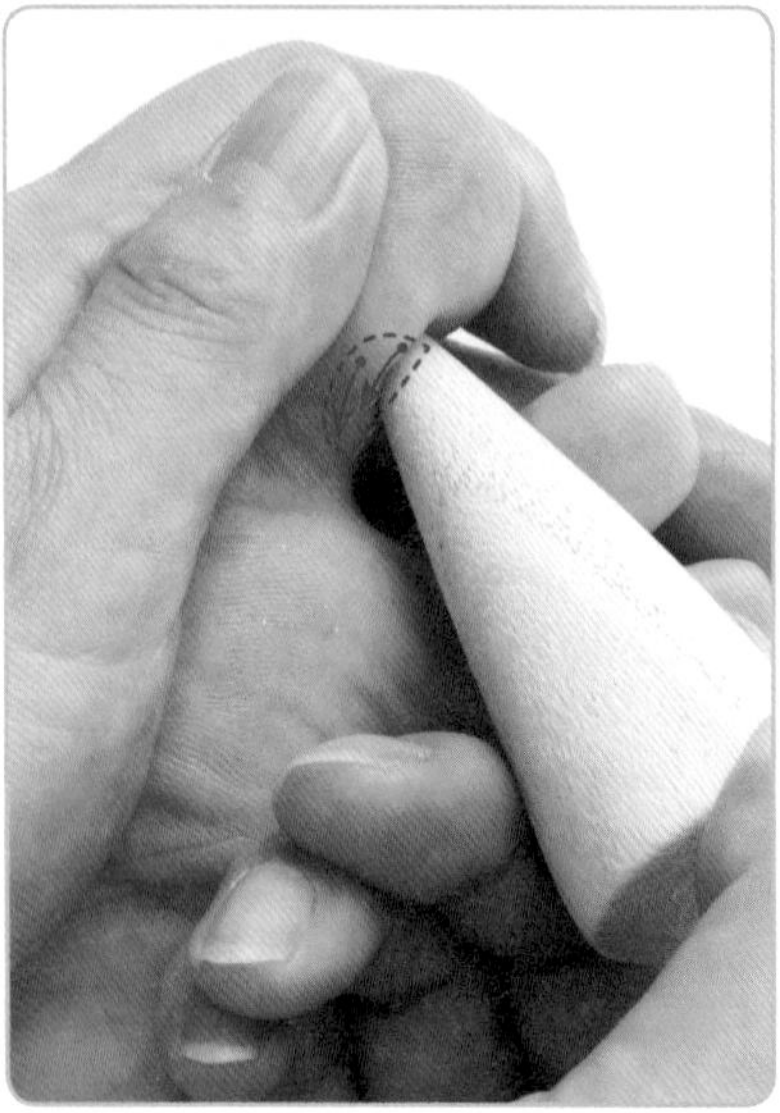

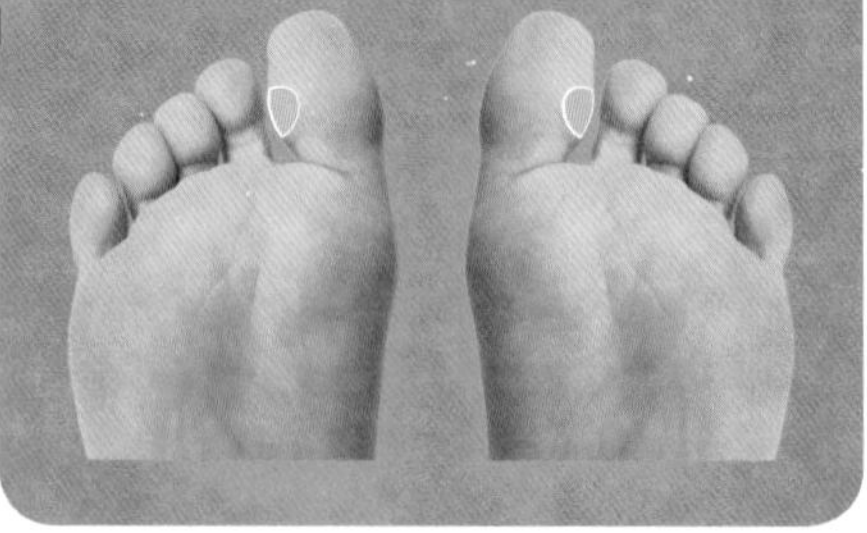

**生命活動を支える重要な器官**

「脳幹」は、呼吸や循環など生命活動の基本的な営みを司るほか、知覚情報の伝達にも重要な役割を持ちます。また、「小脳」は運動調節機能を司る部位。めまいにお悩みの方は、しっかりもみ崩しましょう。

棒の細い側の面を使い、すべらないように棒を持っていないほうの手で親指をしっかり握ってもみ込みます。

## 反射区 6 脳下垂体《かすいたい》

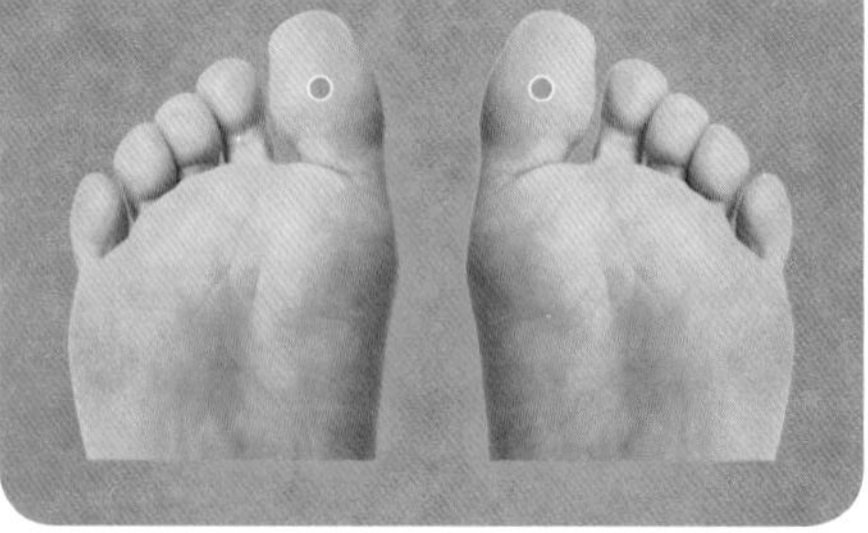

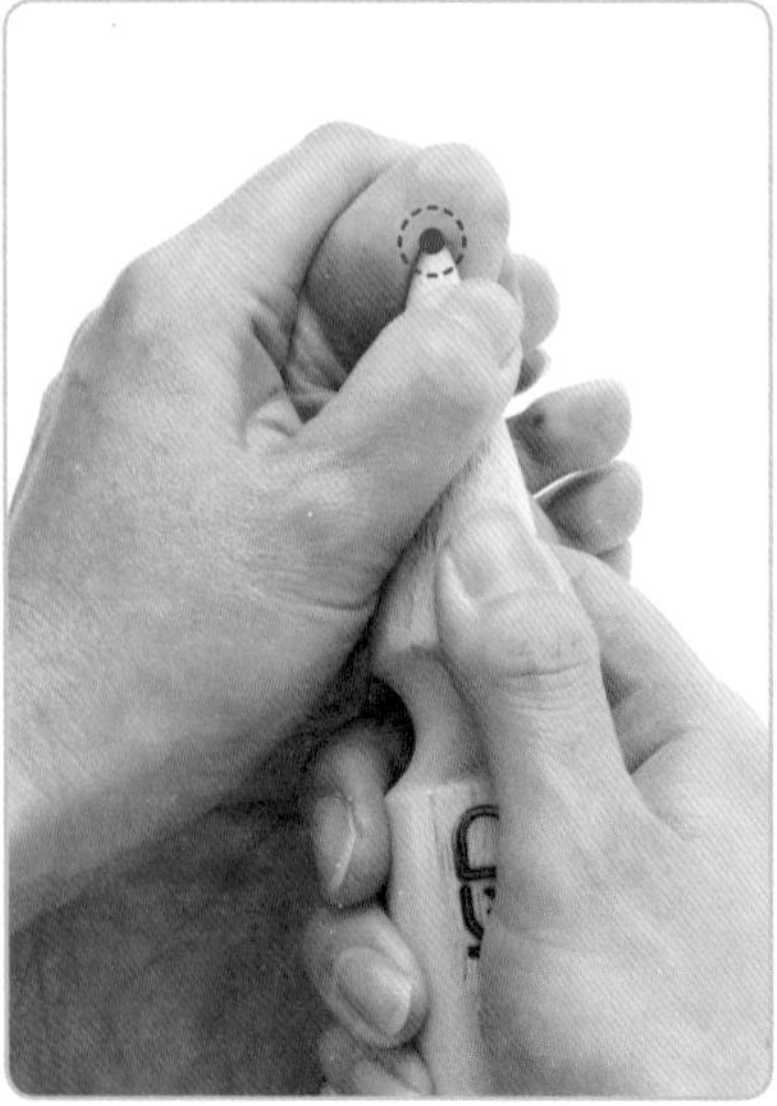

**ホルモンの働きを整える部位**

「脳下垂体」はさまざまなホルモンのコントロールを司る部位。その反射区は、親指の中央にあります。ホルモンバランスを整えることで、脳の働きが活性化。不妊症のお悩みの方は、ここもしっかりもんでください。

一方の手で親指を動かないように支えながら、棒の細い側の面を当て、念入りにもみ崩します。その後、「大脳」の反射区とセットで、まんべんなくもむのが効果的です。

## 反射区 7 目

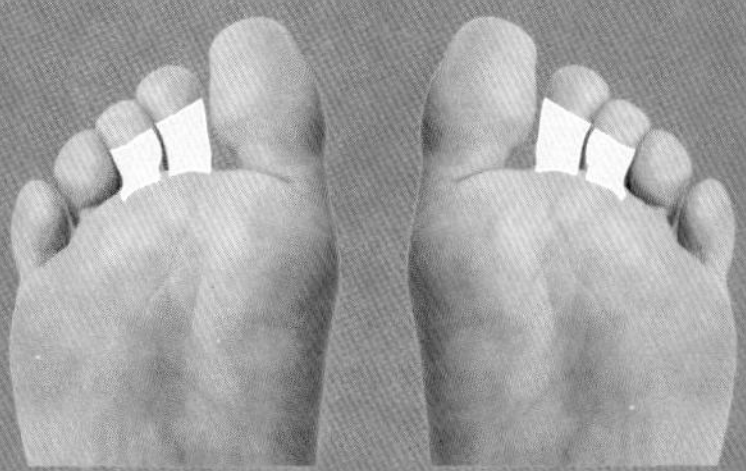

### 目を酷使したときに刺激して

「目」の反射区は、人さし指と中指の付け根と第一関節の間にあり、目のかすみや老眼、目を酷使することから起こる眼精疲労など、目の症状全般に効果的です。

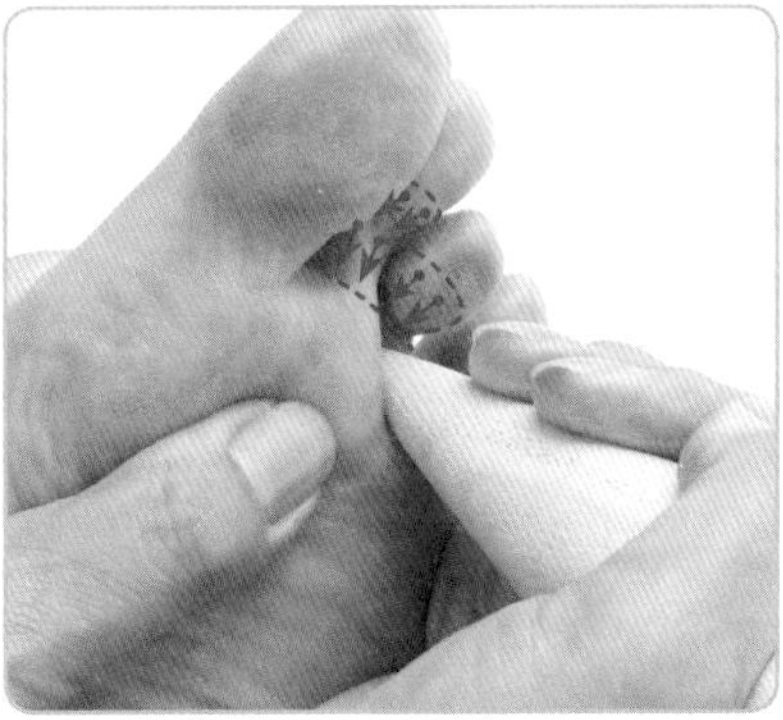

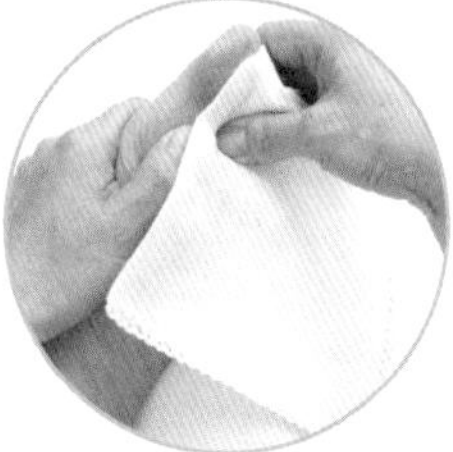

棒なし

棒の細い側の面を使って、関節に溜まった毒を下にしごき落とすようにもみ崩しましょう。棒がない場合は、すべらないようガーゼなどの薄い布を当てて、親指でもみます。

## 反射区 8 耳

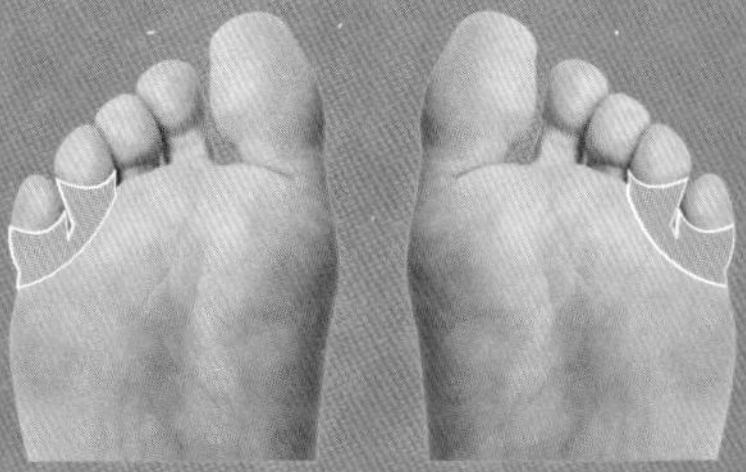

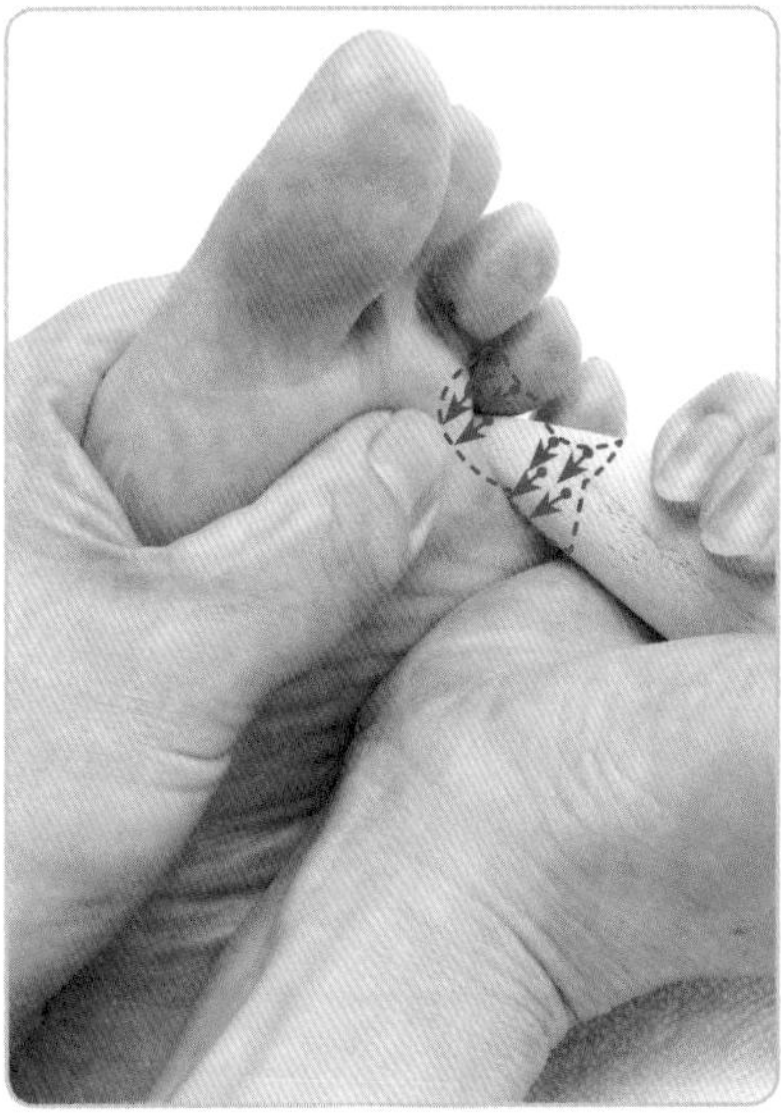

### 耳の病気やめまいなどに関係する反射区

「耳」の反射区は、薬指と小指の付け根と第一関節の間にあります。中耳炎や耳鳴り、難聴などのほか、耳は平衡感覚にも関係する器官なので、めまいなどの予防にもなります。

棒の細い側の面を使い、指の関節に溜まった毒を付け根に向かってもみ崩し、かき出しましょう。

## 複数の反射区を同時に

**1分 足もみ**

# 仕事で疲れた
# 頭や目・耳すっきり!
# 冷え性、ストレス解消にも

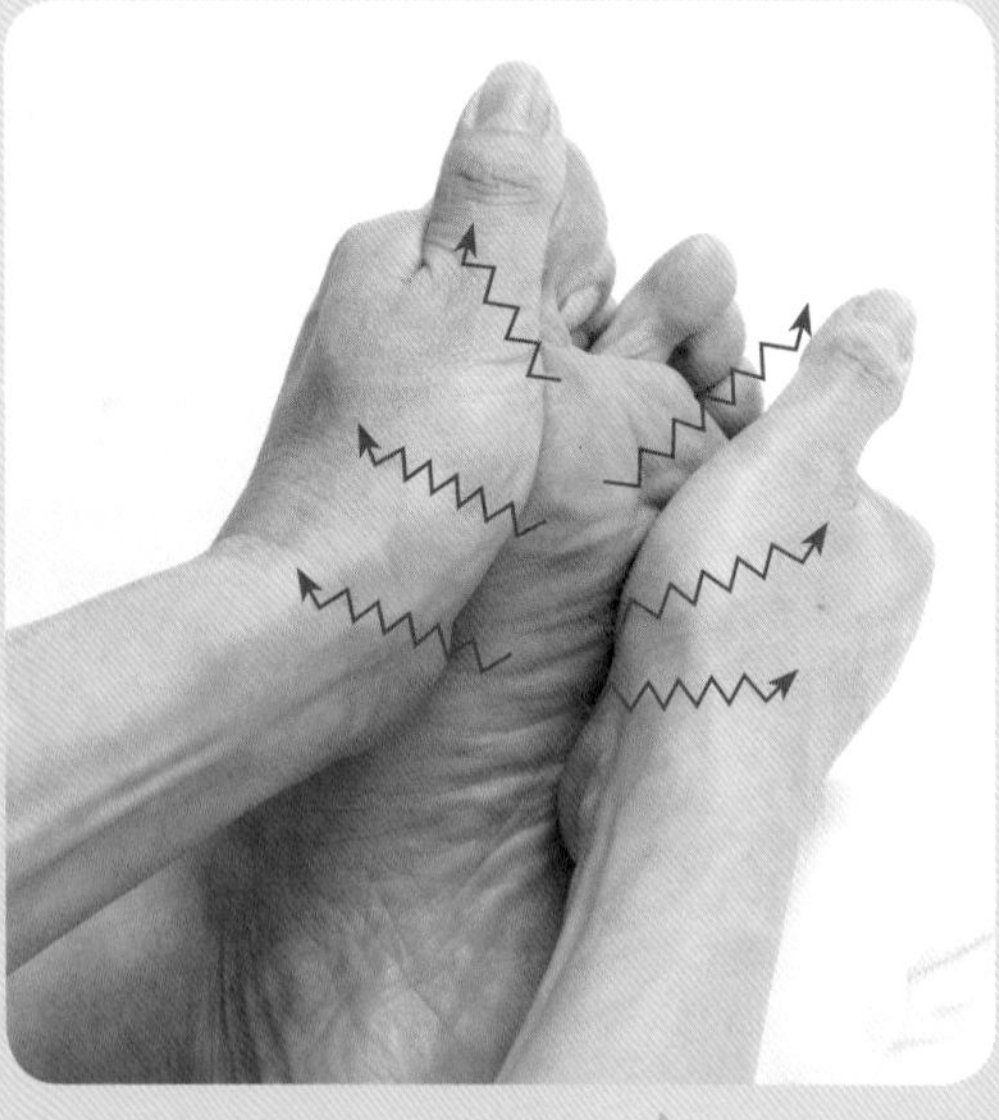

**靴下や靴で**
**締めつけられている**
**足先を解放しよう!**

中足骨《ちゅうそくこつ》をしっかり握り、中足骨の間を一本一本広げるように、ゆさぶりましょう。足の指先に血流が流れやすくなり、指先の冷え性対策に。また、頭をすっきりさせ、目の疲れや首、肩こりにも効果的です。

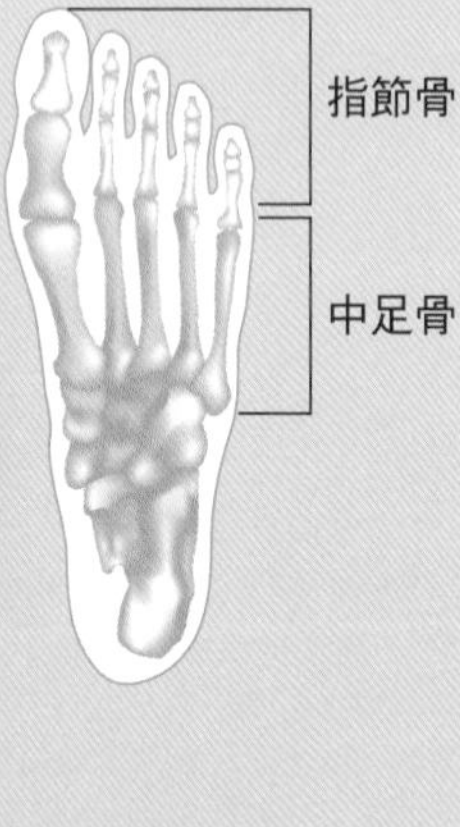


**Point**

足の甲も同時にゆさぶりましょう。足の甲側は「[57]三半規管」「[58]肩甲骨」「[54]胸部リンパ腺」「[55]声帯・のど・気管」の反射区をいっぺんに刺激できます。

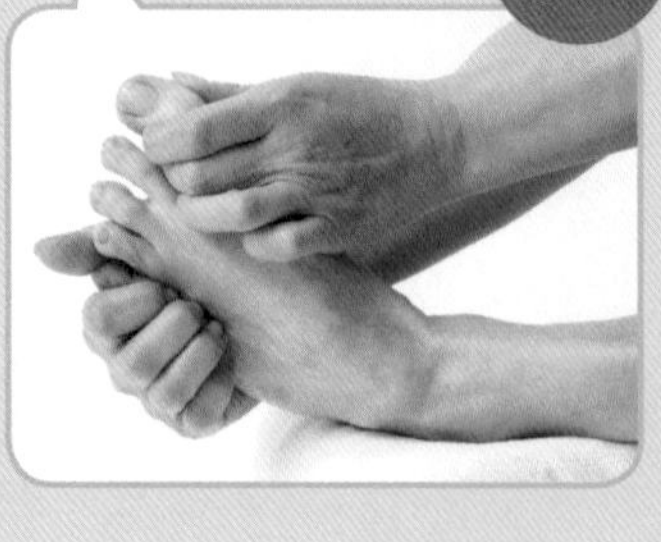

## 反射区 9 頸部《けいぶ》(首)

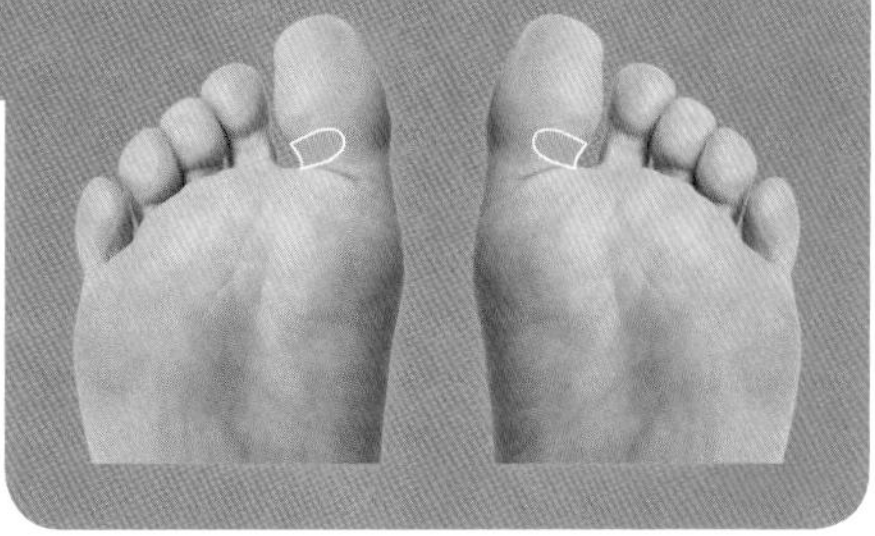

**重い頭を支える首周りの筋肉**

「首」の反射区は親指の付け根の内側にあります。ここがこると、頭痛や肩こりが起こります。「10頸椎」の反射区とセットでもむと、より効果が期待できます。

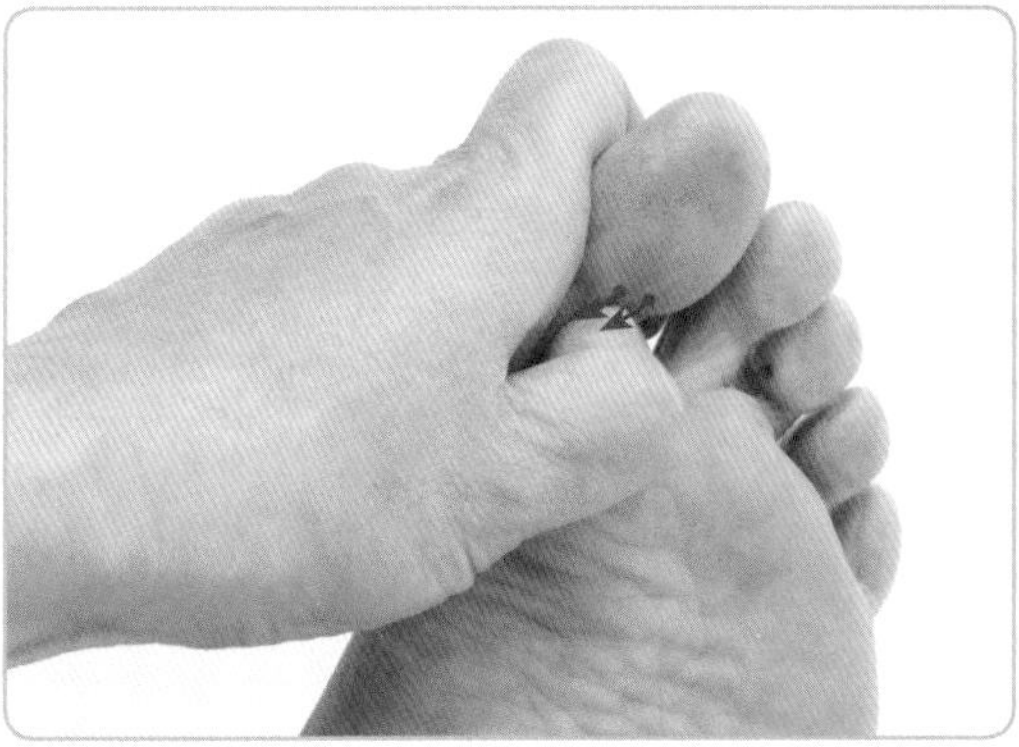

手の親指を足の親指の付け根に当て、グーッと押し込みながらもみ崩し、下に向けてかき出します。

## 反射区 10 頸椎《けいつい》

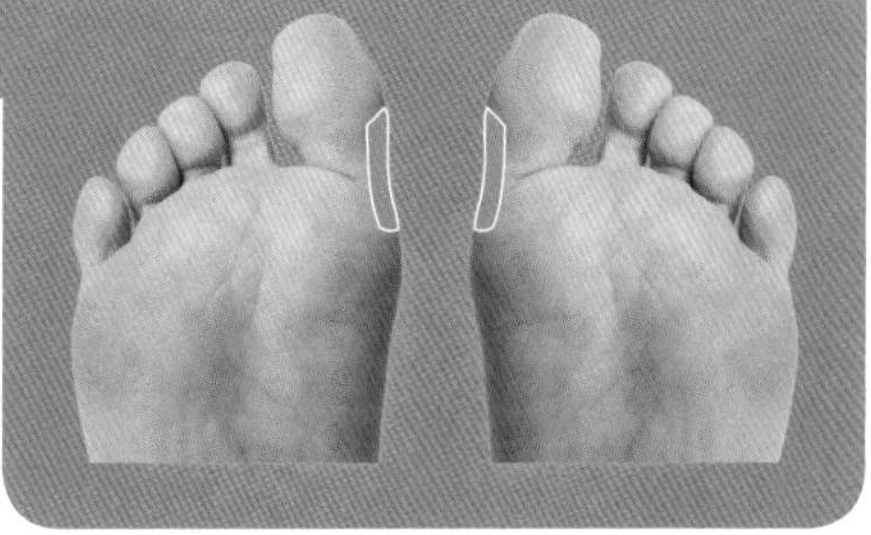

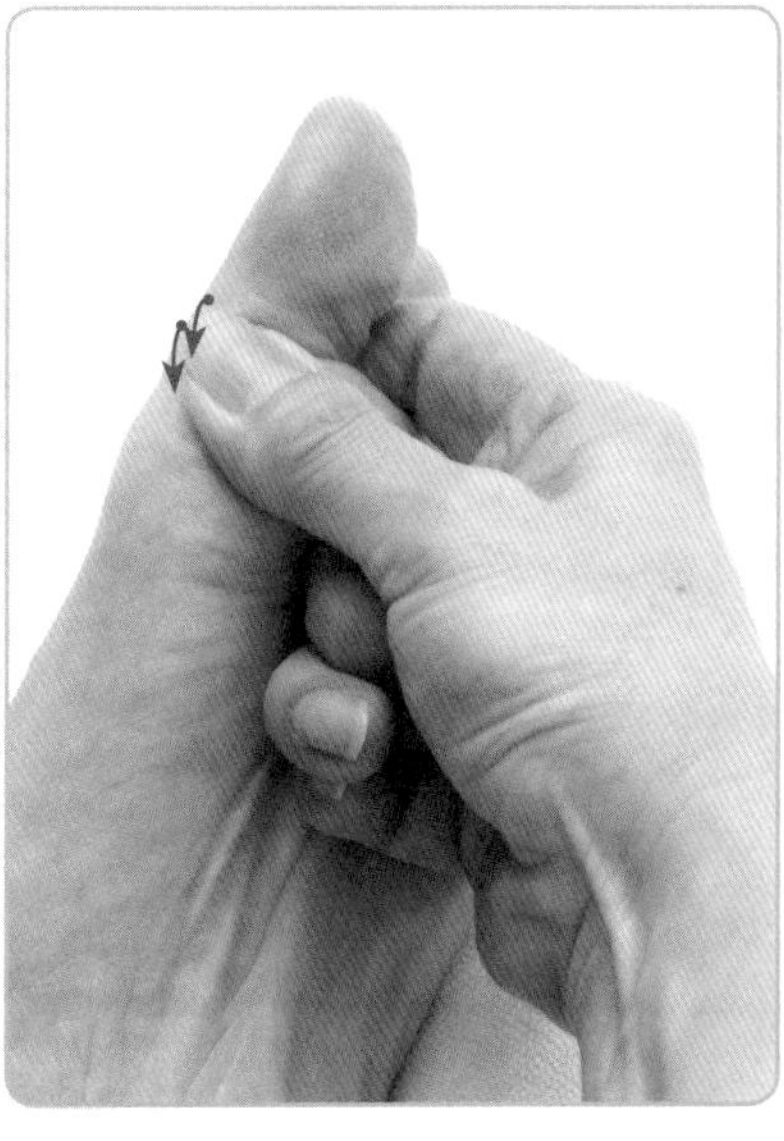

**重い頭を支える多くの神経が集まる**

「頸椎」は頭を支える7つの骨からなる部位。その反射区は、親指の付け根の外側にあります。姿勢の悪さから起こる頭痛や手足のしびれなどに、効果があります。

手の親指を足の親指の付け根の外側に当て、グーッと押し込みながら、かかとに向けてもみ崩します。

## 反射区 11 僧帽筋

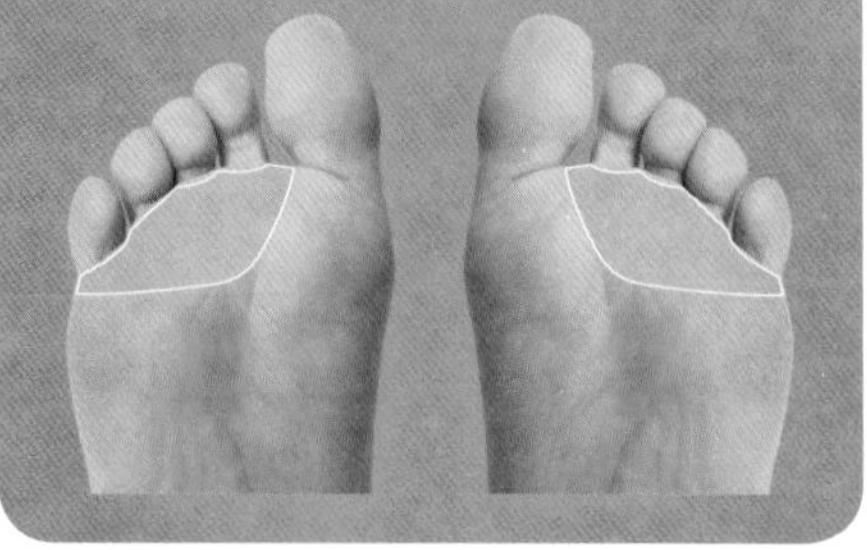

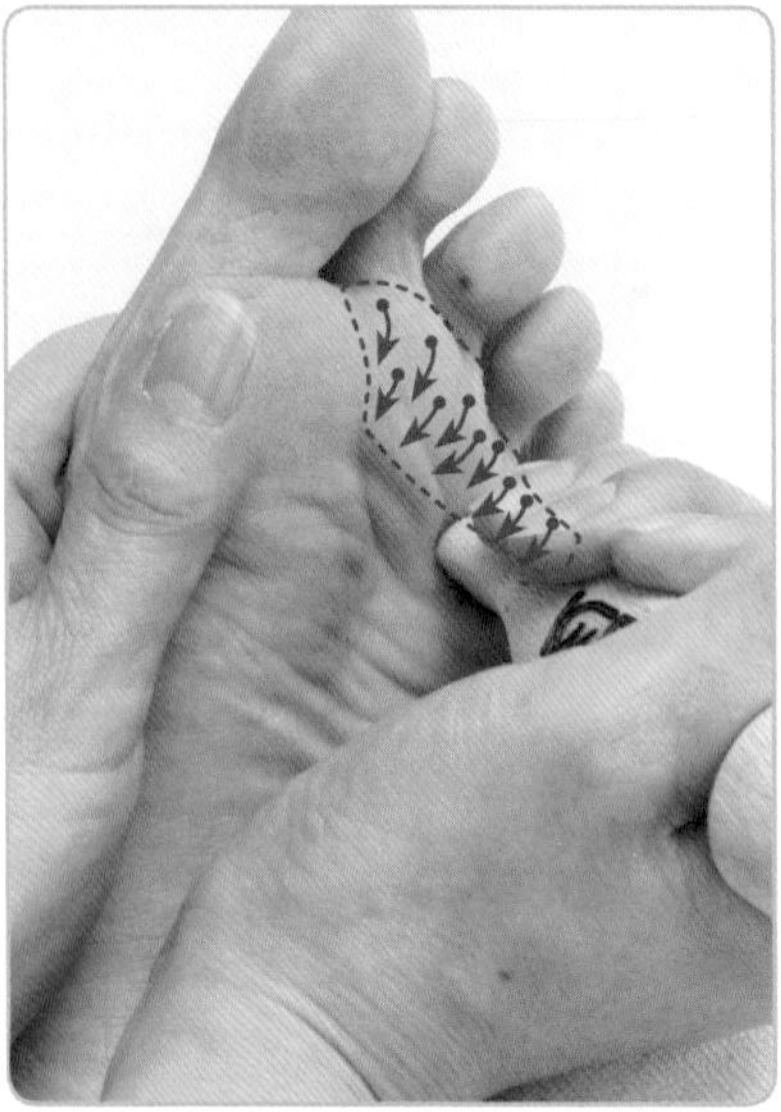

### 首、肩、背中に広がる筋肉

「僧帽筋」は、首から肩、背中に向かって広がる筋肉で、ここがこると肩こりや頭痛が起こることが。その反射区は、人さし指から小指までの指の付け根の下一帯に当たり、もみ崩すことで、血行がよくなります。

足と同じ側の手で足先を手前に引き寄せ、指の付け根の下一帯に棒を当て、かかとに向かってもみ崩して、毒をかき出します。

## 反射区 12 肺・気管支

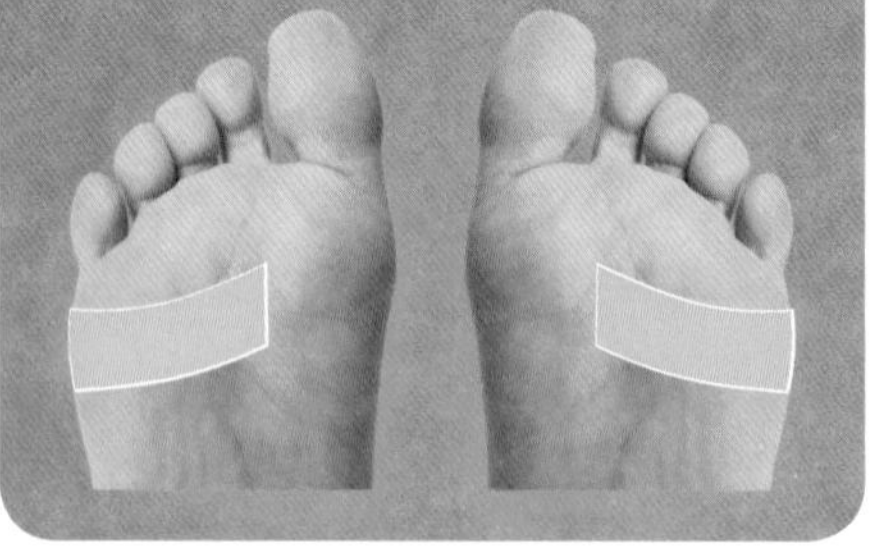

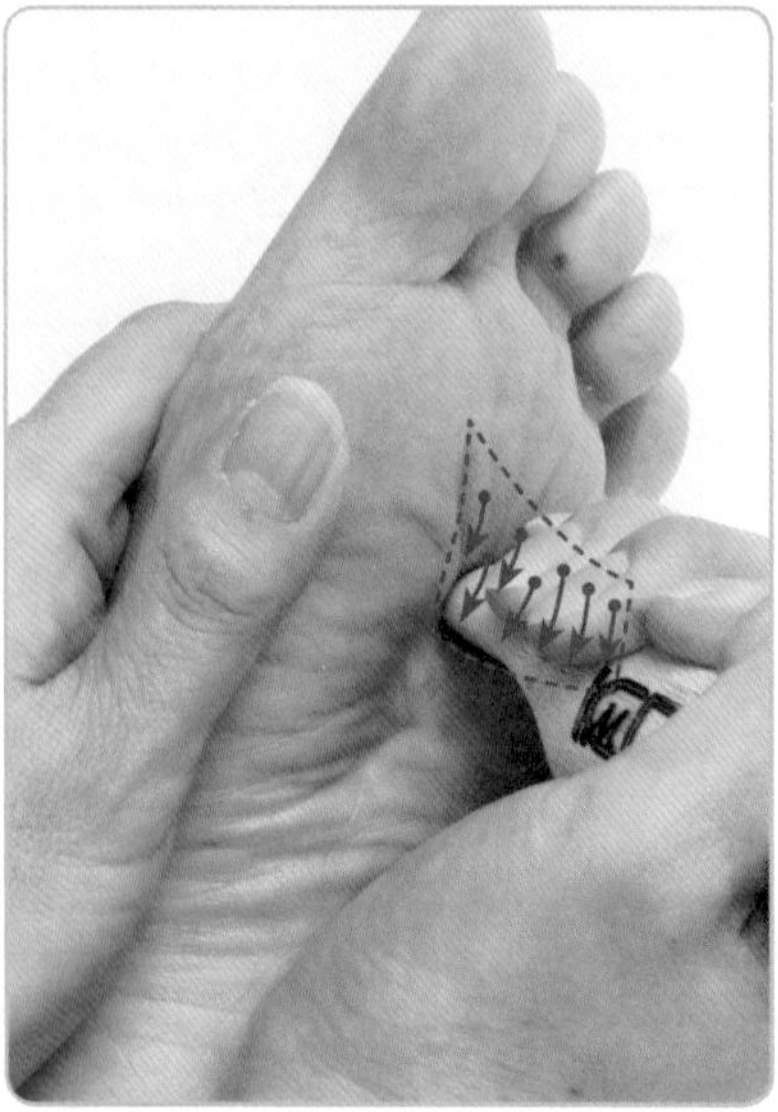

### 呼吸器系の病気に関係する反射区

「肺・気管支」の反射区は、足の人さし指から小指までの指の付け根の関節部分に広がります。呼吸に関係する部位なので、肺炎、ぜんそくなどの呼吸器系の病気のほか、花粉症などにも効果的です。

足と同じ側の手で足先を手前に引き寄せ、指の付け根の関節周りに棒を当て、周辺についた毒をもみ崩しながら、かかとの方向にかき出します。

## 反射区 13 甲状腺

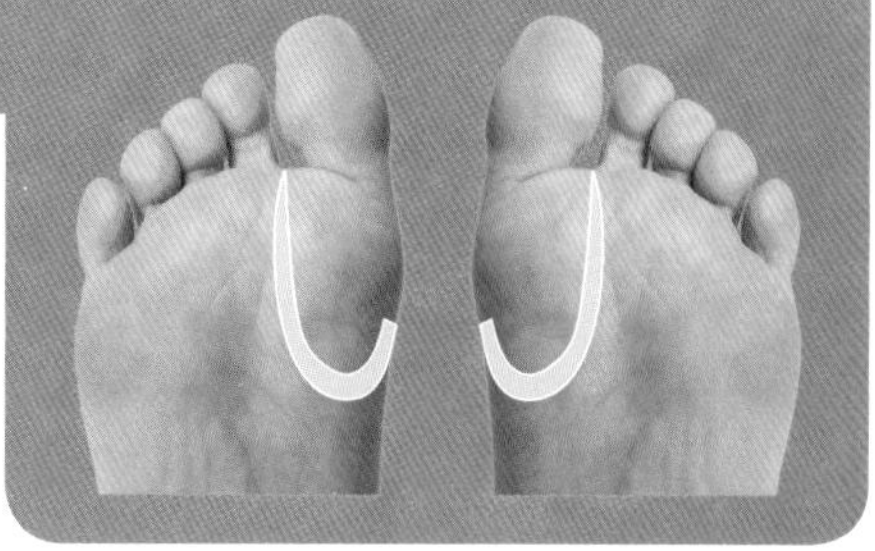

**全身の細胞を元気にする**
**甲状腺ホルモンを分泌**

のどぼとけのすぐ下にある「甲状腺」は、体の発育を促進し、新陳代謝を盛んにする甲状腺ホルモンを分泌します。その反射区は、親指と人さし指の間から「J」の字を描くように伸びています。ここをもむことで、精神安定にもつながります。

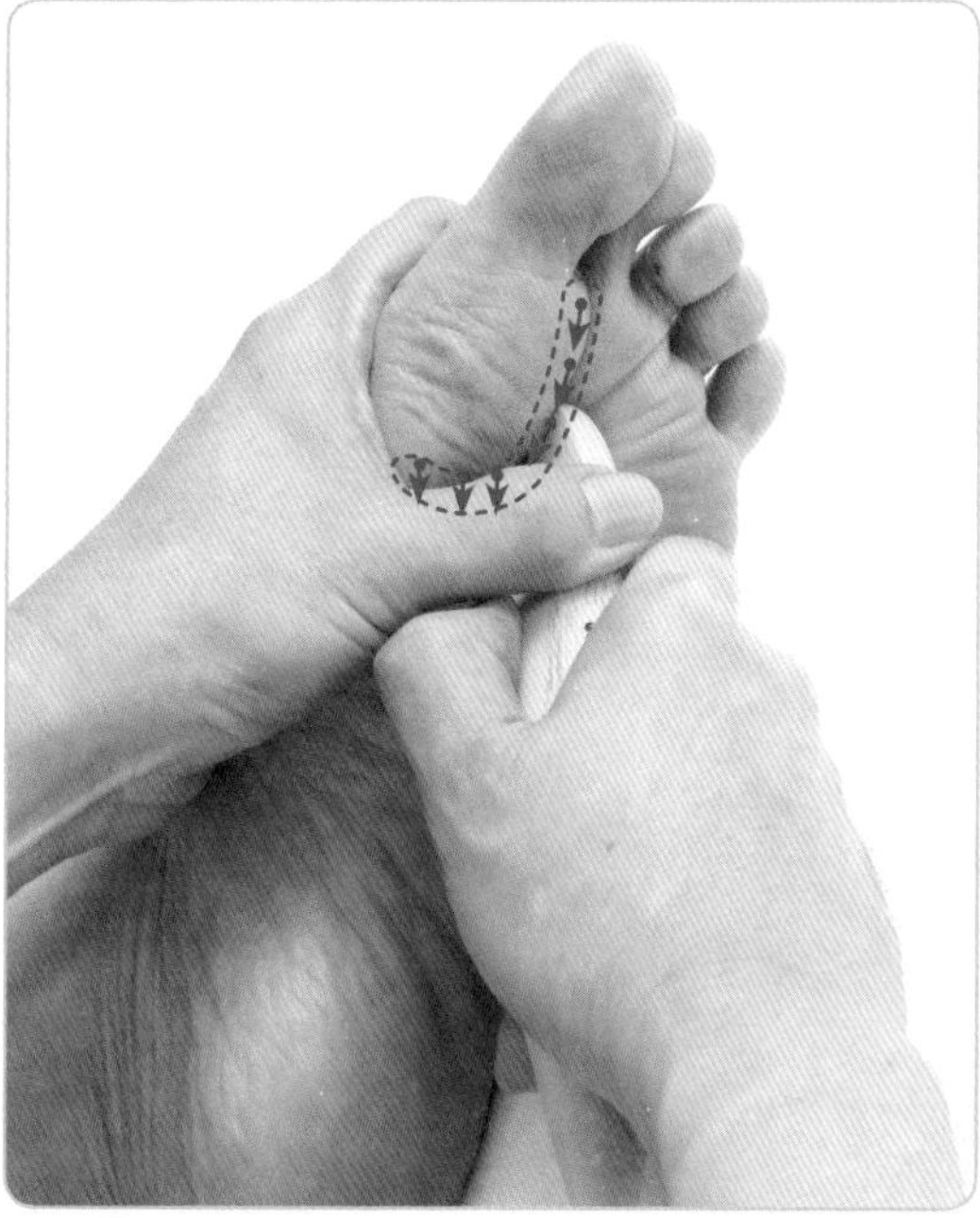

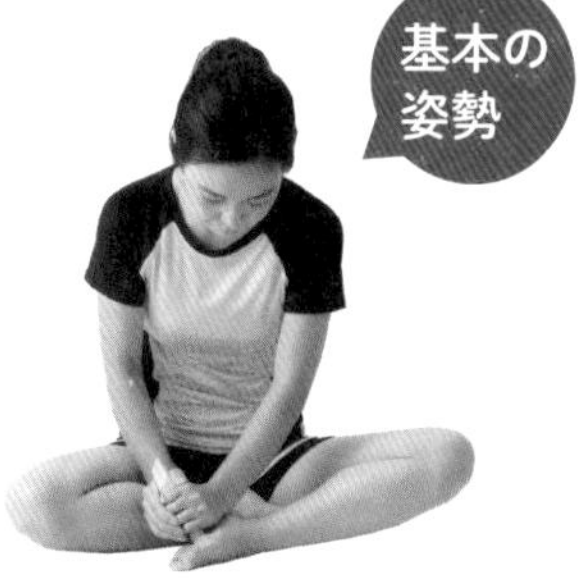


母指球《ぼしきゅう》にこびりついた毒をはがしていくイメージで、親指と人さし指の間からかかとの方向に、小刻みにかき出します。

すーっと POINT

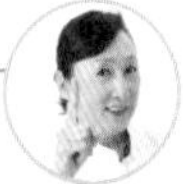

甲状腺ホルモンを活性化させることで新陳代謝を促進！スリムを目指して

ミニコラム COLUMN

### 体調不良の方は低体温の場合が多い

体温は、冷たい水を一気に飲むだけで1℃くらい下がります。体調不良の方は低体温の場合が多く、学童保育の先生によると、最近は子どもでも低体温の方が多いとか。しかし、足もみすることで体温は上がります（冷え性の方は特に）。実際、私もお客さまも35℃台だったのが36℃台。私は調子がよいと今は37℃にも。免疫力がアップしている証拠です。余談ですが、先日、久しぶりにインフルエンザの予防接種を受けた際には、37.1℃もありました（笑）。

反射区

# 14 副甲状腺

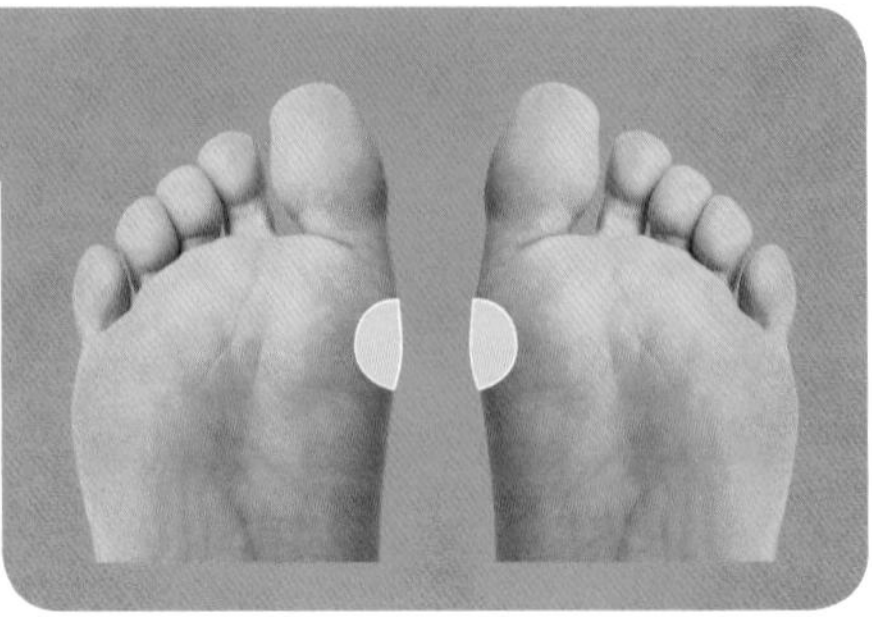

**骨や筋肉の収縮に欠かせない器官**

「副甲状腺」は、カルシウムの代謝の仲立ちをする副甲状腺ホルモンを分泌します。カルシウムは骨の材料であるだけでなく、心臓も含め全身の筋肉を収縮させたり、血液を固まらせたりするのにも欠かせません。アレルギー反応を抑える働きもあり、その反射区は、親指の付け根の外側にあります。

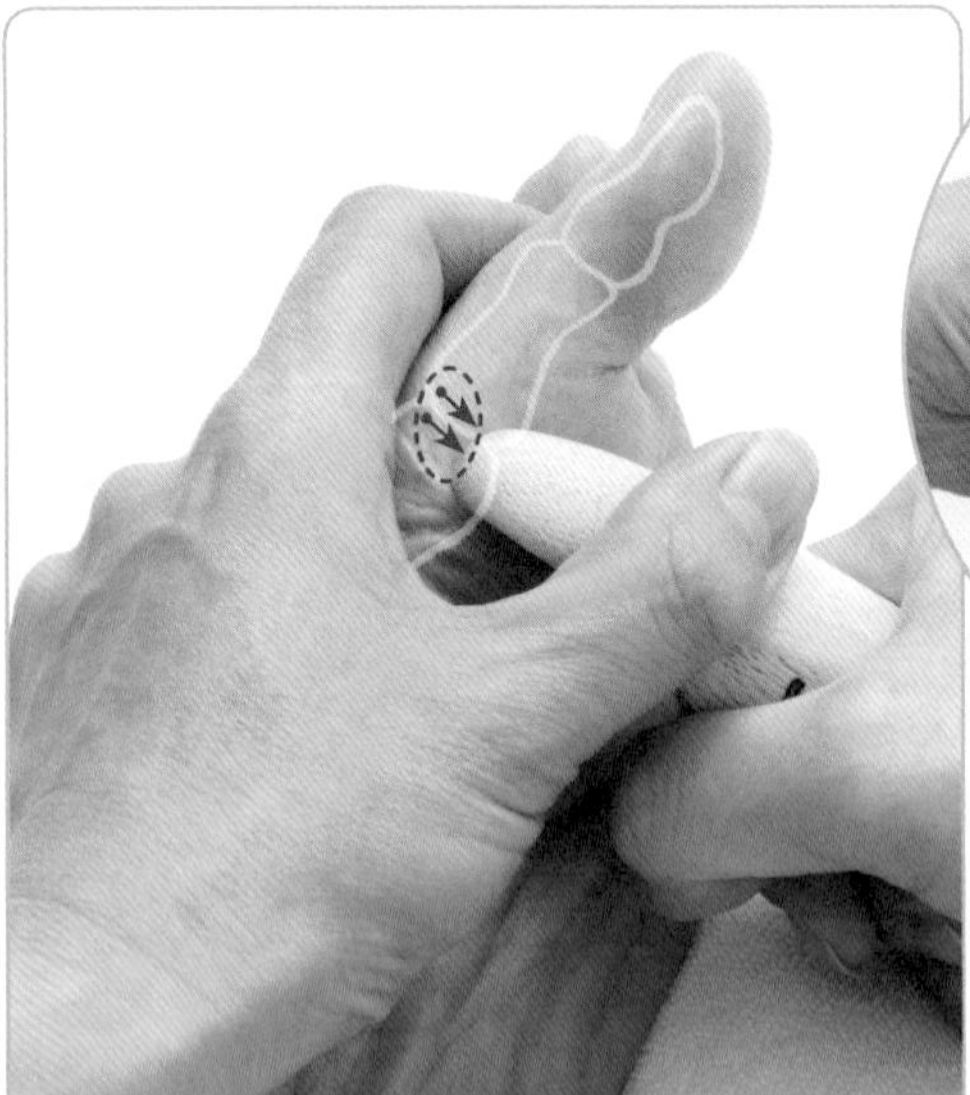

棒を持っていないほうの親指を棒の先端部分に添え、足の裏に向かって落とすようにもみます。

棒なし

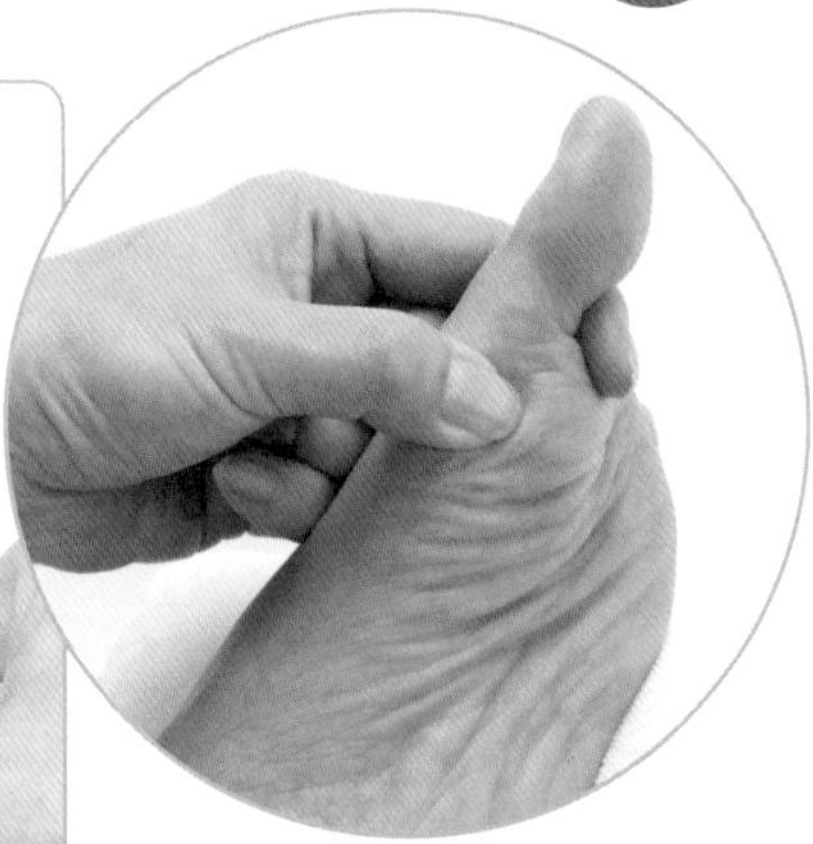

棒がない場合は、足と同じ側の手の親指で反射区を押さえ、ぐりぐりとかき出すようにもみ崩します。

腰痛、関節痛の方は
この副甲状腺と甲状腺の
反射区をしっかりもみ崩し
痛みがないようにすることが
大切です！

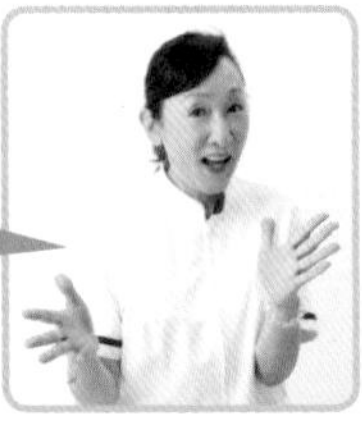

## 反射区 15 食道

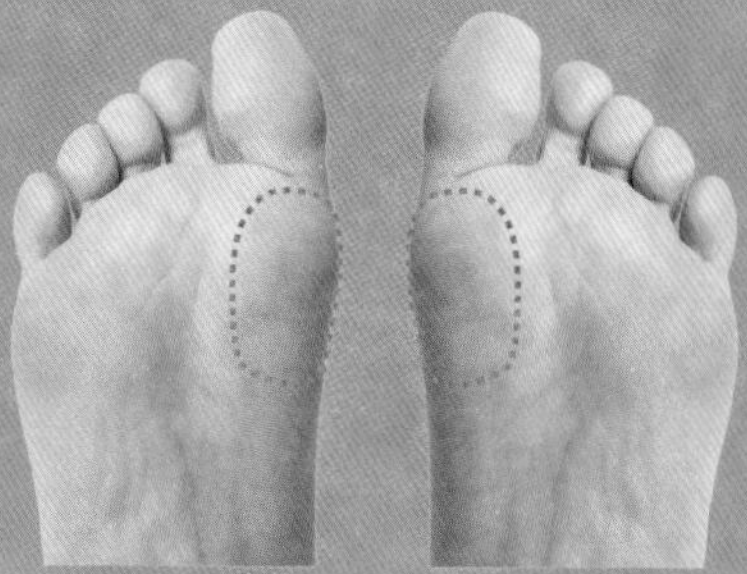

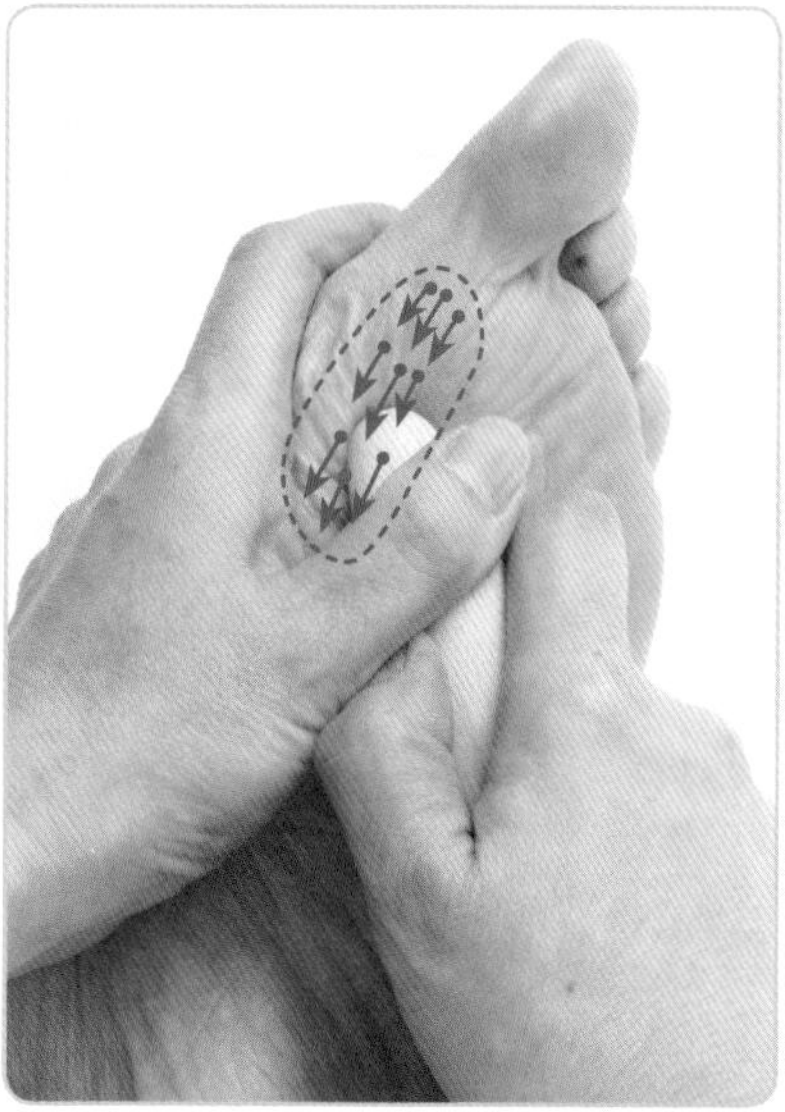

### 食べ物の通り道に当たる反射区

のどと胃をつなぐ「食道」の反射区は、親指の下の母指球の一帯に当たります。この反射区に毒が溜まると、逆流性食道炎のほか、消化不良など胃の働きも悪化させます。

親指の付け根の下から、母指球についた毒をもみ崩しながら、かかとの方向に毒をかき出します。

## 反射区 16 胃

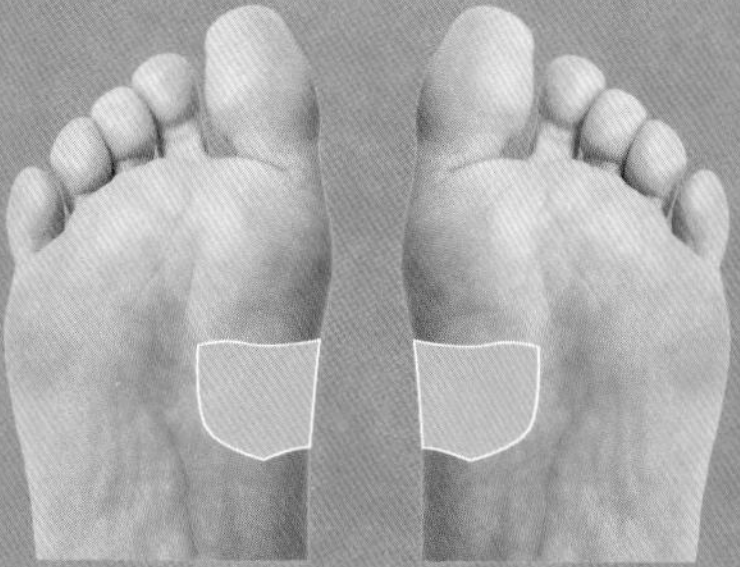

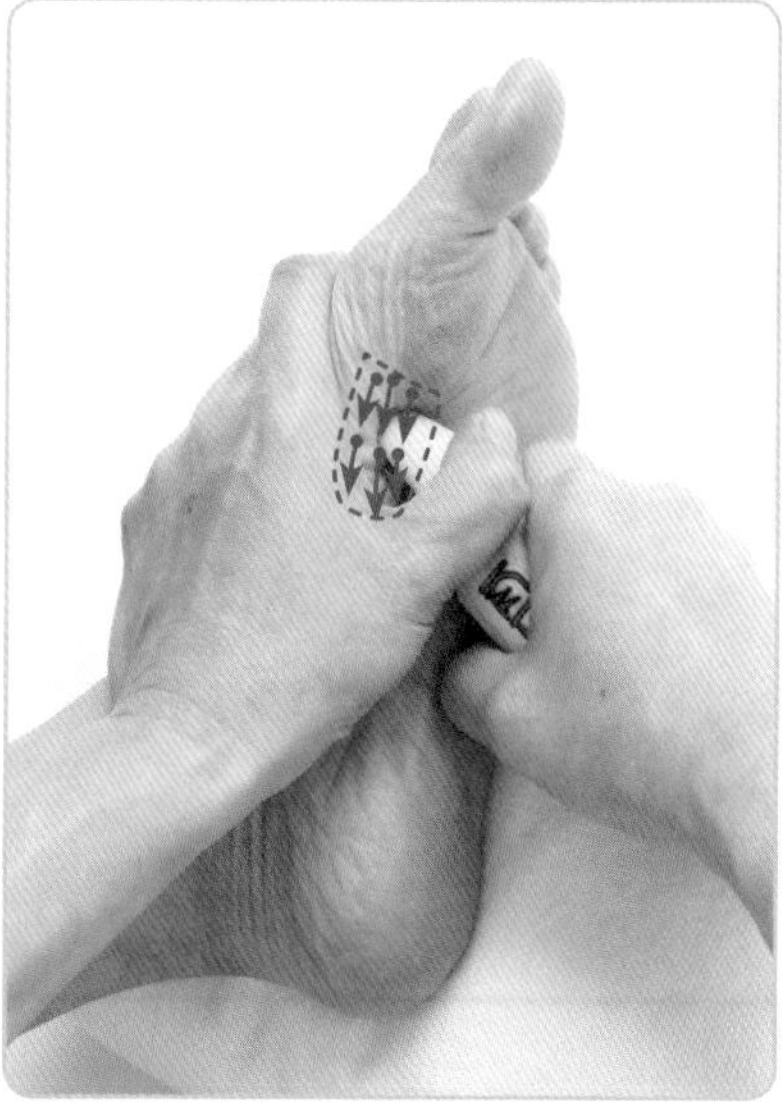

### 食べ物を消化・分解する器官

母指球の下のきわが「胃」の反射区です。食べ物を消化・分解する器官で、食道の反射区とセットでもむと、胃炎や胃潰瘍、消化不良などの消化器の症状にも効果的です。

母指球の下のきわに棒を当て、かかとの方向にもみ崩しながら、毒をかき出します。

反射区 17

# 十二指腸

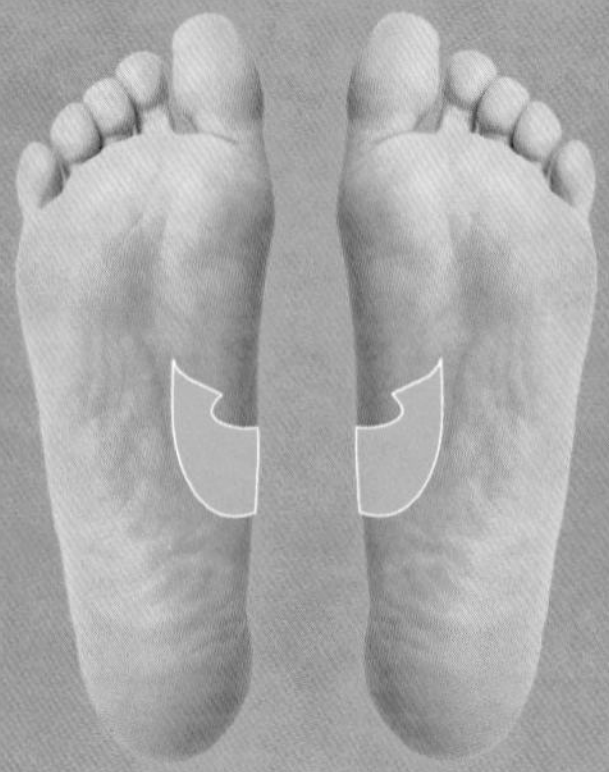

## 胃とセットでもんで消化を助ける

「十二指腸」は胃と小腸を結ぶ器官で、胆のうや膵臓を刺激し、胆汁、膵液を分泌させて消化酵素を混合し、吸収を促進させる働きを持ちます。その反射区は、土踏まずの下側に「18膵臓」の反射区を囲むように位置します。ここに毒が溜まると、胃もたれや胸焼け、食欲不振などにつながります。

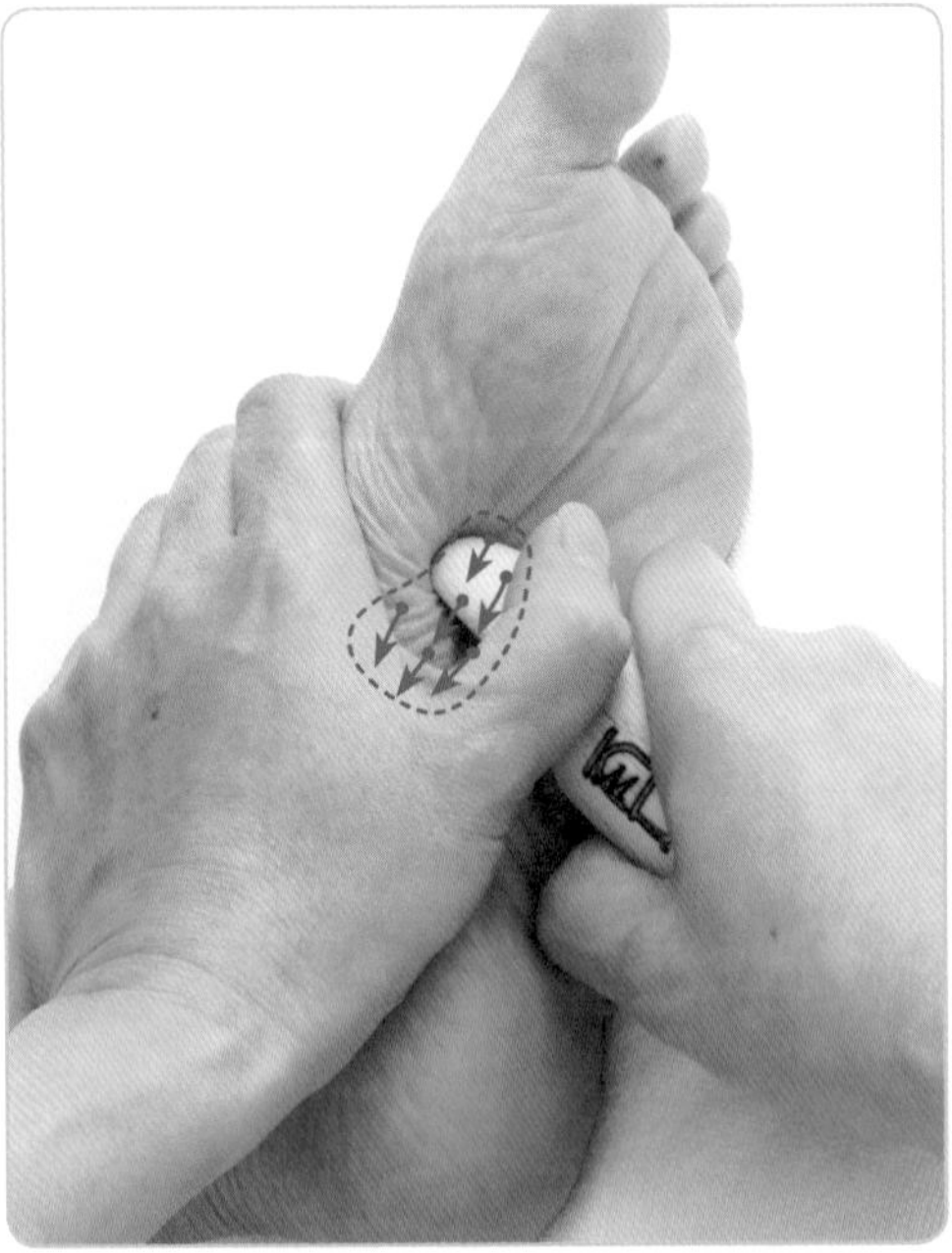

反射区に棒を当て、かかとの方向にもみ崩しながら、毒をかき出します。利き手と同じ側の足をもむ場合は、右写真のように棒を握ると、力を込めやすいでしょう。

基本の姿勢

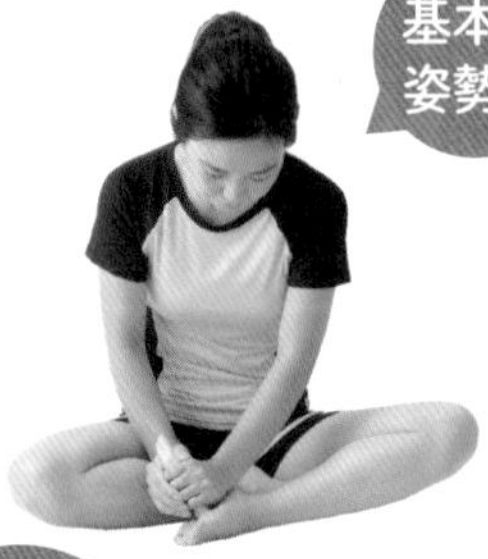

右手で右足をもむ場合

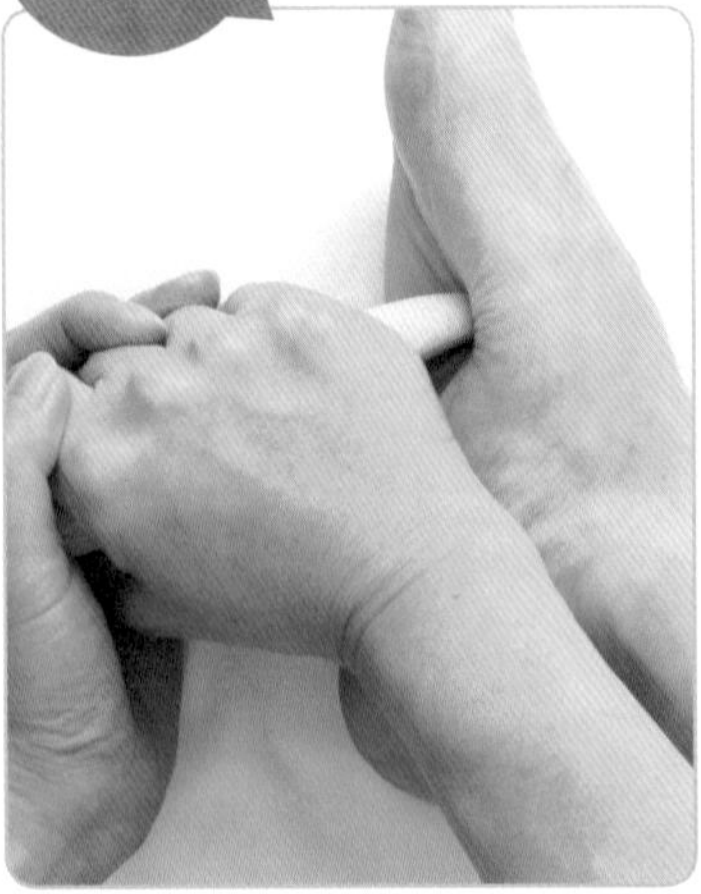

## 反射区 18 膵《すい》臓

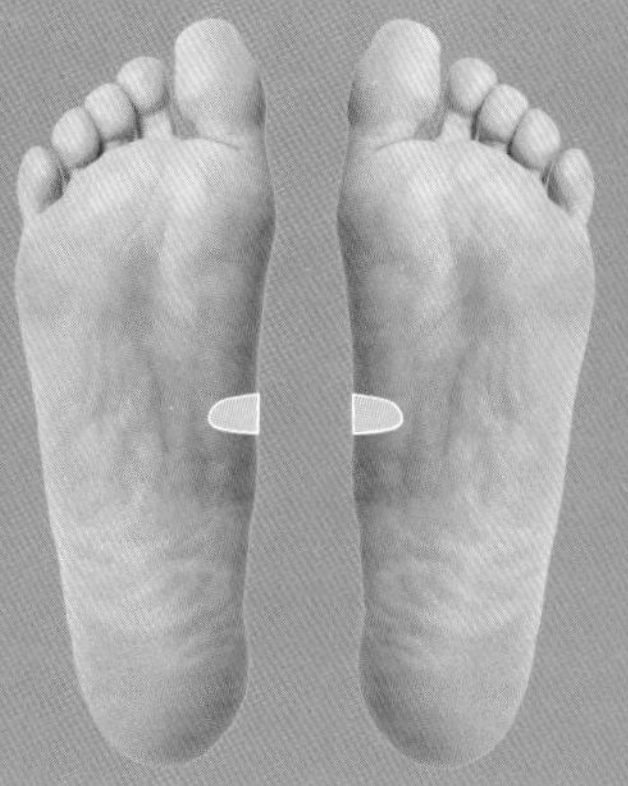

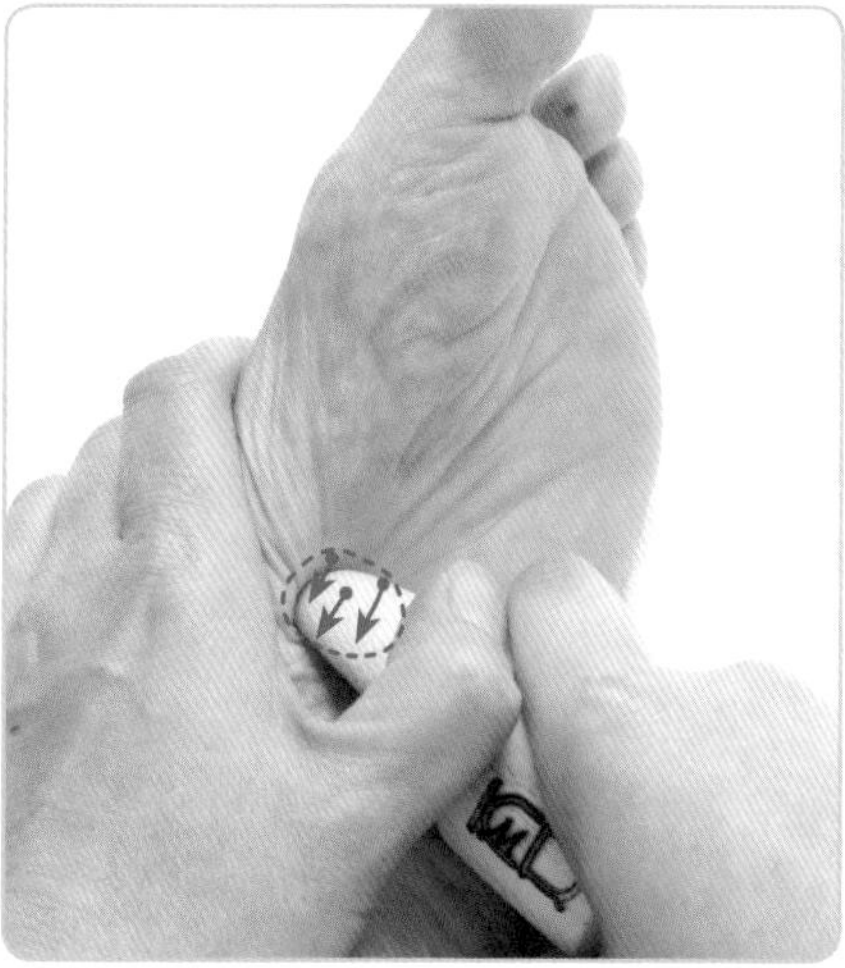

棒を反射区に当て、かかとの方向にもみ崩しながら、毒をかき出します。

**糖尿病などにも関係する器官**

「膵臓」は、消化液やインスリンなどのホルモンを分泌する器官。この機能が低下すると、消化不良や糖尿病の原因に。この反射区は「16胃」と「17十二指腸」の反射区に囲まれ場所がわかりにくいので、セットでもみましょう。

## 反射区 19 副腎

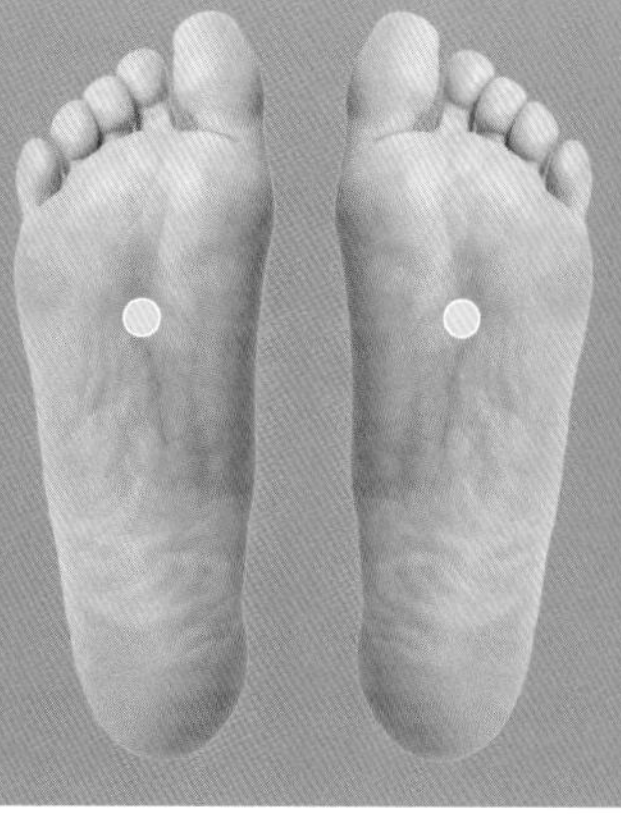

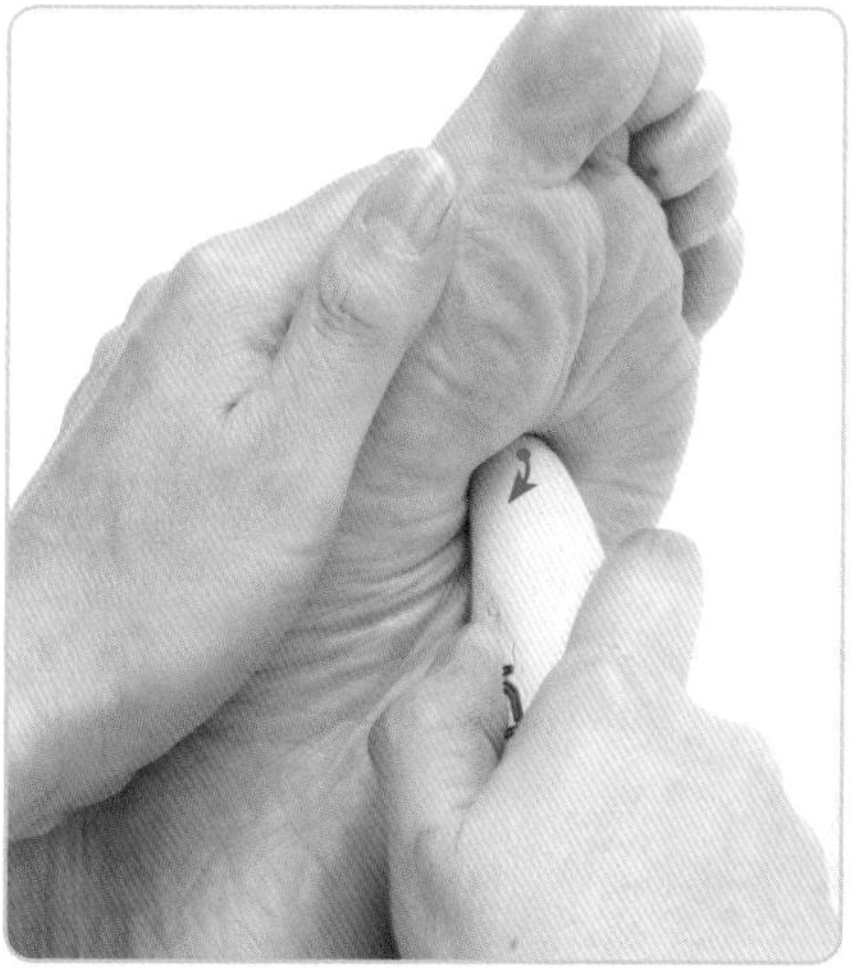

反射区に棒を深くさし込み、もみ崩し、かかとに向かってかき出します。

**身体制御に不可欠なホルモンを分泌**

「副腎」はアドレナリンなどさまざまなホルモンを分泌し、血圧、心拍数、発汗など体の制御に関係します。その反射区は、足の人さし指と中指の中足骨の間にあり、気力がないときなども、ここに毒が溜まっていることが。

## 反射区 20 心臓（左足のみ）

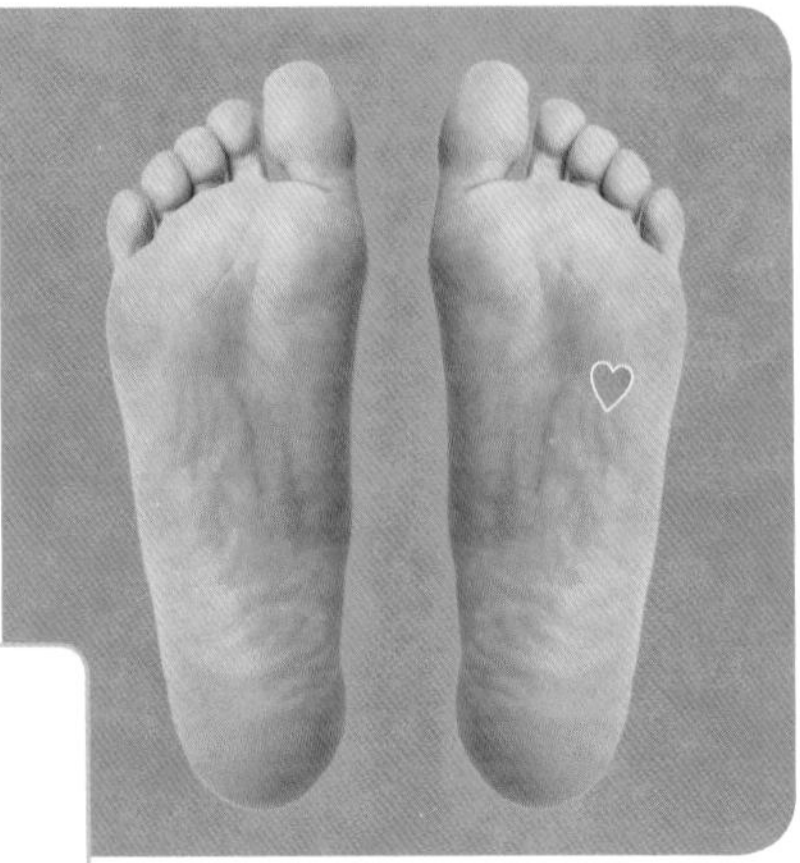

**全身に血液を送るポンプ**

全身の血流を循環させる「心臓」の反射区は左足だけにあり、薬指と小指の間を下にたどった辺りに位置。心疾患の予防のためにも、よくもみ崩して。

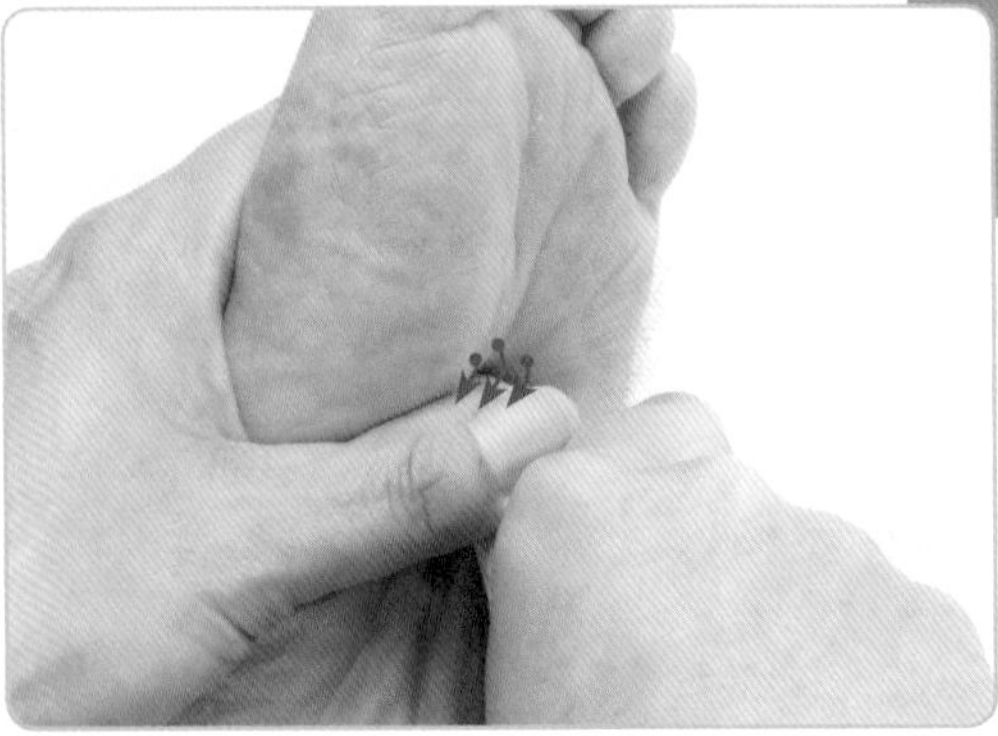

グーッと突き上げるように棒をさし込んでから、かかとに向けて、かき出すようにもみ崩します。

## 反射区 21 脾《ひ》臓（左足のみ）

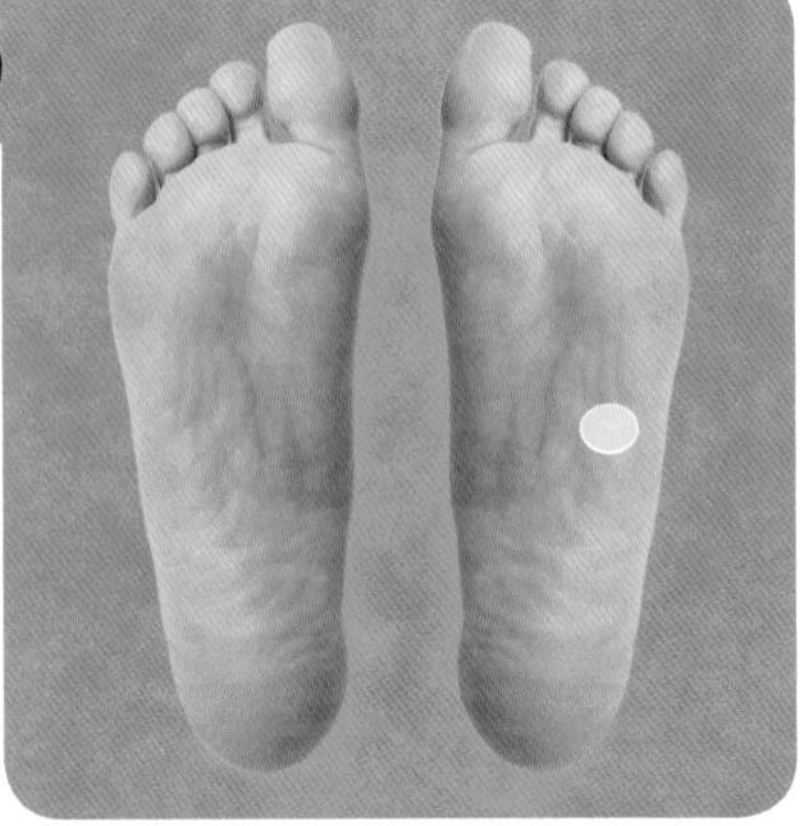

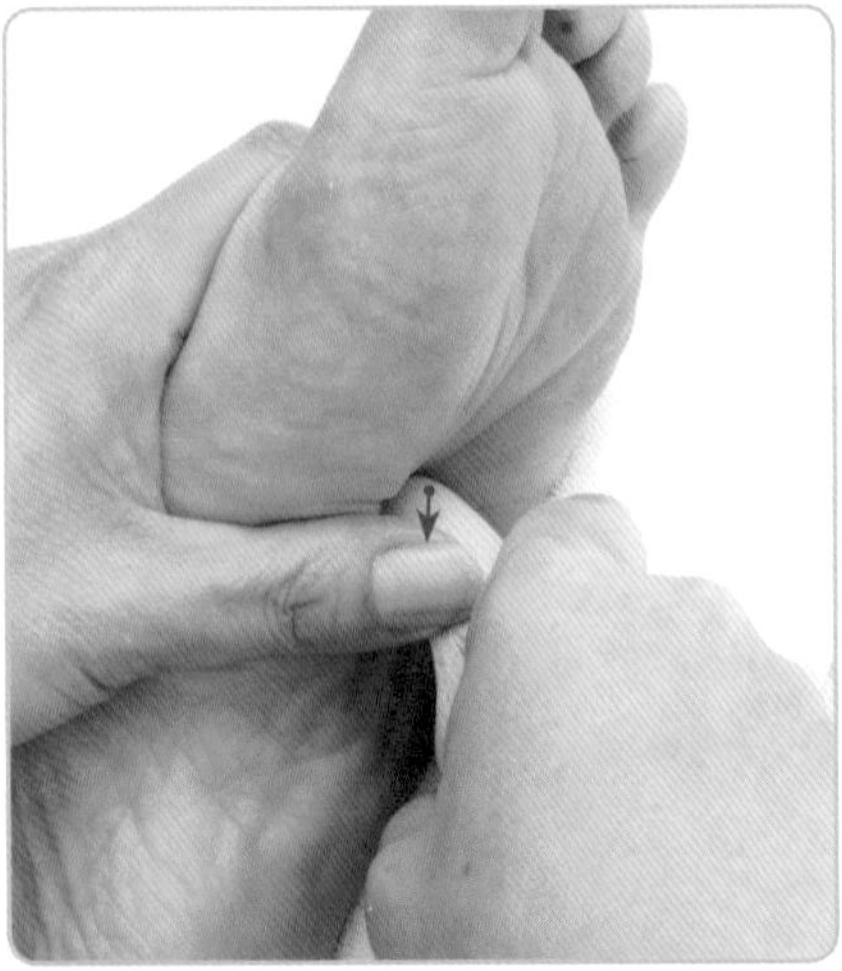

反射区に棒を当て、かかとの方向に向かって、下に掘るようにかき出します。

**感染防御のための抗体をつくる働きも**

「脾臓」は老化した赤血球を壊す働きをしています。また、病原菌などと戦う抗体をつくっている器官です。脾臓の反射区は左だけにあり、心臓の反射区の真下に位置します。

## 反射区 22 腹腔神経叢《そう》

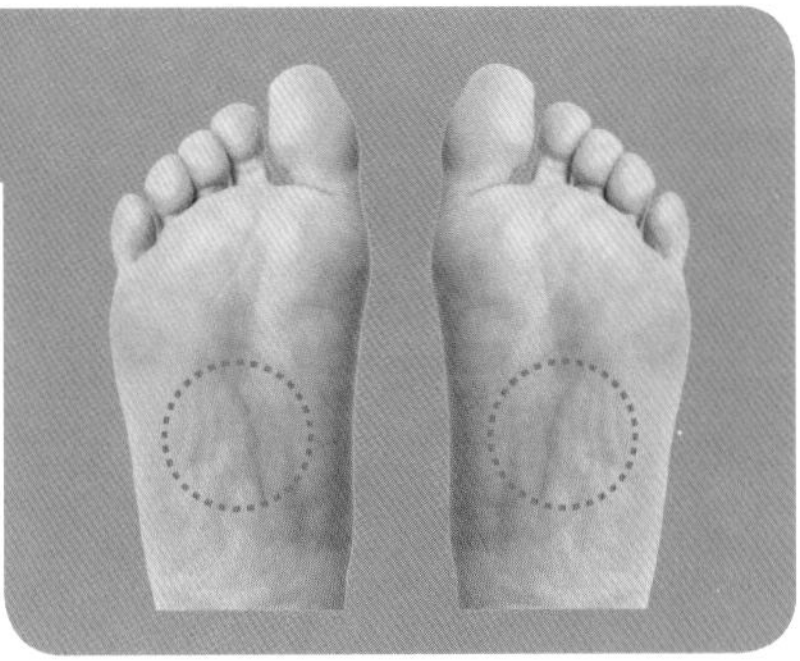

**精神面の不調を回復させる反射区**

消化器系全体につながる自律神経の叢（集まり）を「腹腔神経叢」といいます。ここをもみ崩すと、消化器系の不調の改善、精神の安定につながります。

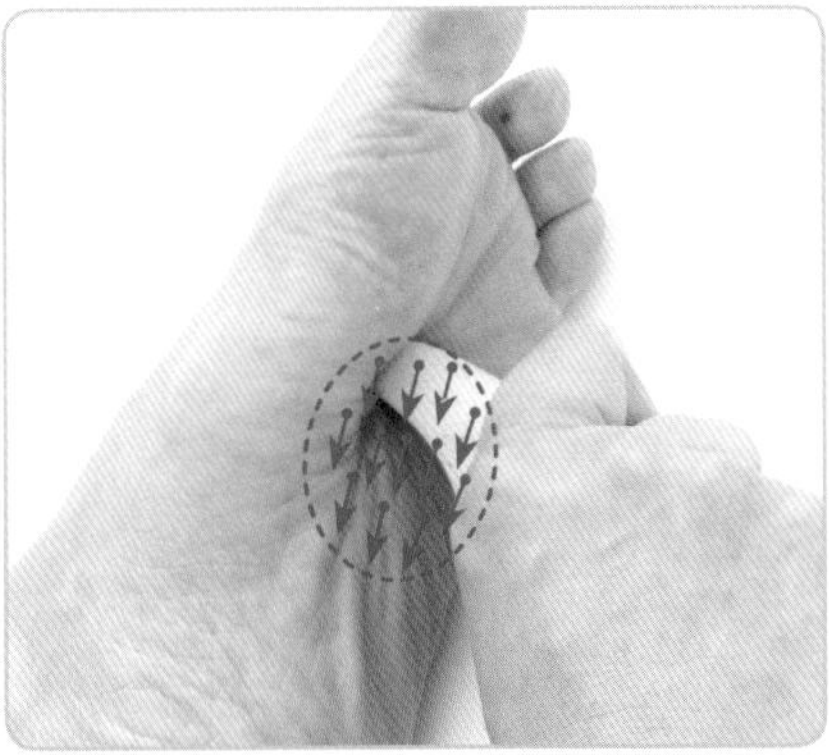

すーっと POINT

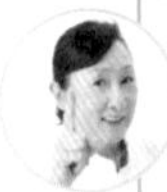

自律神経が乱れると血行が悪くなって足がむくむのでここをしっかりもみ崩してすーっとした足を取り戻して

かかとに向かって少しずつ毒をかき出すように、念入りにもみ崩しましょう。

## 反射区 23 腎臓

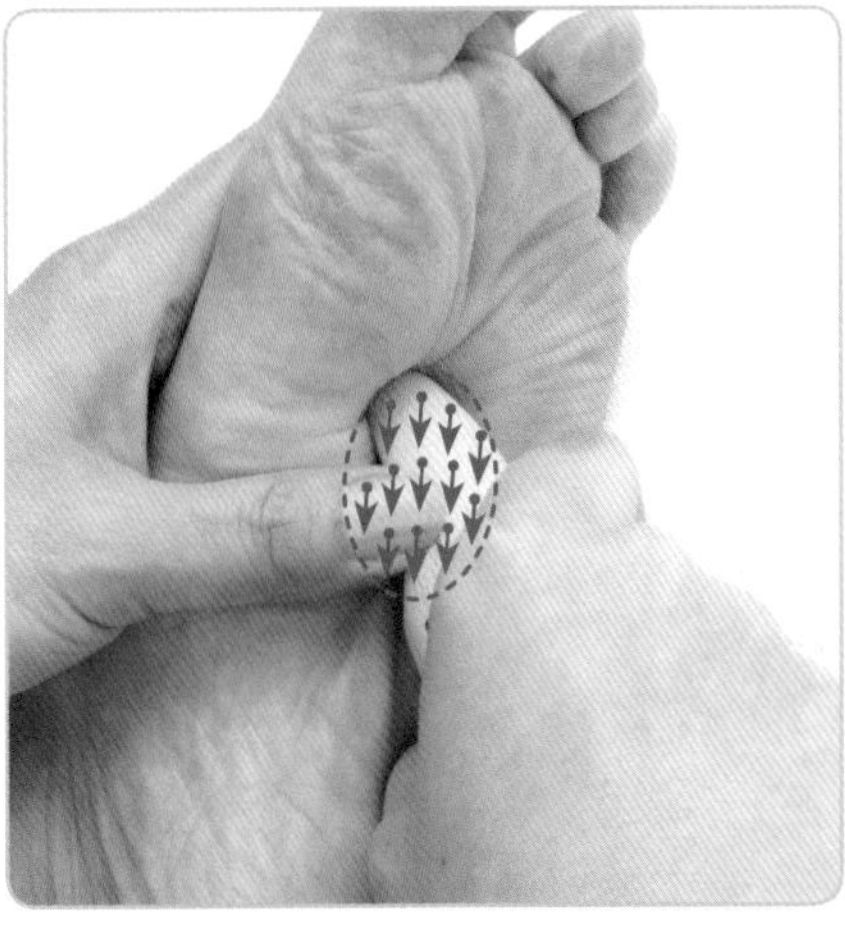

棒を反射区に当て、かかとの方向に向かって掘ってかき出したら、棒を少しずらしてまた掘ってかき出すイメージでもみ崩します。

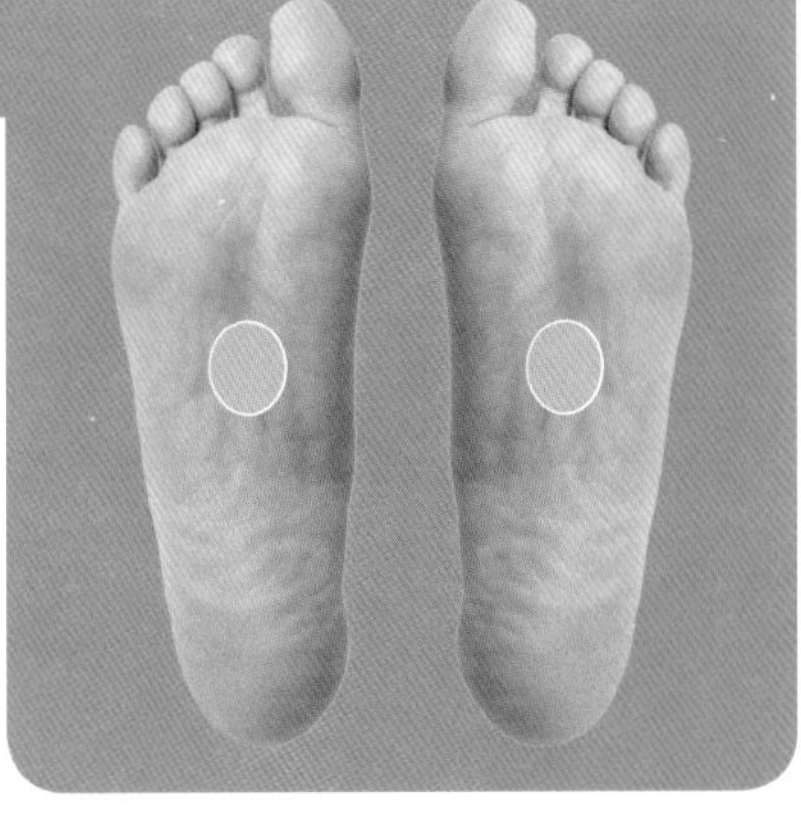

**血液をきれいにする重要な臓器**

「腎臓」は、血液のろ過や尿の排泄、血圧コントロールなどにかかわる臓器。その反射区は足裏のほぼ中央にあります。病気が悪化するまで症状が出ない臓器なので、予防のためにもしっかりもんで。

## 反射区 24 輸尿管

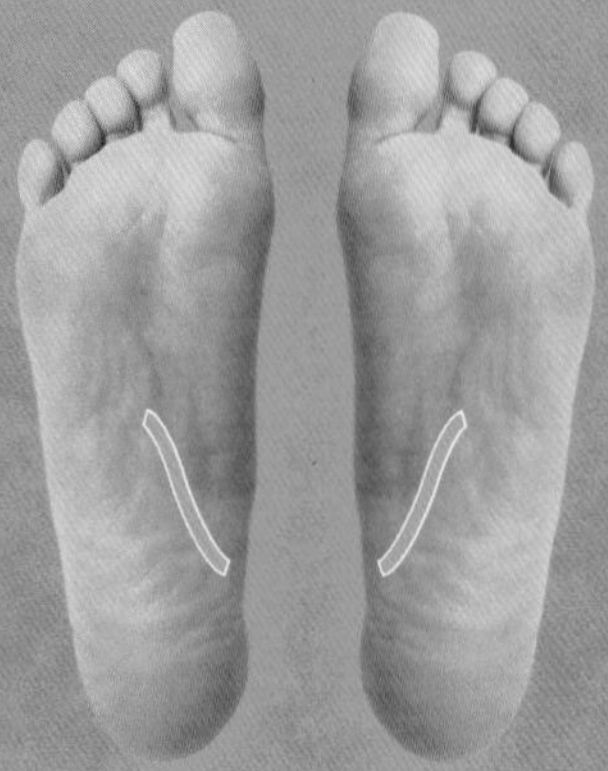

### 腎臓と膀胱をつなぐ老廃物の通り道

「輸尿管」は腎臓から膀胱に尿を運ぶ器官です。この反射区も、腎臓から膀胱の反射区をつなぐように、斜めに伸びています。毒がうまく流れるように、もみ崩しましょう。

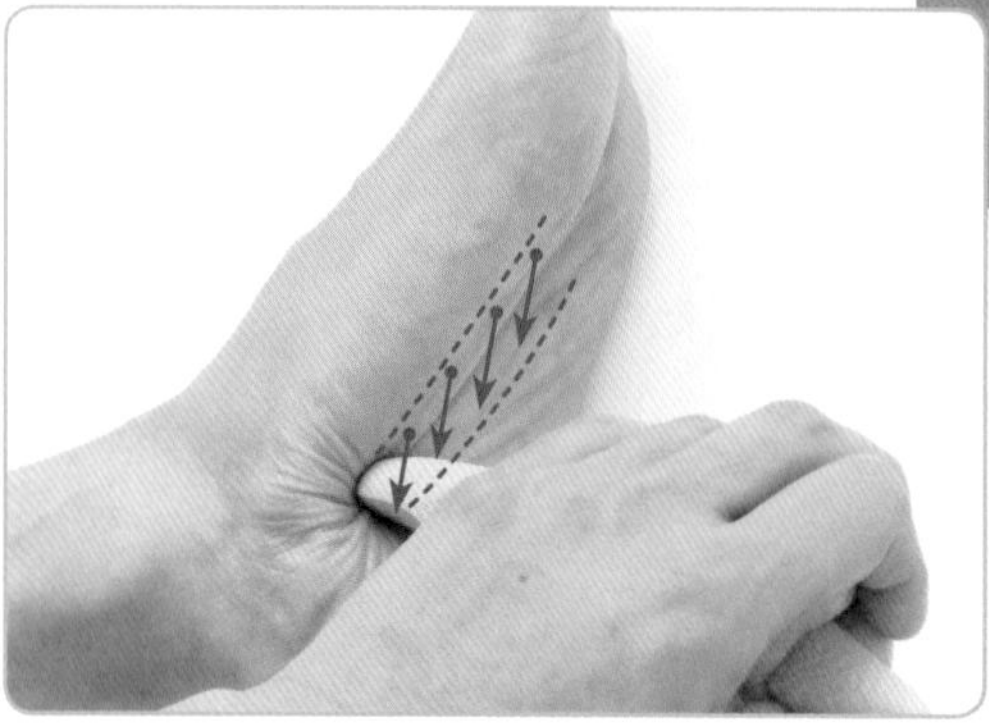

反射区に棒を当て、かかと方向に小刻みに掘り出すようにかき出しましょう。その際、足底筋膜（P.112）を横断して傷つけないように注意しましょう。

## 反射区 25 膀胱《ぼうこう》

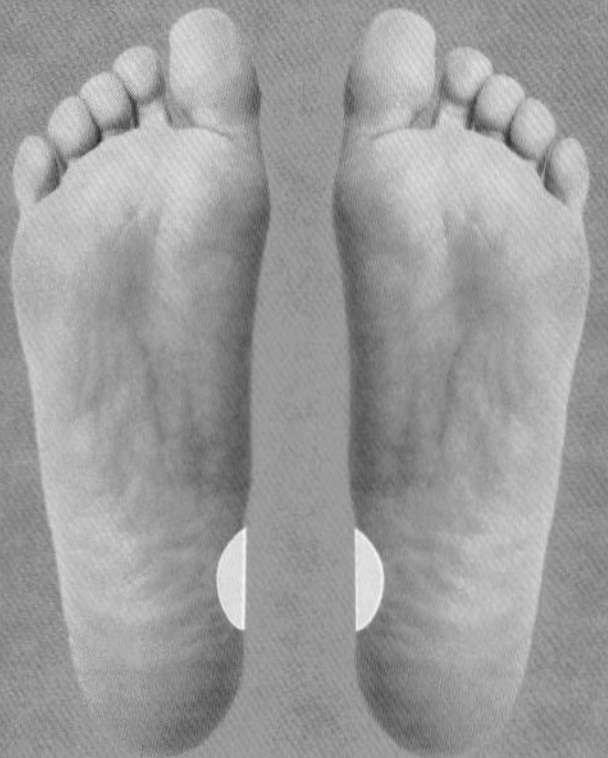

### 尿＝老廃物を一時的に溜める器官

当院へ初めていらした方で、この反射区が柔らかい方はまずおりません。特に尿もれや膀胱炎でお悩みの方は、「24輸尿管」の反射区とセットでもむと効果的。

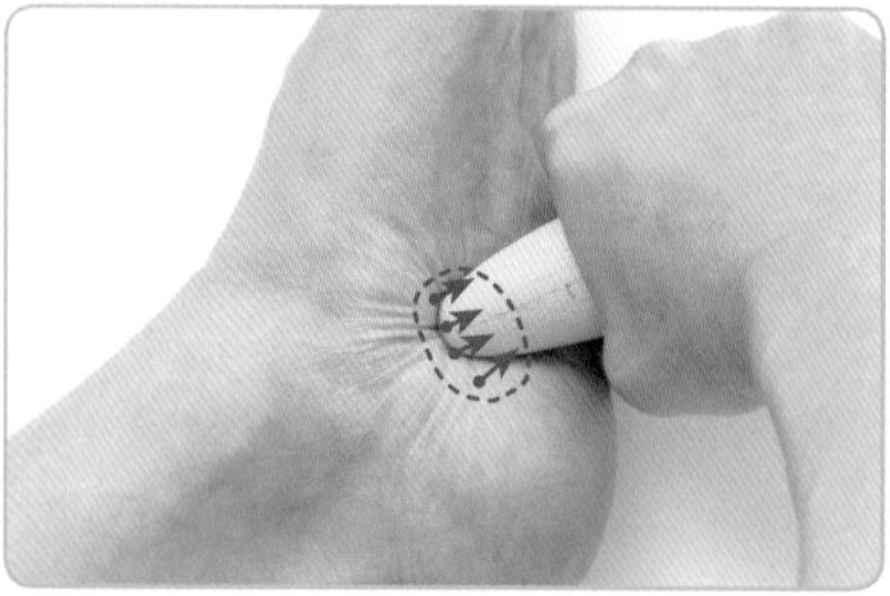

側面から足裏に向かって毒をもみ崩し、かき出すようにもみます。

すーっと POINT

膀胱・尿道は
老廃物の出口！
柔らかくなるまでもむと
むくんだ足もすっきり

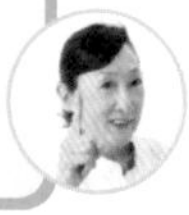

# 反射区 26 尿道(陰茎／膣《ちつ》)

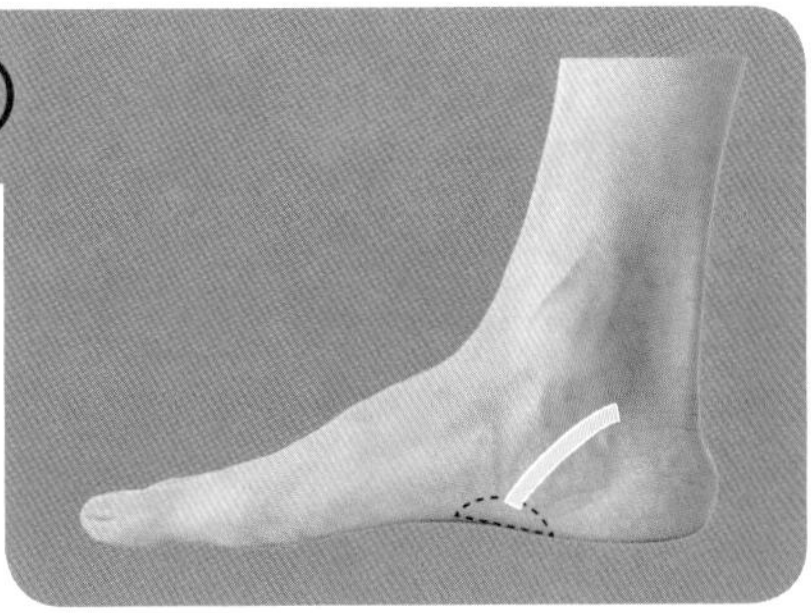

**尿(老廃物)の通り道に当たる反射区**

「尿道（陰茎／膣)」の反射区は、「25膀胱」の反射区の隣、かかとと内くるぶしを結んだ線の中間辺りを通ります。老廃物の通り道なので、しっかりもんで毒出しを。

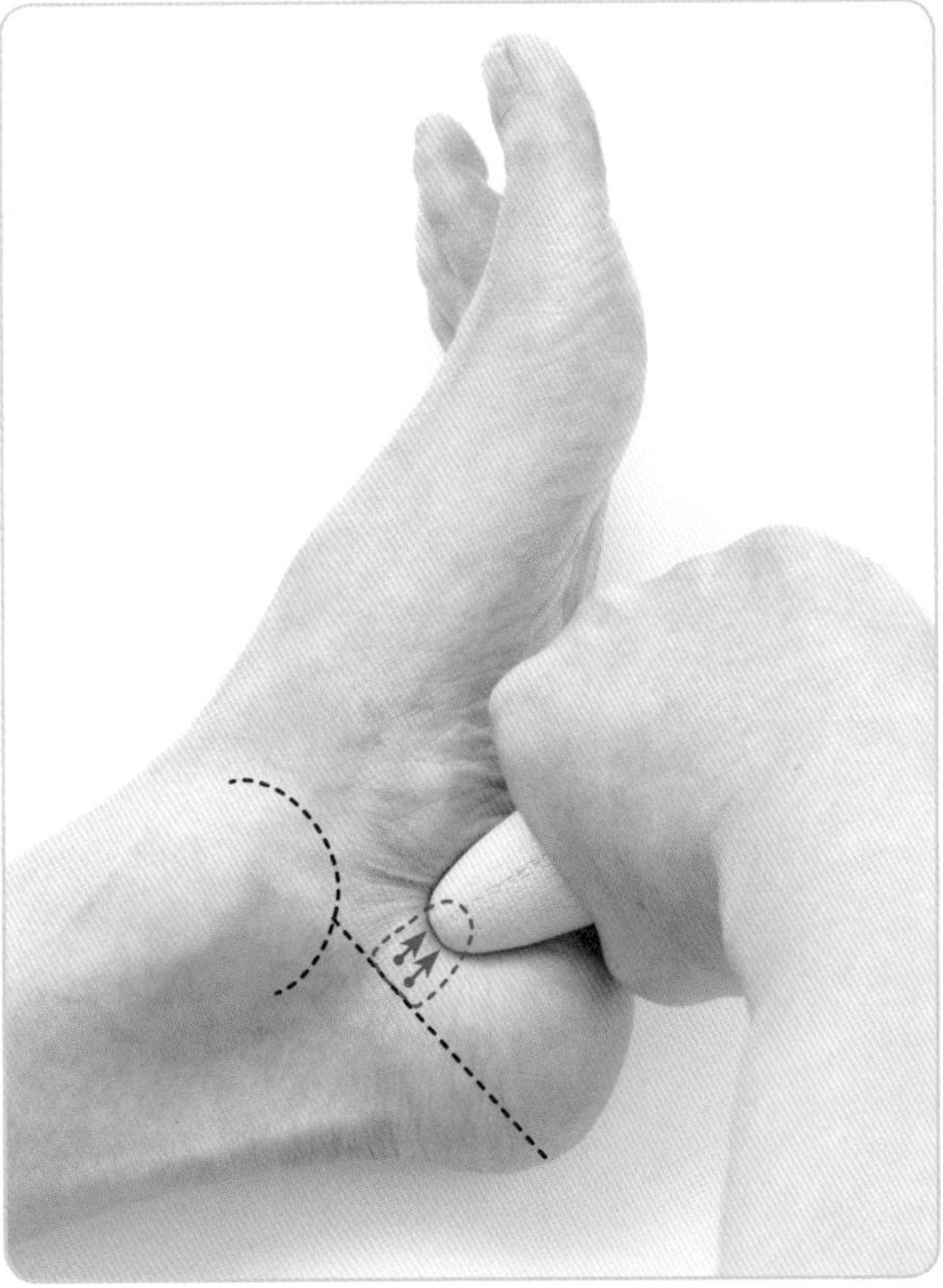

内くるぶしの下のかかと寄りに棒を当て、斜めにもみ崩していきます。「25膀胱」とセットでもむと、尿がスムーズに排泄されます。

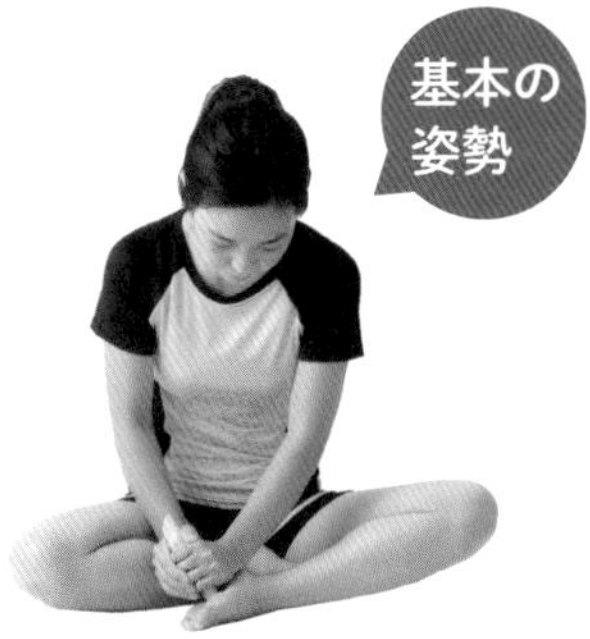


すーっと POINT

尿がうまく排泄されないと
足がむくむ原因に！
乏尿・頻尿どちらのタイプも
膀胱とセットでもんで

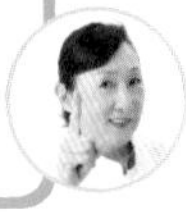

## 反射区 27 肝臓 28 胆のう（ともに右足のみ）

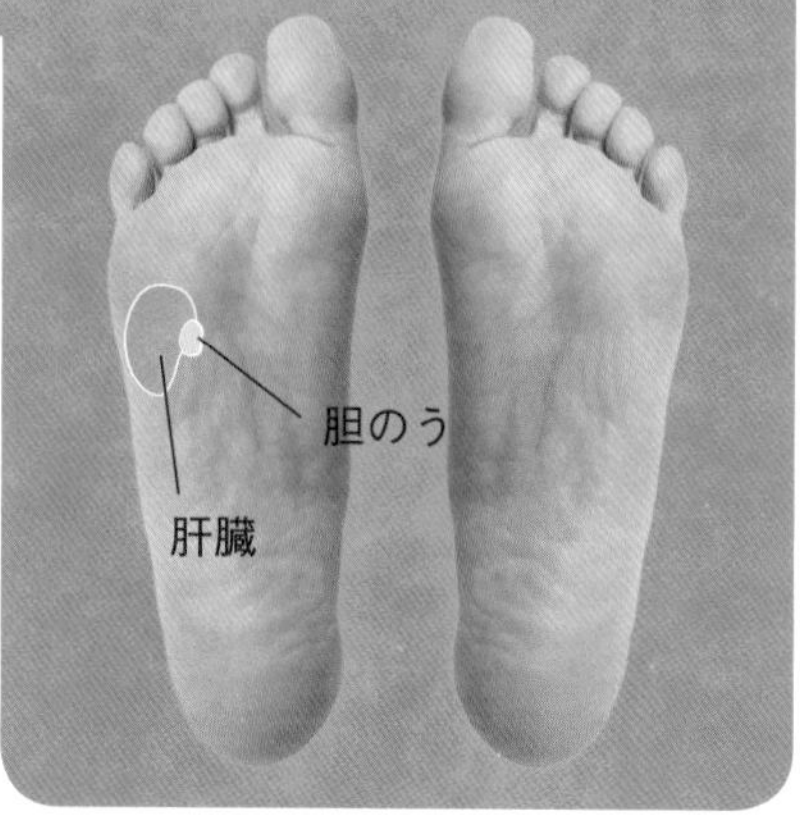


### すぐれた働きをする最大の臓器

「肝臓」には消化管で消化・吸収された食べ物が運ばれ、何百種類もの酵素の働きで、取り込んだ栄養素を代謝（分解や再合成）しています。解毒器官としても有名ですが、アルコールだけでなく、食品添加物、薬、細菌などを分解して無毒化する役割も持っていますので、お酒を飲まない方も、しっかりもみ崩してください。また、消化に必要な胆汁も肝臓でつくられ、胆のうに貯蔵されます。これらの反射区は、右足の腎臓の反射区の横に位置します。

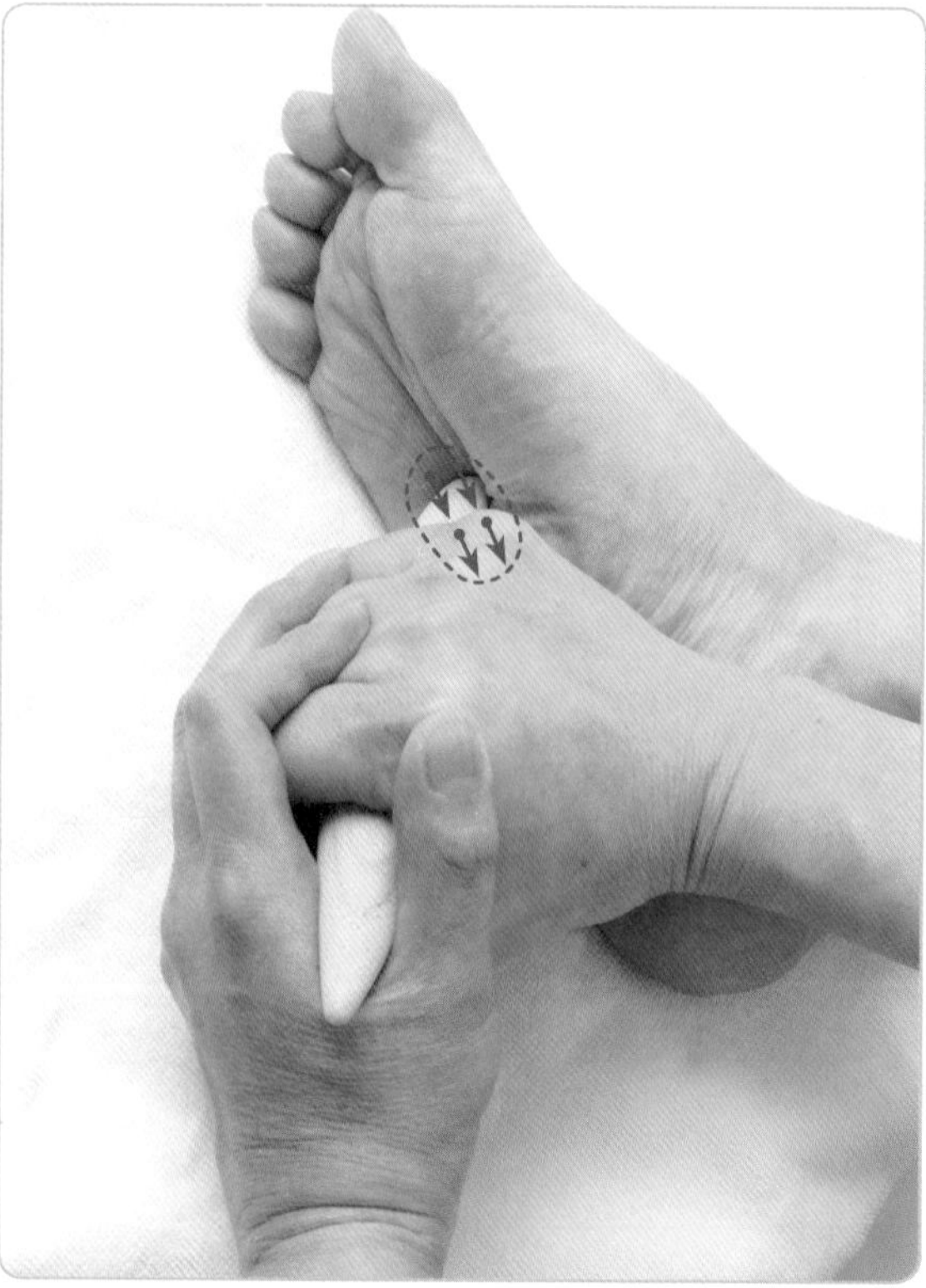

「肝臓」と「胆のう」の反射区は、セットでもんでいきましょう。棒を上に向かってグーッと突き上げた後、かかとに向けてかき出すイメージで、深くもみ崩します。

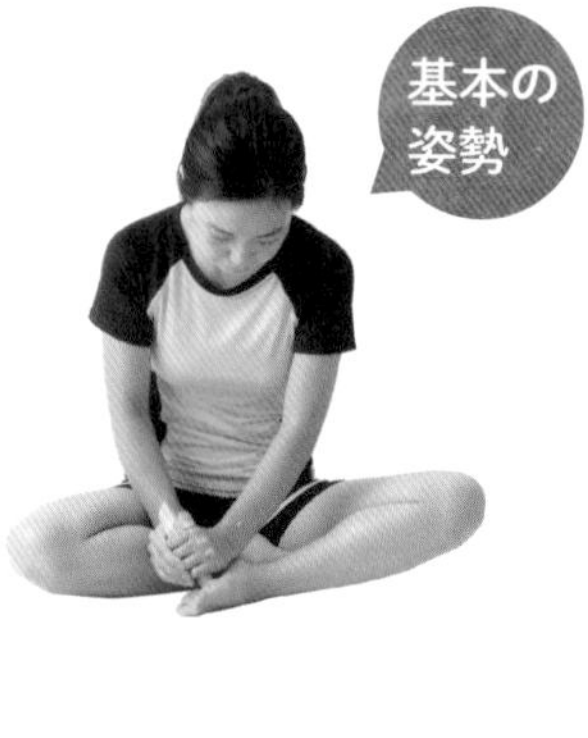

# 反射区 29 小腸 大腸

大腸
- 30 盲腸（虫垂《ちゅうすい》）
- 31 回盲弁
- 32 上行結腸
- 33 横行結腸
- 34 下行結腸
- 35 S状結腸・直腸

**腸内環境を整えるうえで重要な反射区**

胃や十二指腸で消化された食べ物をさらに分解し、栄養素を吸収するのが「小腸」「大腸」です。小腸から液状となって送られてきた水分を吸収して便を固くするのが大腸です。腸には体の7割の免疫細胞が集まっています。腸内環境を整えることで健康長寿につながるので、しっかり毒出ししましょう。

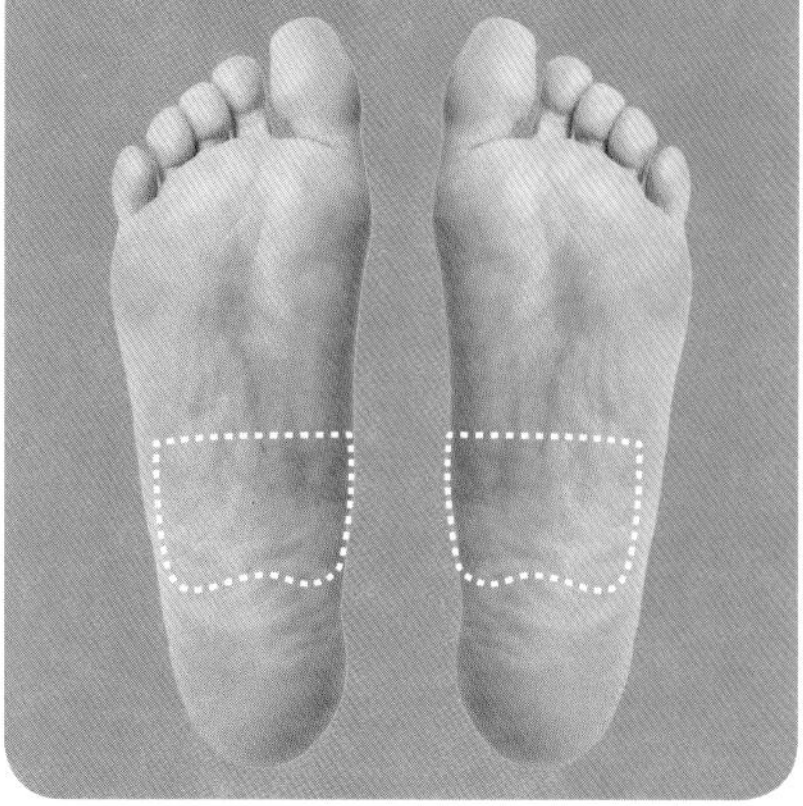

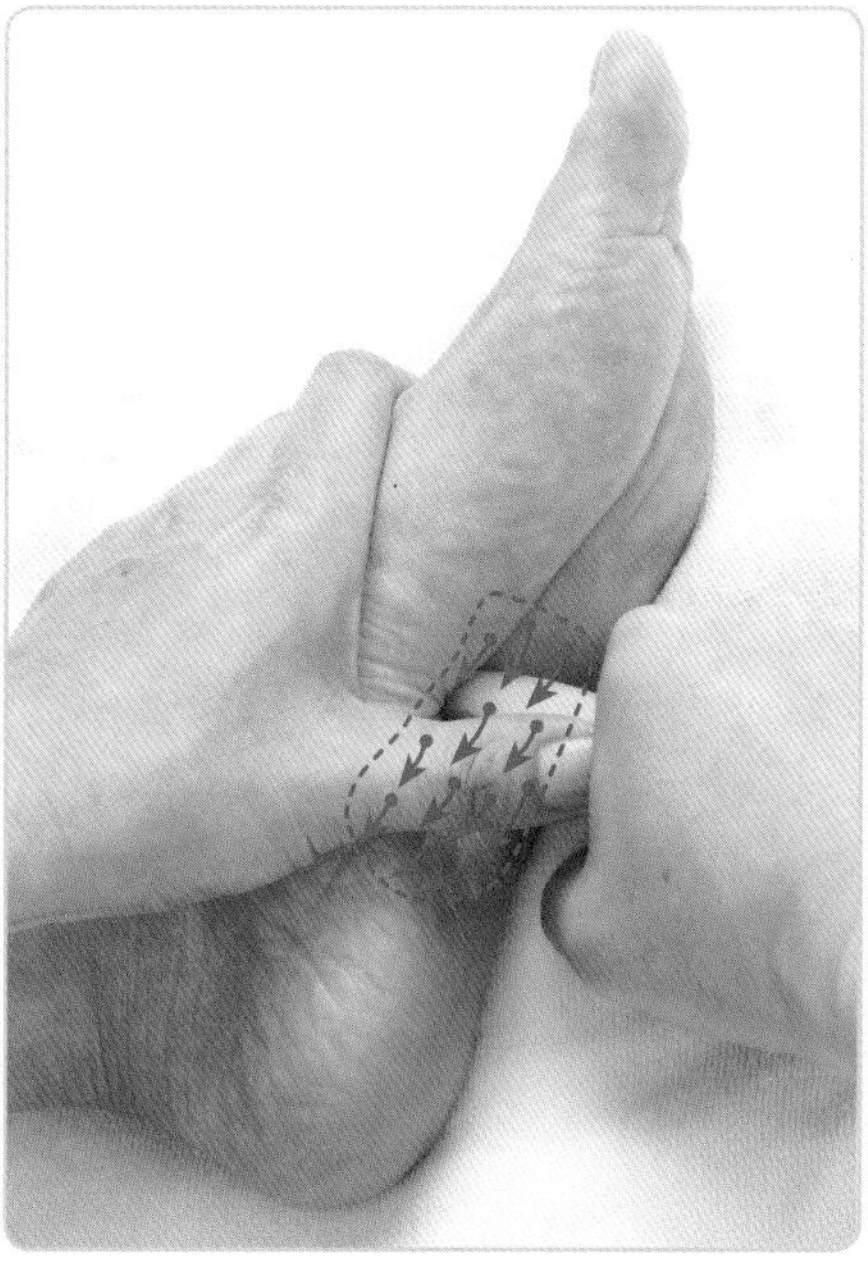

小腸の反射区を中心に、それを囲むように大腸の反射区があるので、一緒にもみ崩します。かかとに向かって毒をかき出すように、棒を小刻みにずらしながらもんでください。

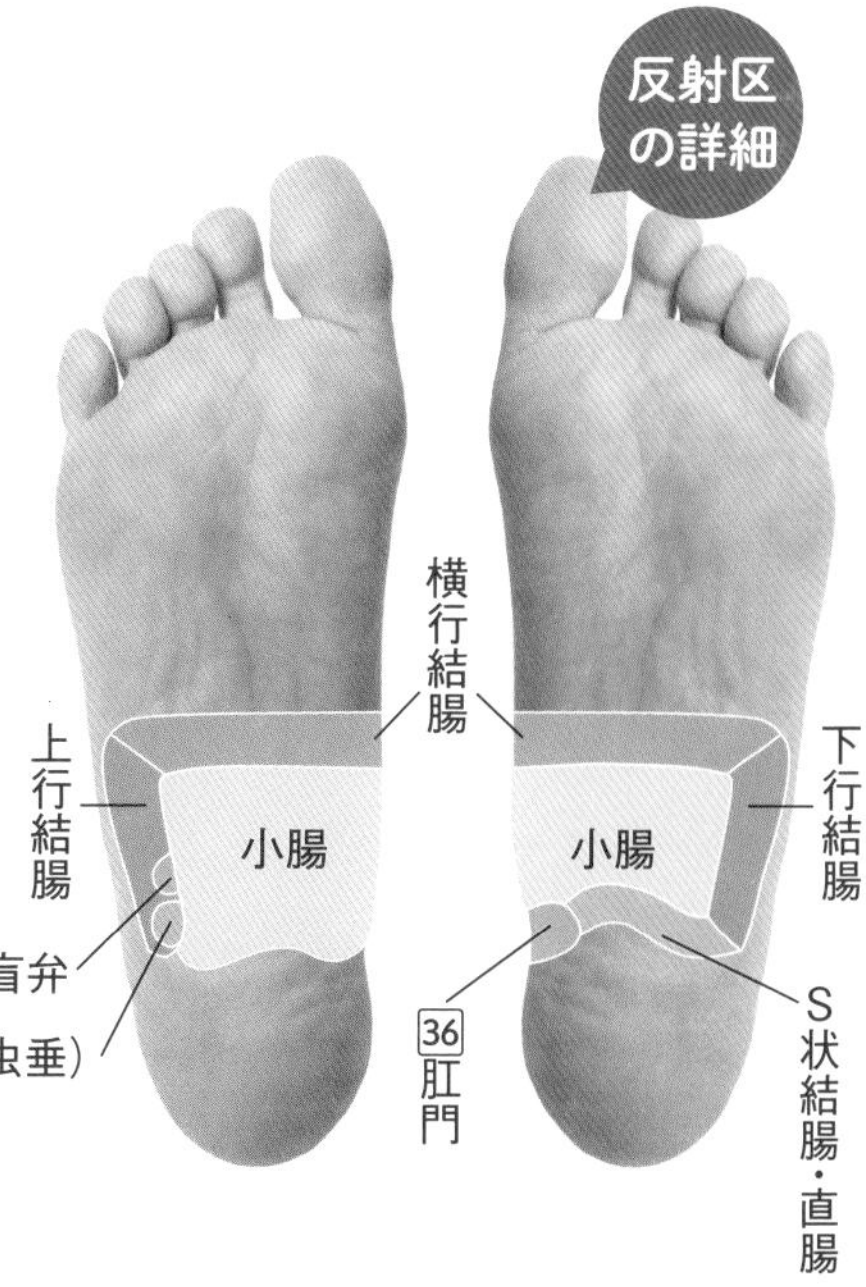


すーっと POINT

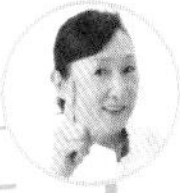

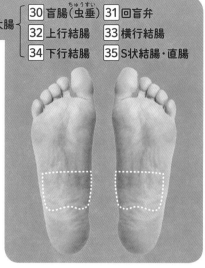

「小腸」「大腸」の反射区に
老廃物が溜まると
便秘や下痢になりやすく
下半身がむくむ原因に

## 反射区 36 肛門（左足のみ）

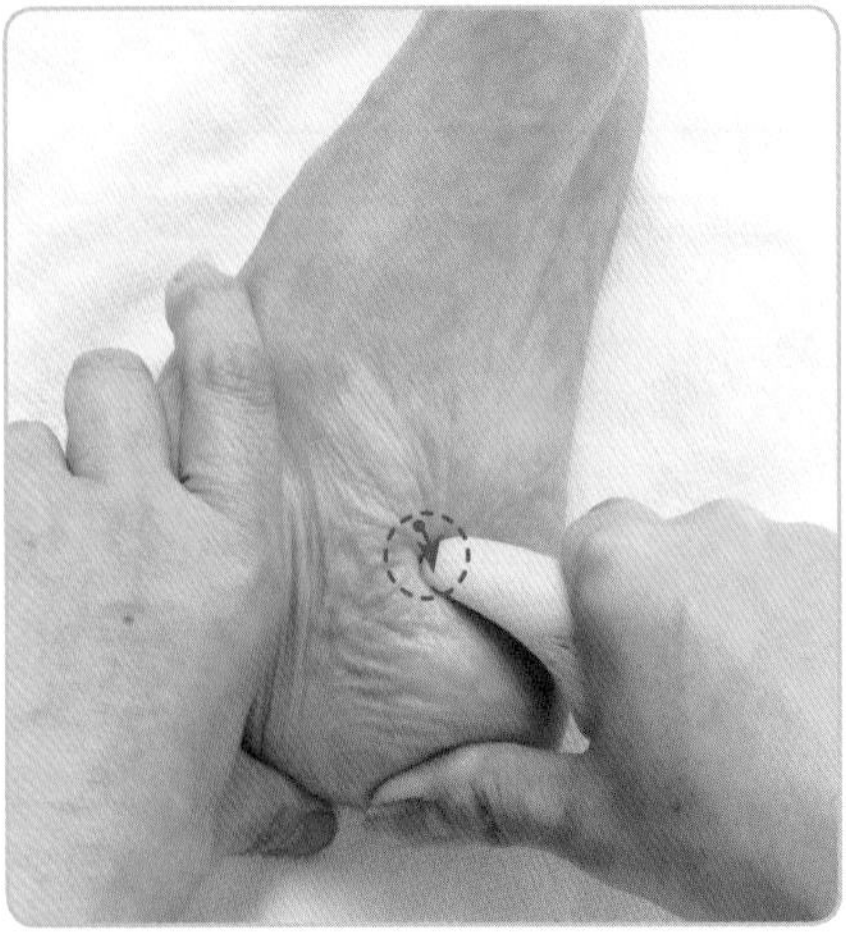

反射区の奥に詰まった毒を、棒で掘り、かき出すようなイメージでもみ崩します。

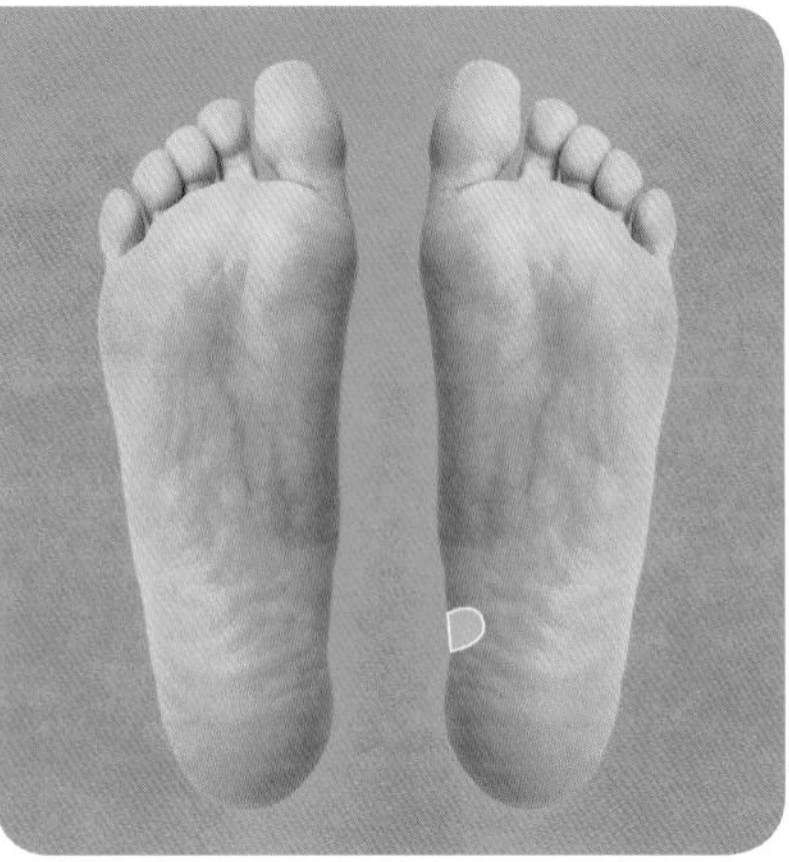

### 排便をスムーズにする反射区

「肛門」は排便を司る器官。この反射区は左足にしかなく、「35 S状結腸・直腸」と「25 膀胱」の反射区の間に位置します。痔《じ》にお悩みの方は、便通をスムーズにする「45 直腸筋（痔疾）」の反射区とセットでもみましょう。

## 反射区 37 生殖腺（卵巣・睾丸《こうがん》）

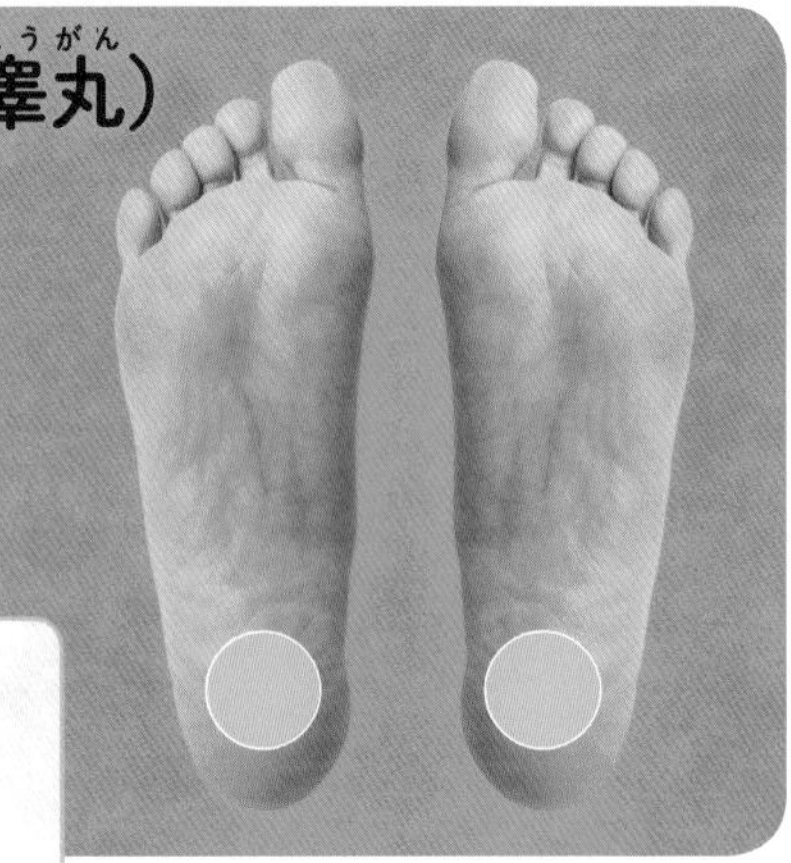

### 婦人科系の病気にもつながる場所

「生殖腺」は生殖細胞をつくる器官。その反射区に毒が溜まると、生理痛や不妊症、不感症などの原因に。「46 卵巣・輸卵管／睾丸・副睾丸」の反射区も一緒にもんで。

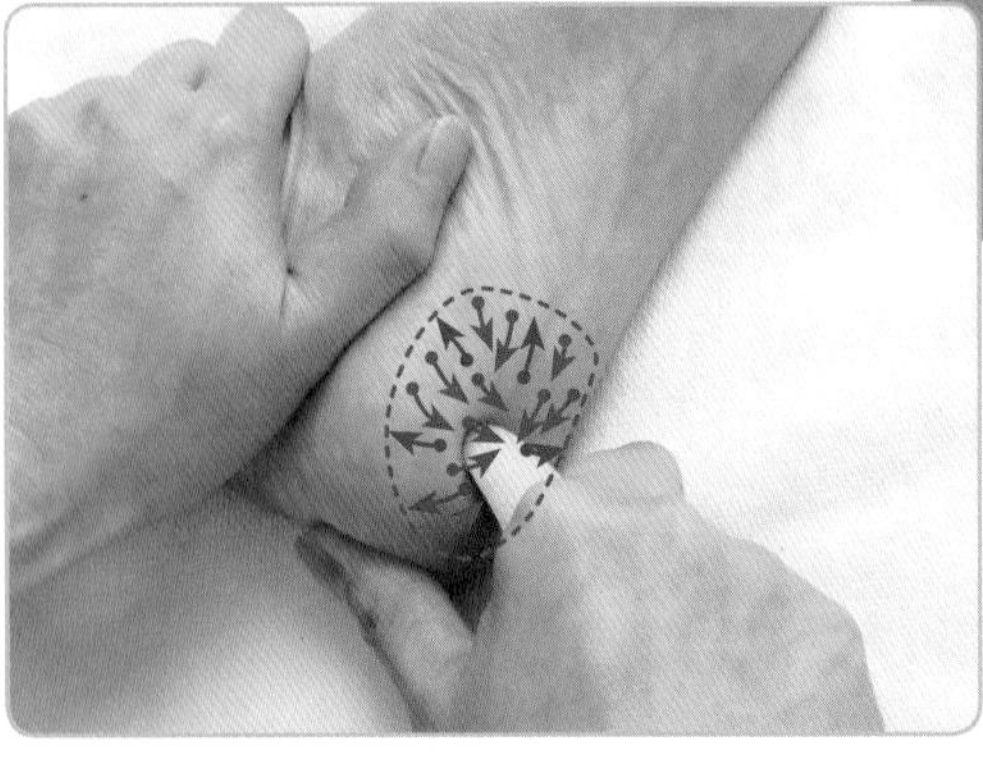

かかとをひと回り小さくつくり替えるつもりで、中心から外側へ、あるいは外側から中心へ、骨から毒をはがすようなイメージでもみ崩しましょう。

●→の方向でも
←●の方向でもOK

## 反射区 38 胸椎

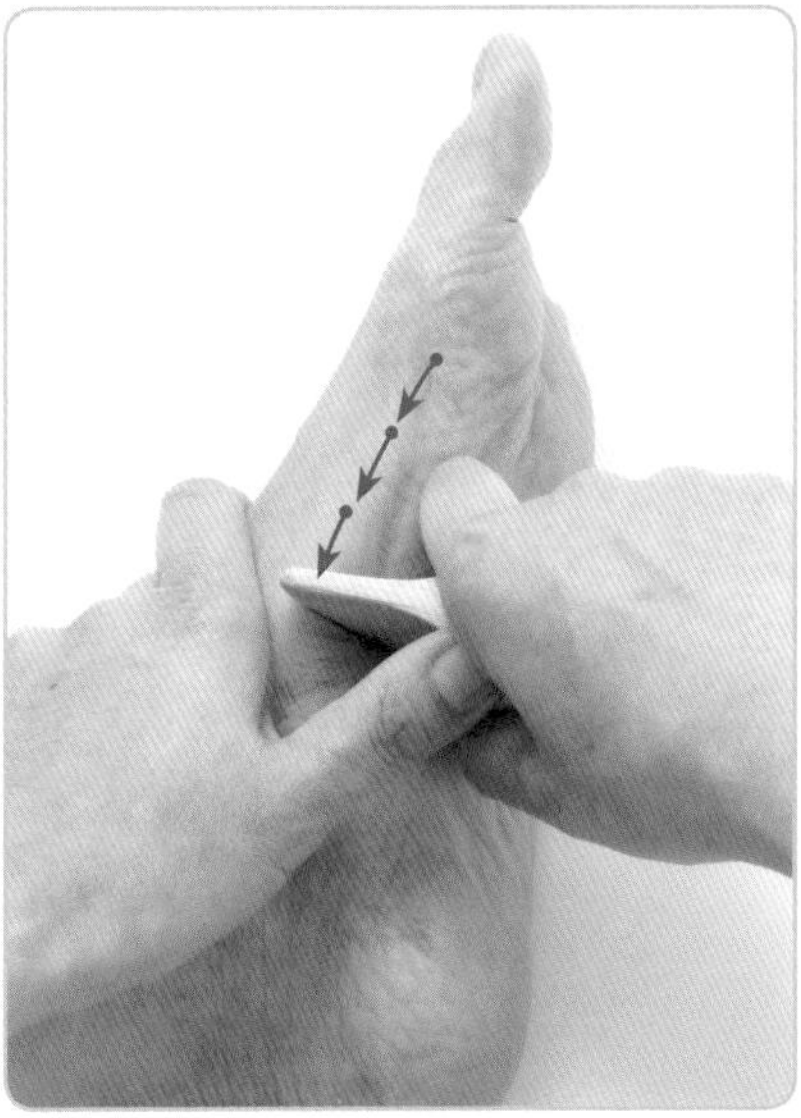

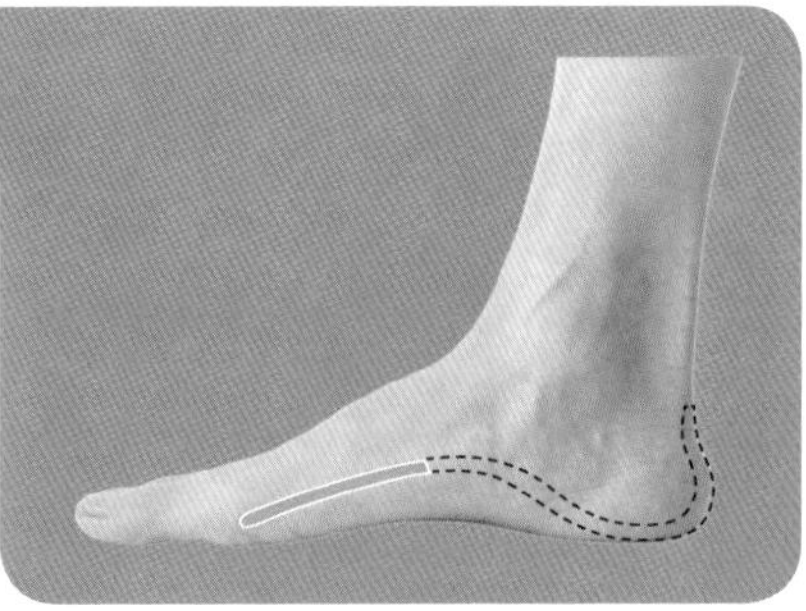

**脊椎の中央で体を支える骨**

「胸椎」は背骨（脊椎）の中央にある12個の骨。胸椎の下に「腰椎」が続きます。反射区も足の土踏まずのアーチに沿って、指先から順に「胸椎」「39腰椎」「40仙骨」の反射区が並びます。

**親指からかかとの方向へ、土踏まずのアーチがしっかり見えるようになるまで、溜まった毒をかき出して。背中に痛みがある方、脊柱管狭窄症の方は、しっかりもみ崩しましょう。**

## 反射区 39 腰椎

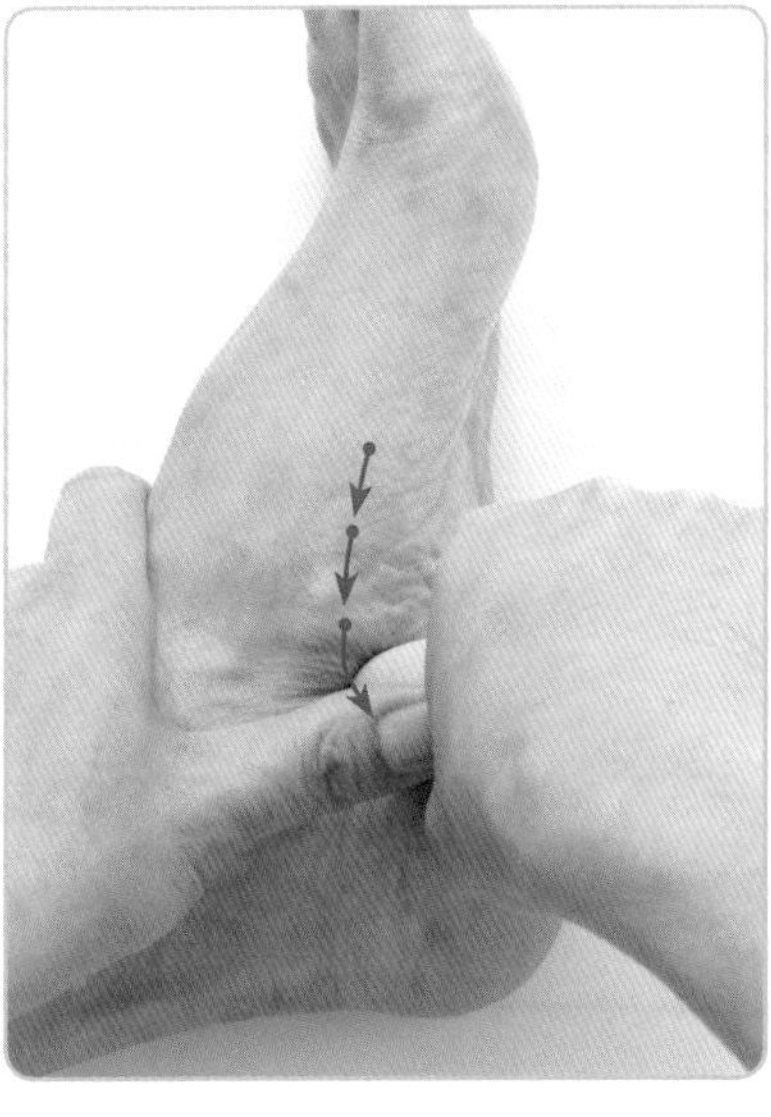

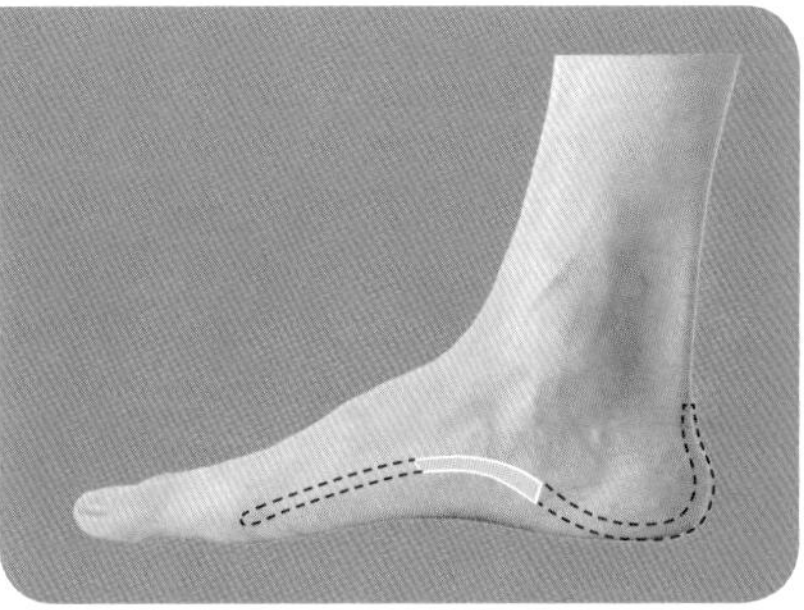

**慢性的な腰痛から解放**

「腰椎」は脊椎の中で胸椎の下にある5つの骨で、腰椎の下には「仙椎（40仙骨）」「41尾骨」が続きます。足の反射区も同じように、土踏まずのアーチに沿って連なります。

**土踏まずのアーチに沿って、溜まった毒をかき出して。腰痛がひどい方は、胸椎から尾骨まで、セットでもみましょう。**

## 反射区 40 仙骨

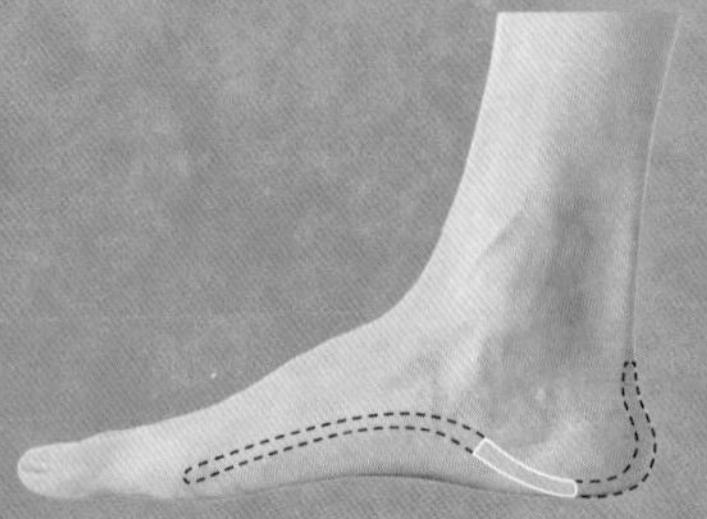

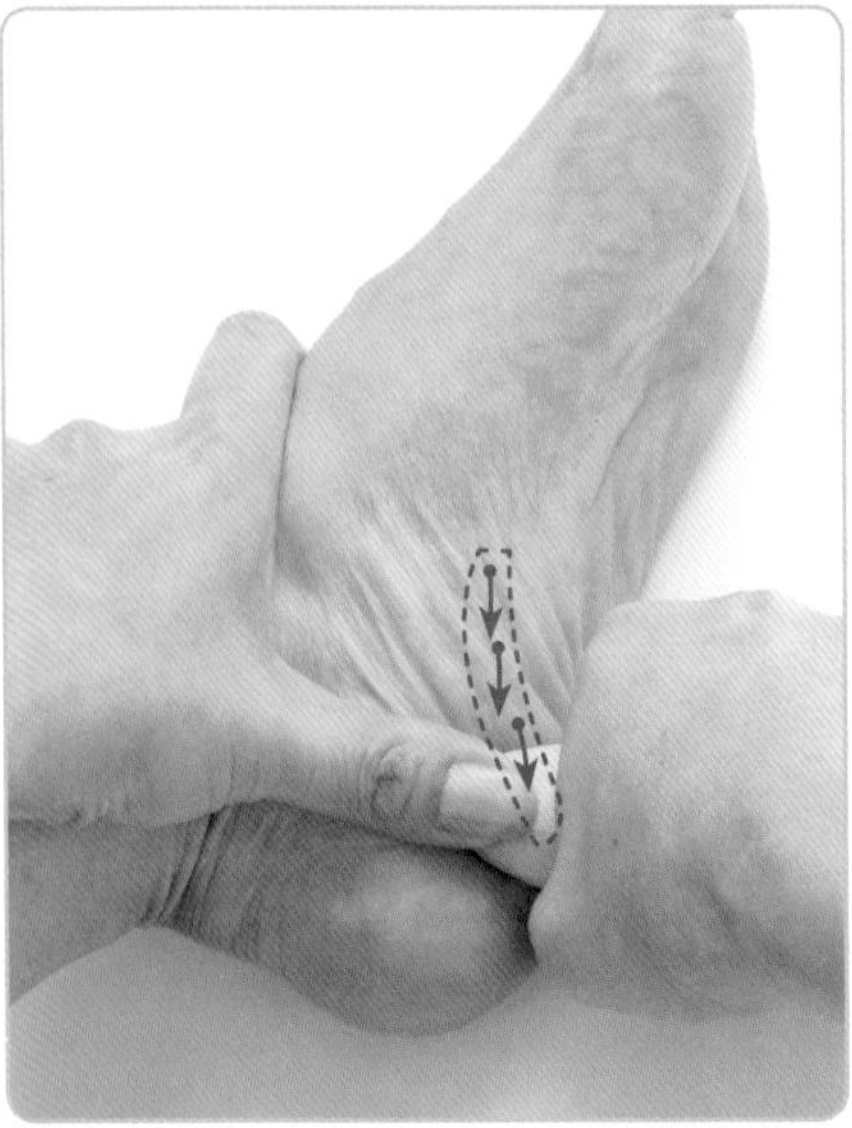

**骨盤の中央にあり背骨を支える骨**

「仙骨」は腰椎と尾骨の間にあり、骨盤の中央にあって背骨を下から支えています。周辺には無数の血管が通い、全身の血液循環の重要な役割を担っています。その反射区は、土踏まずのアーチ沿いのかかと近くに位置します。

土踏まずに沿うように、かかとに向けてもみ崩します。

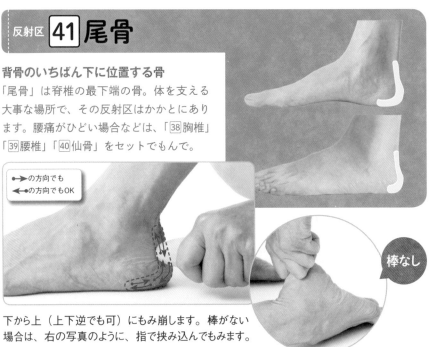

## 反射区 41 尾骨

**背骨のいちばん下に位置する骨**

「尾骨」は脊椎の最下端の骨。体を支える大事な場所で、その反射区はかかとにあります。腰痛がひどい場合などは、「38胸椎」「39腰椎」「40仙骨」をセットでもんで。

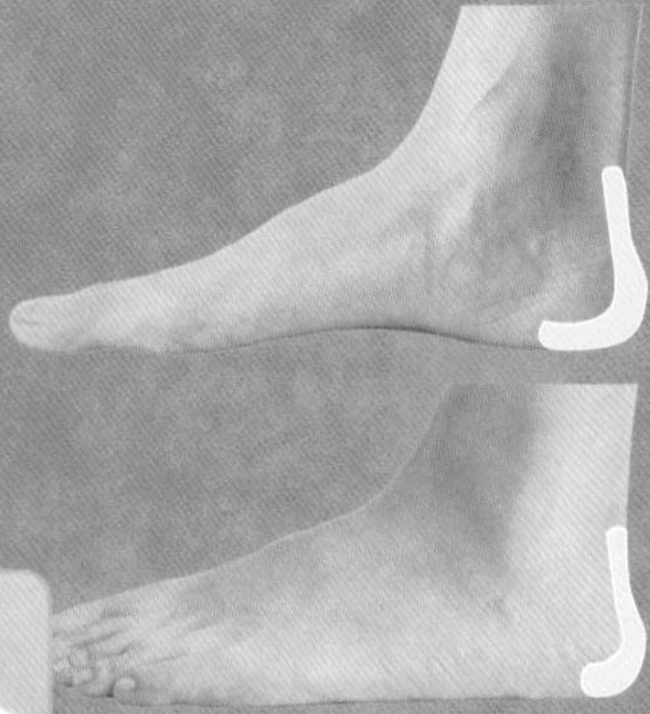

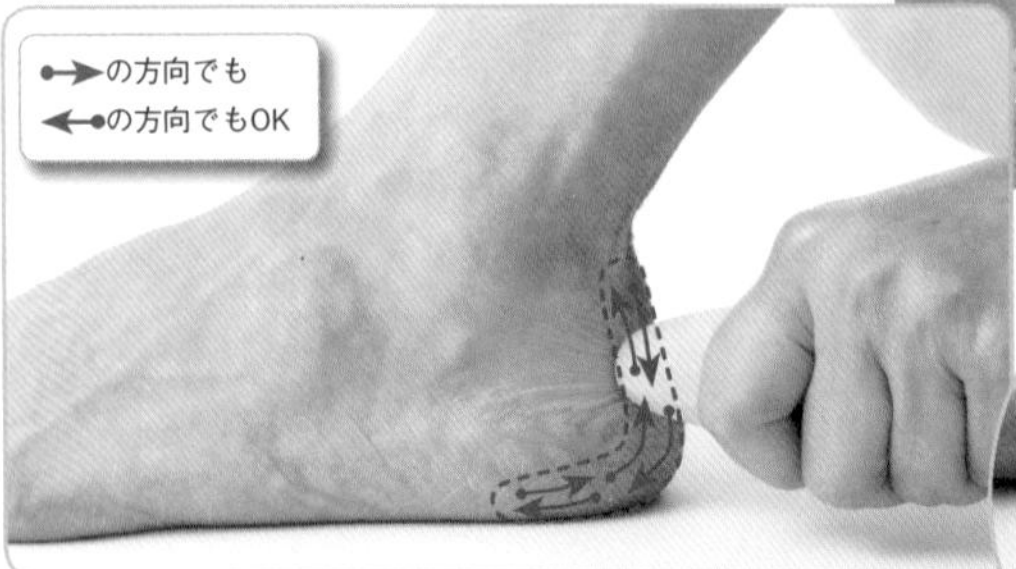

下から上（上下逆でも可）にもみ崩します。棒がない場合は、右の写真のように、指で挟み込んでもみます。

## 反射区 42 子宮／前立腺

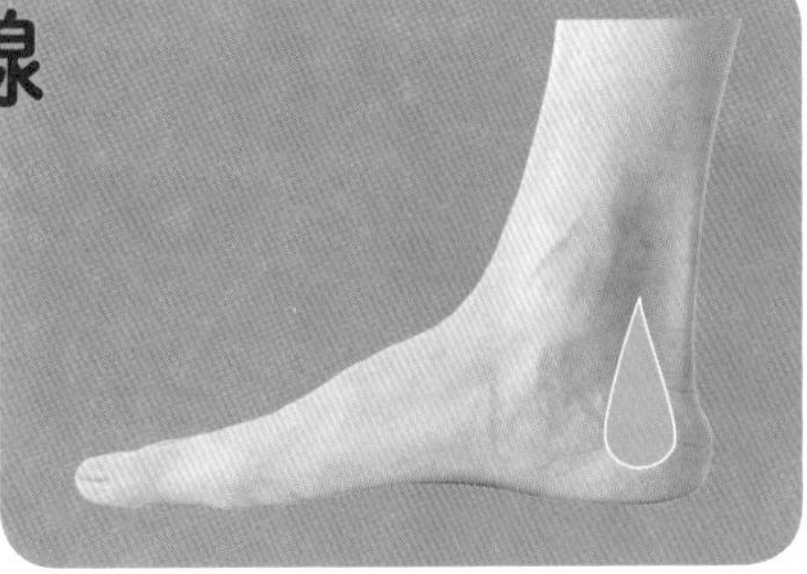

**腫瘍やがんなどに注意したい臓器**

「子宮／前立腺」は、生殖にかかわる臓器。その反射区はかかとの内側にあり、ここに老廃物が溜まると、生理痛や不妊症、更年期障害、子宮筋腫、勃起不全、がんなどの原因に。「46卵巣・輸卵管／睾丸・副睾丸」とセットでもむのが効果的です。

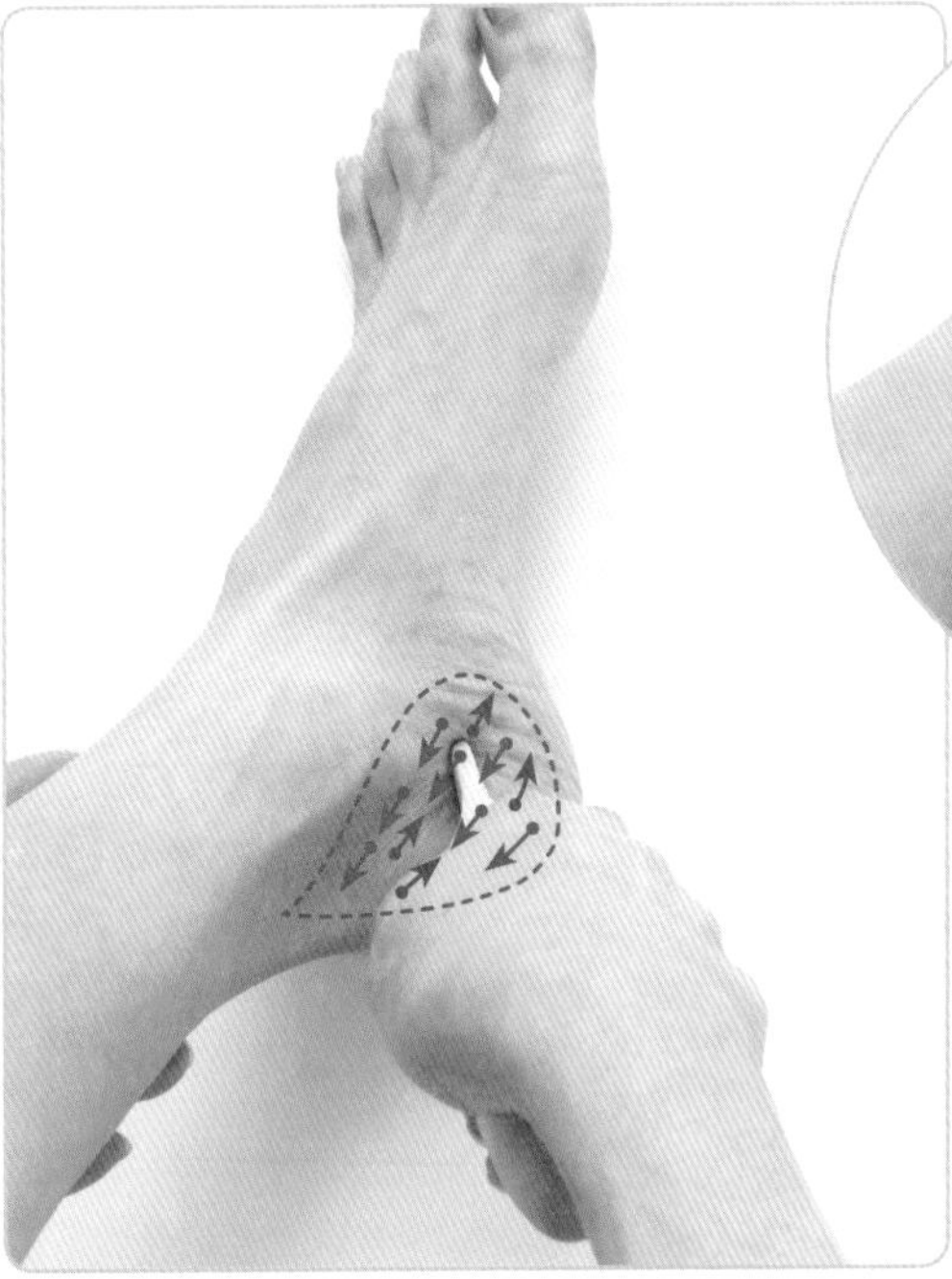

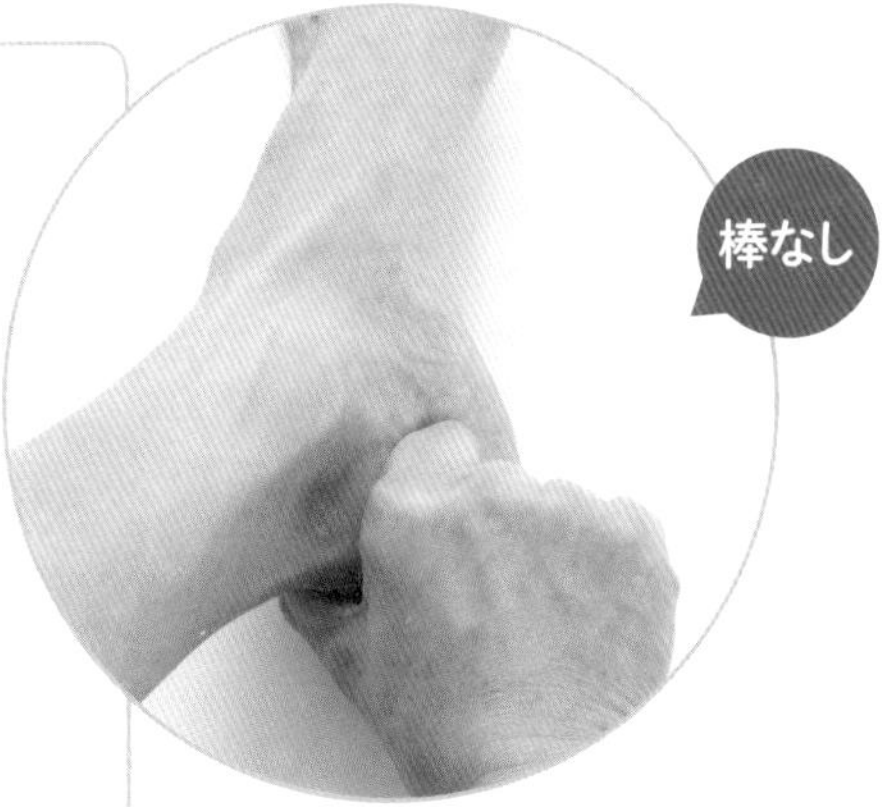


棒を持った手の親指でアキレス腱をつかみ、かかとの骨から毒をはがすようなイメージで基本的には下から上（上下逆でも可）にもみ崩します。棒を使用しない場合は、上写真のように、親指でかかとをがっちり押さえて、人さし指の第二関節を当ててもみ崩しましょう。

●→の方向でも
←●の方向でもOK

**基本の姿勢**

「子宮／前立腺」のように足の内側をもむときは写真左、「46卵巣・輸卵管／睾丸・副睾丸」のように外側をもむときは写真右の姿勢で。

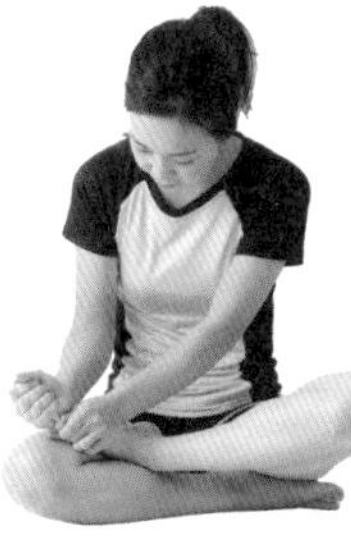

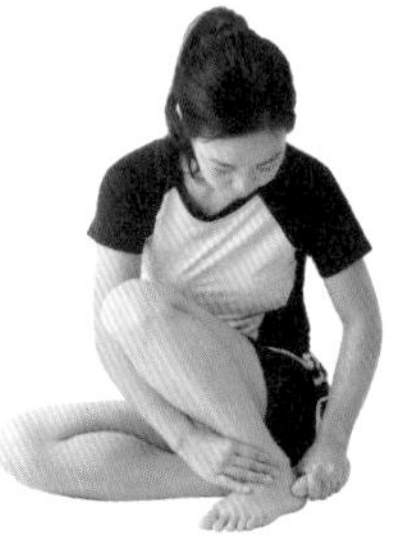

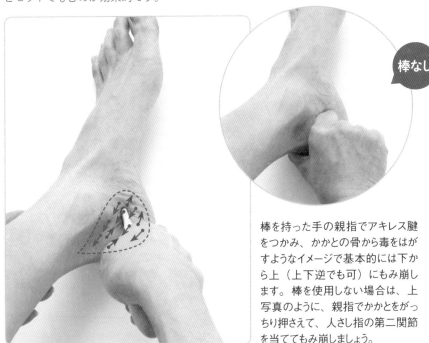

# 反射区 43 股関節（内側） 44 股関節（外側）

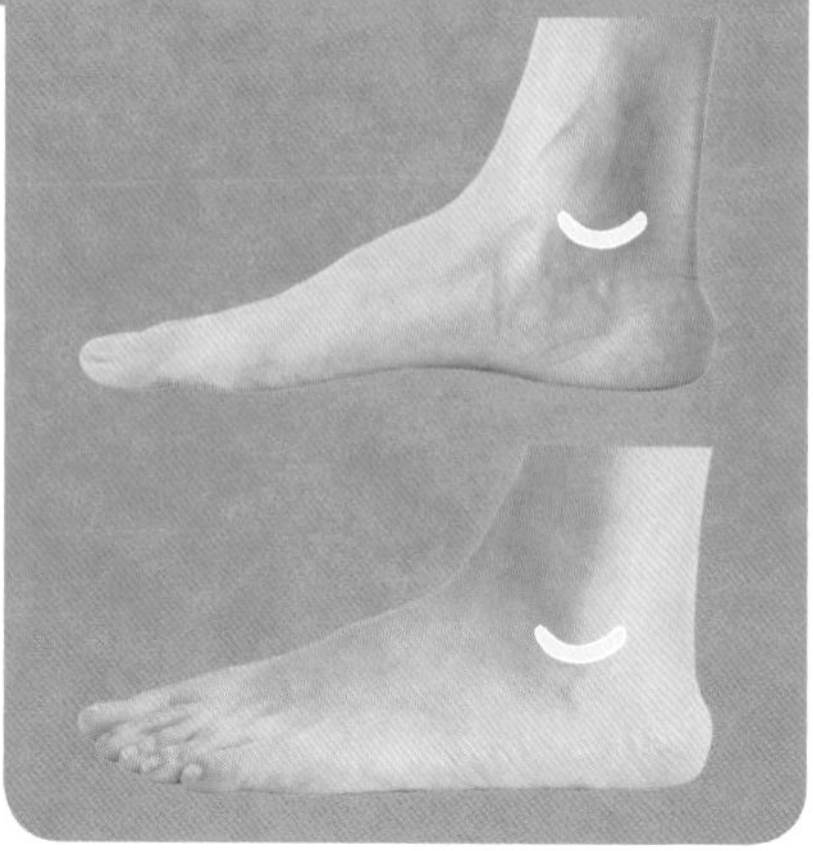

**足と胴をつなぐ大事な関節**

「股関節」は足と胴をつなぐ関節。周囲の筋肉と協調することで、足を動かすことができます。しかし、老化により筋肉が衰えると、股関節に炎症や痛みが起こり、歩行困難になることが。その反射区は、足の内側と外側の両方のくるぶしの周りにあるので、普段からしっかりもみ崩しましょう。腰痛の方にも重要な反射区です！

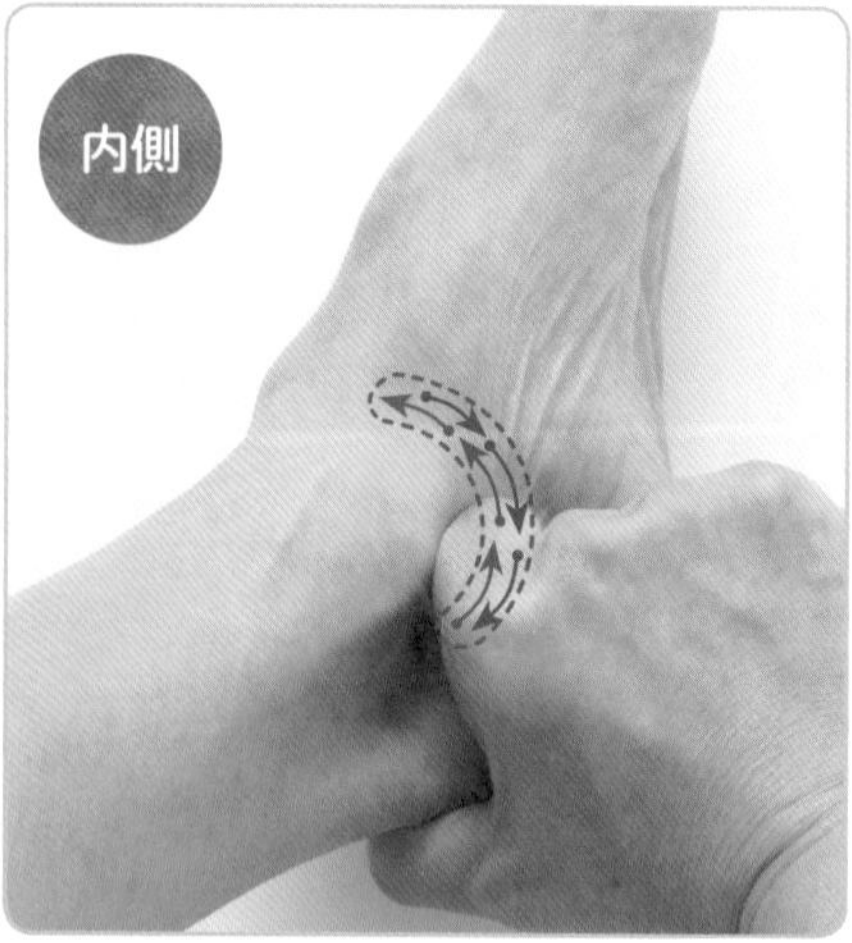


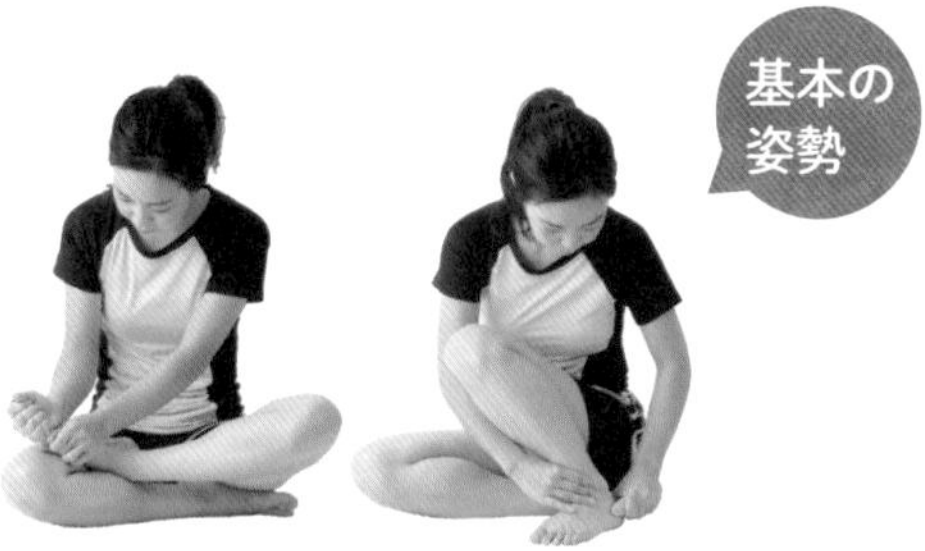


足の内側面をもむときは写真左、外側面をもむときは写真右の姿勢が、力を入れやすいでしょう。

くるぶしがくっきり出るよう、内側も外側も、しっかりもみ崩します。基本的に下から上にもみ崩しますが、やりにくければ、上から下へでもOKです。

●→の方向でも
←●の方向でもOK

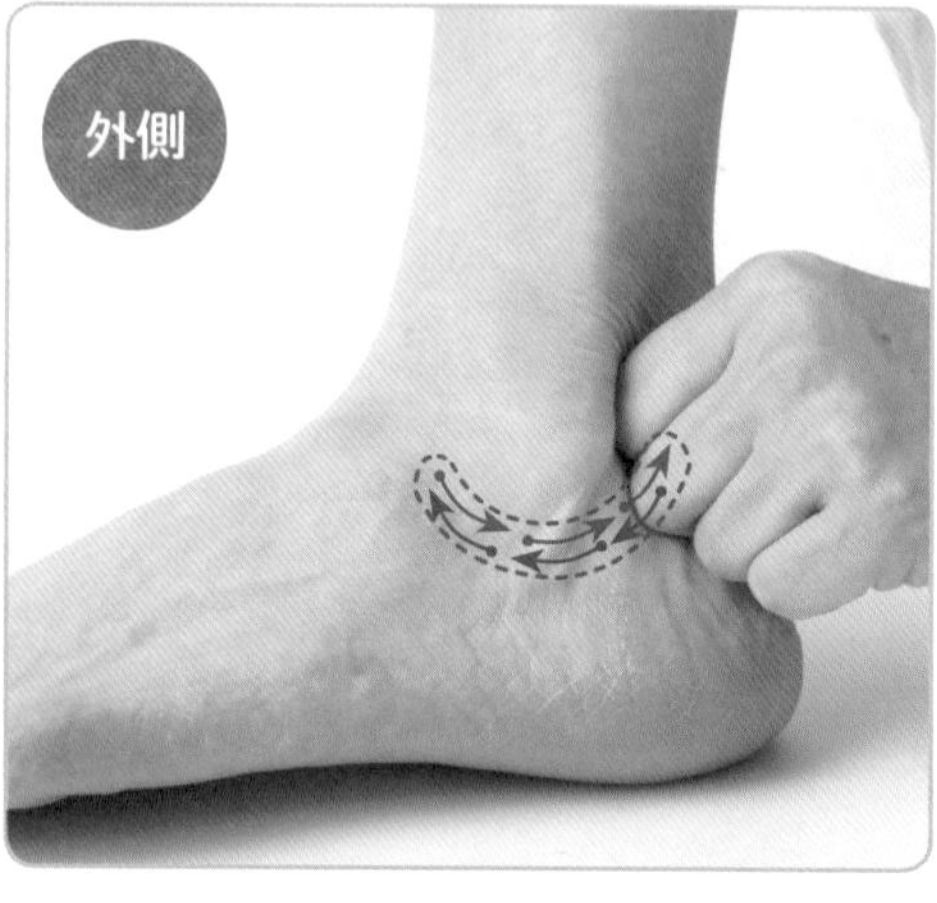


**すーっとPOINT**

くるぶしとアキレス腱の
周りの老廃物を
しっかり流せば
足のむくみが取れますよ～

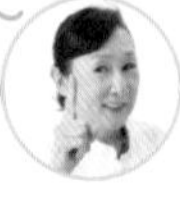

## 反射区 45 直腸筋（痔疾《じしつ》）

**便秘や下痢、痔にも効果がある反射区**

「直腸筋」は、直腸の背後にあり、肛門を締める役割を持ちます。その反射区は、内くるぶしのきわから上に伸びており、ここをもむと、痔にも効果があります。

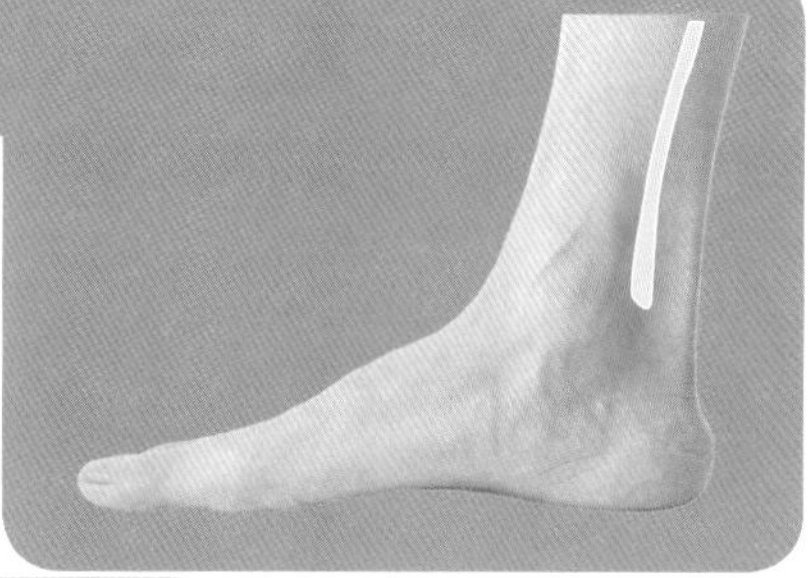

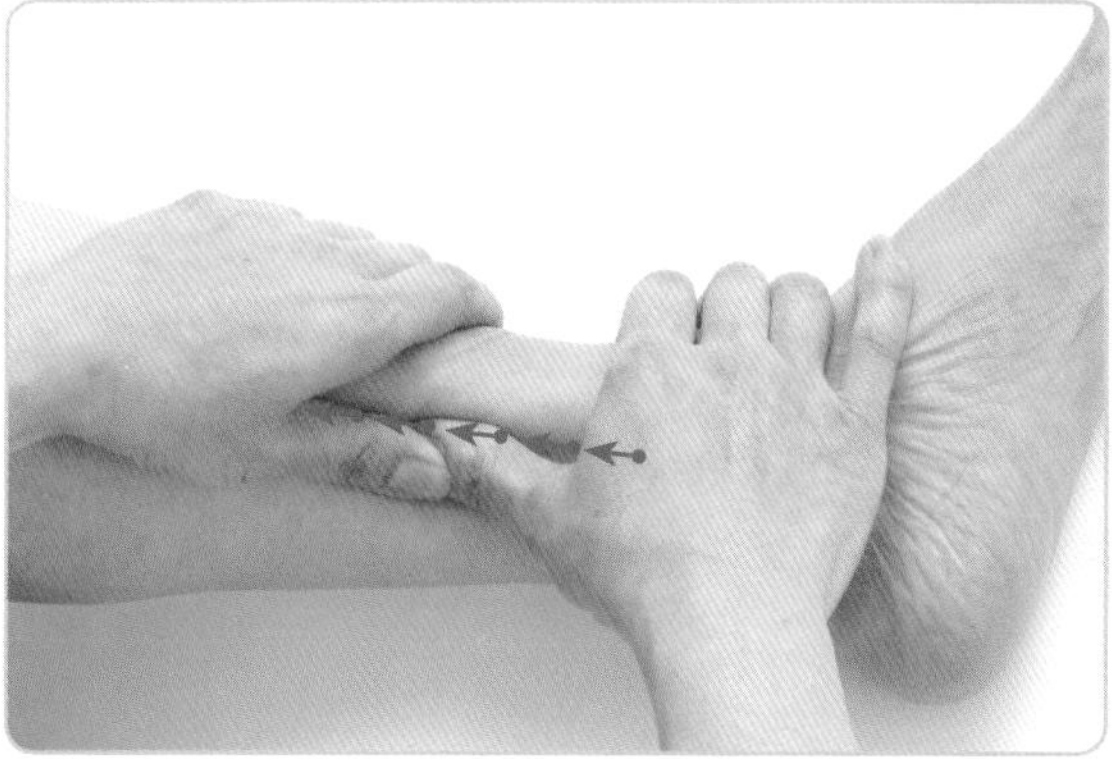

下から上に向かって、両手の親指、または棒を使ってもみ崩し、老廃物を流していきましょう。

## 反射区 46 卵巣・輸卵管／睾丸《こうがん》・副睾丸

**不妊や生理痛、更年期障害に関係**

女性なら「卵巣・輸卵管」、男性の場合は「睾丸・副睾丸」の反射区に当たり、その位置は足の内側にある「42子宮／前立腺」とは対称的に、足の外側にあります。

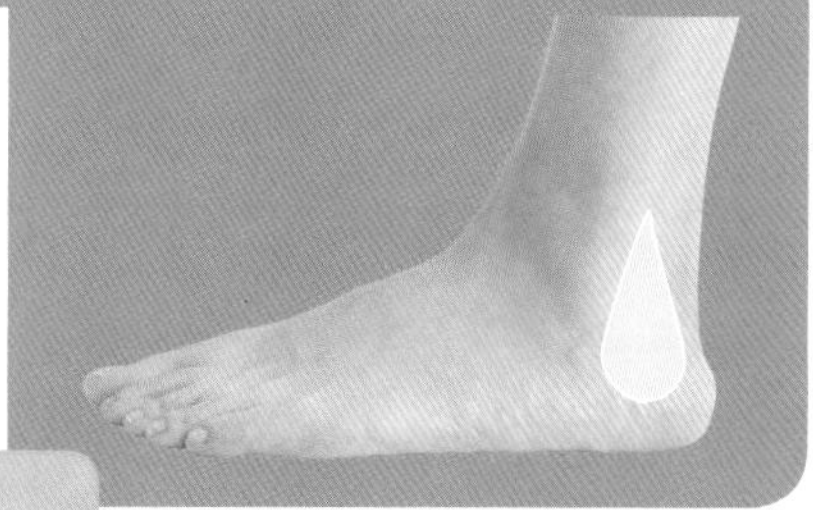

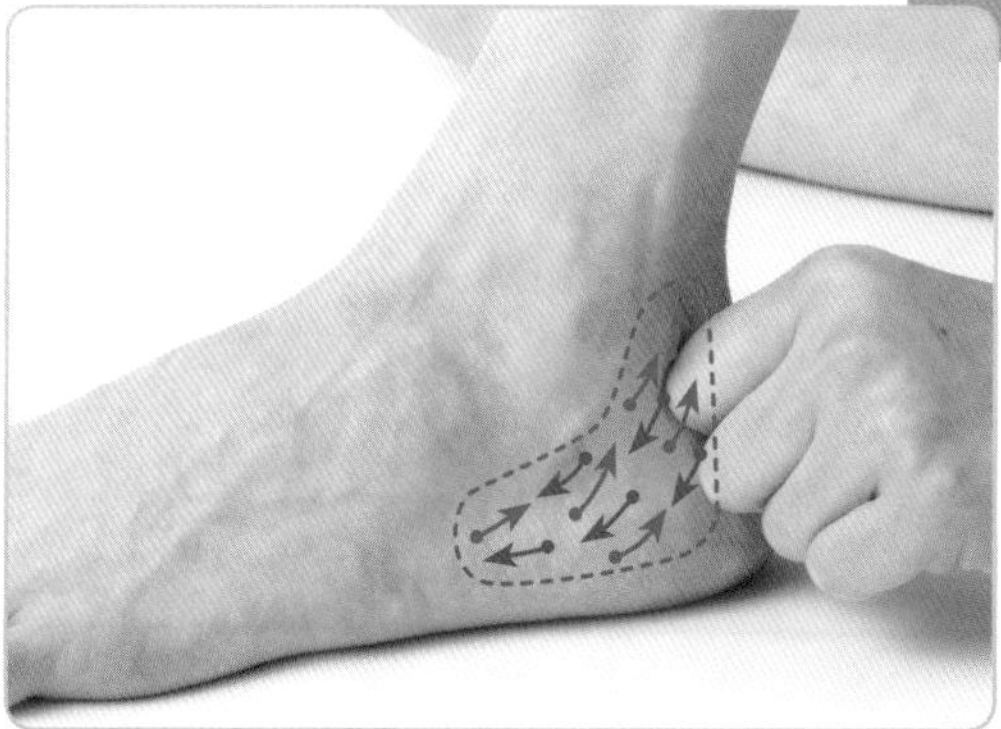

かかとの外側のくるぶしの下辺りを、棒や指で、骨から毒をはがすようなイメージでもみ崩します。その際、下から上でも、上から下でも、もみやすい方向で構いません。

●→の方向でも
←●の方向でもOK

## 反射区 47 下腹部（腓《ひ》骨《こつ》筋）

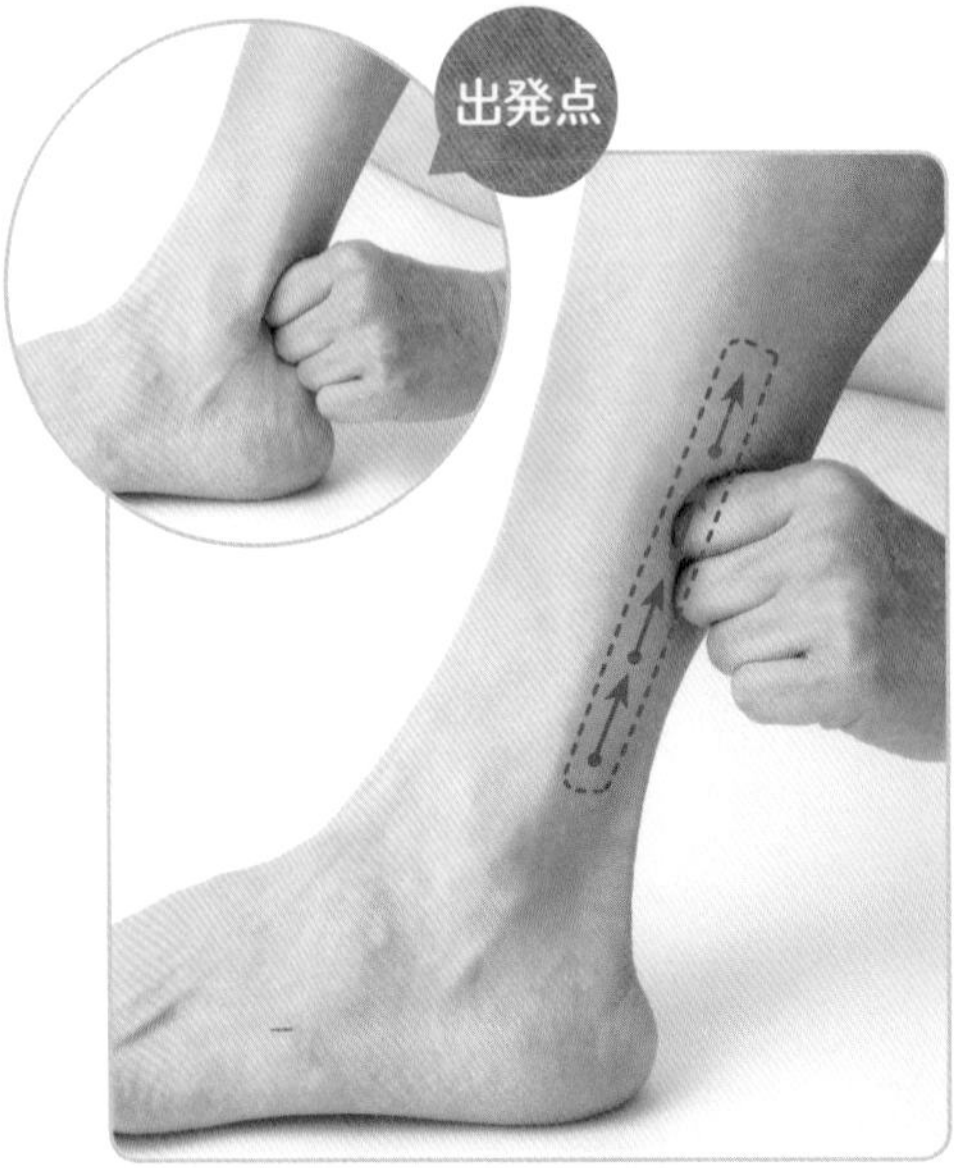


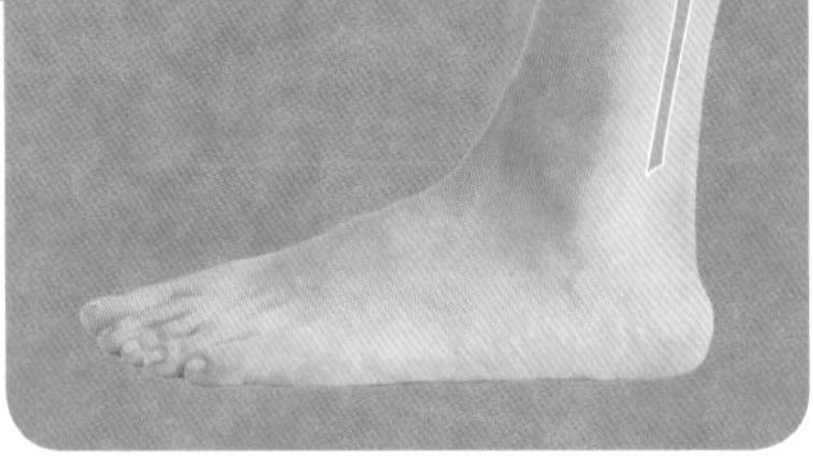

**婦人科系の病気に関係する反射区**

「腓骨筋」は、アキレス腱からつながる足を外側から支える筋肉。その反射区は、外くるぶしのきわから上に伸びており、実際の腓骨筋と同じ場所に当たります。ここをもむと、生理痛、生理不順、月経前症候群（PMS）に効果があります。

アキレス腱の外側に沿って、下から上に、指でしっかりもみ崩しましょう。

## 反射区 48 肩関節

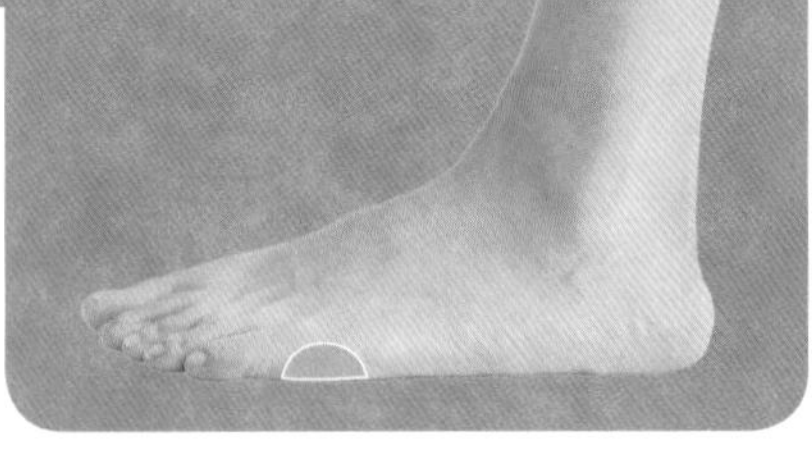

**五十肩や肩こりをやわらげる反射区**

「肩関節」は老化によっても可動域が狭くなり、腕を上げると痛みが出たりします。その反射区は、足の外側、小指の付け根の外側にあります。

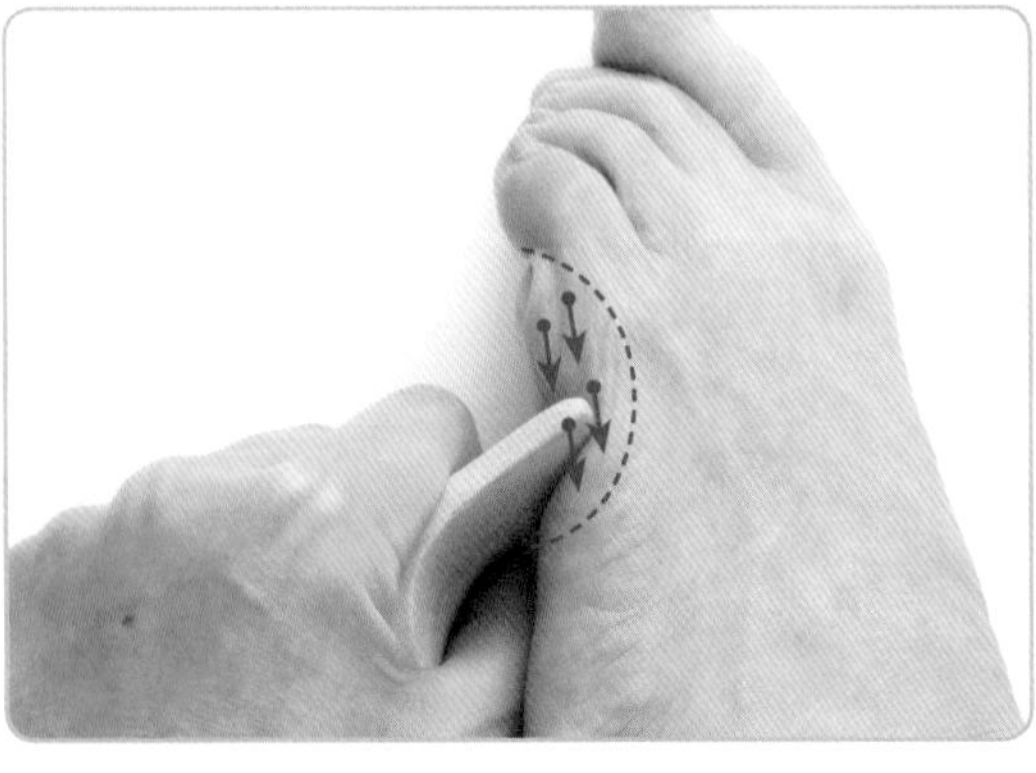

小指の付け根の下に棒を当て、かかとに向けて、柔らかくなるまでしっかりもみ崩しましょう。

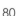

## 反射区 49 上腕

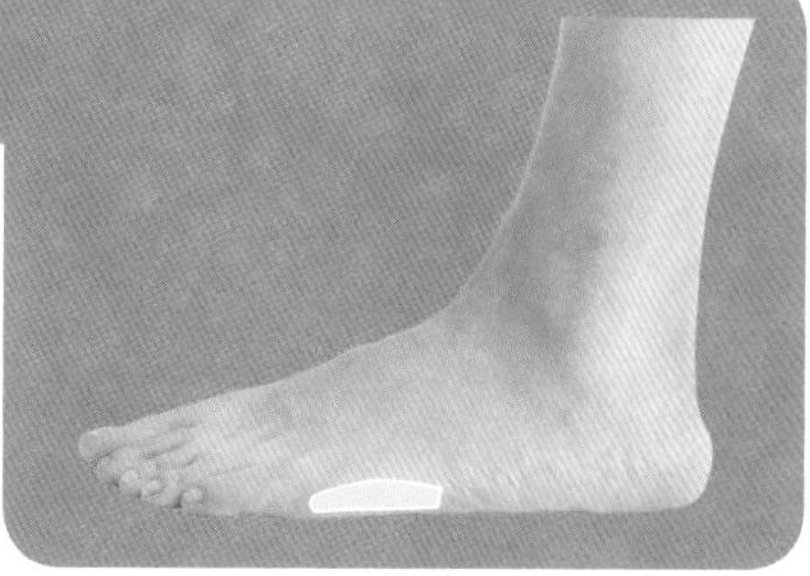

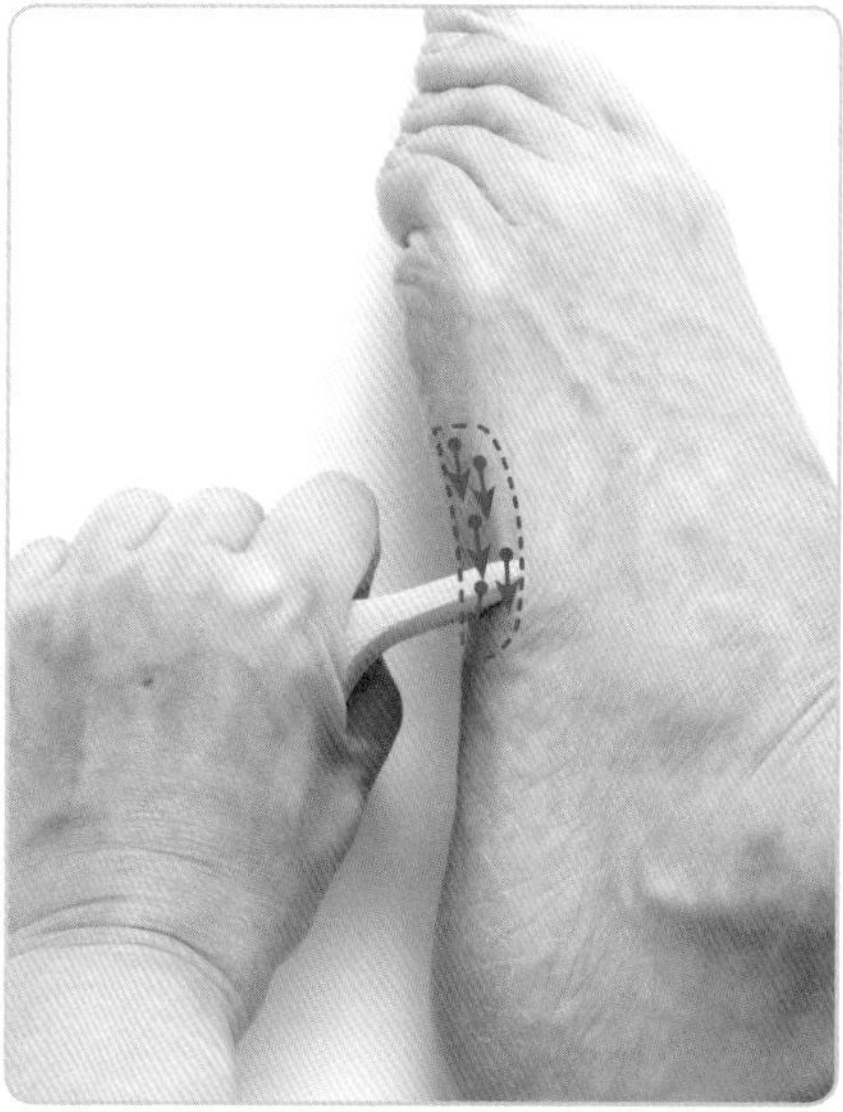

### 日常的によく使う筋肉

「上腕」は腕の中で肩と肘の間のこと。ここの筋肉が衰えると、肩に負担がかかり、肩こりの原因になることが。その反射区は、「48肩関節」の反射区の隣、小指の付け根の外側、中央周辺に位置します。

小指の付け根側、真ん中あたりに棒を当て、かかとに向けてもみ崩します。「48肩関節」「50肘関節」とセットでもむと効果的です。

## 反射区 50 肘関節

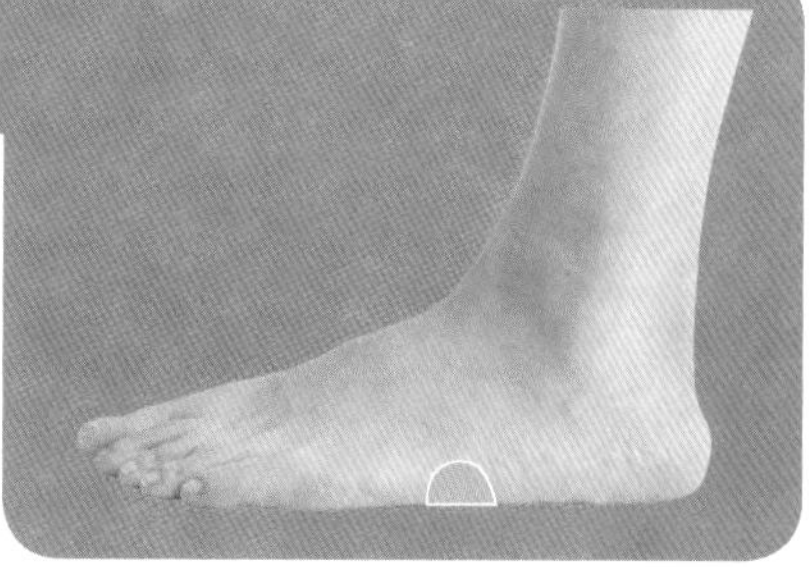

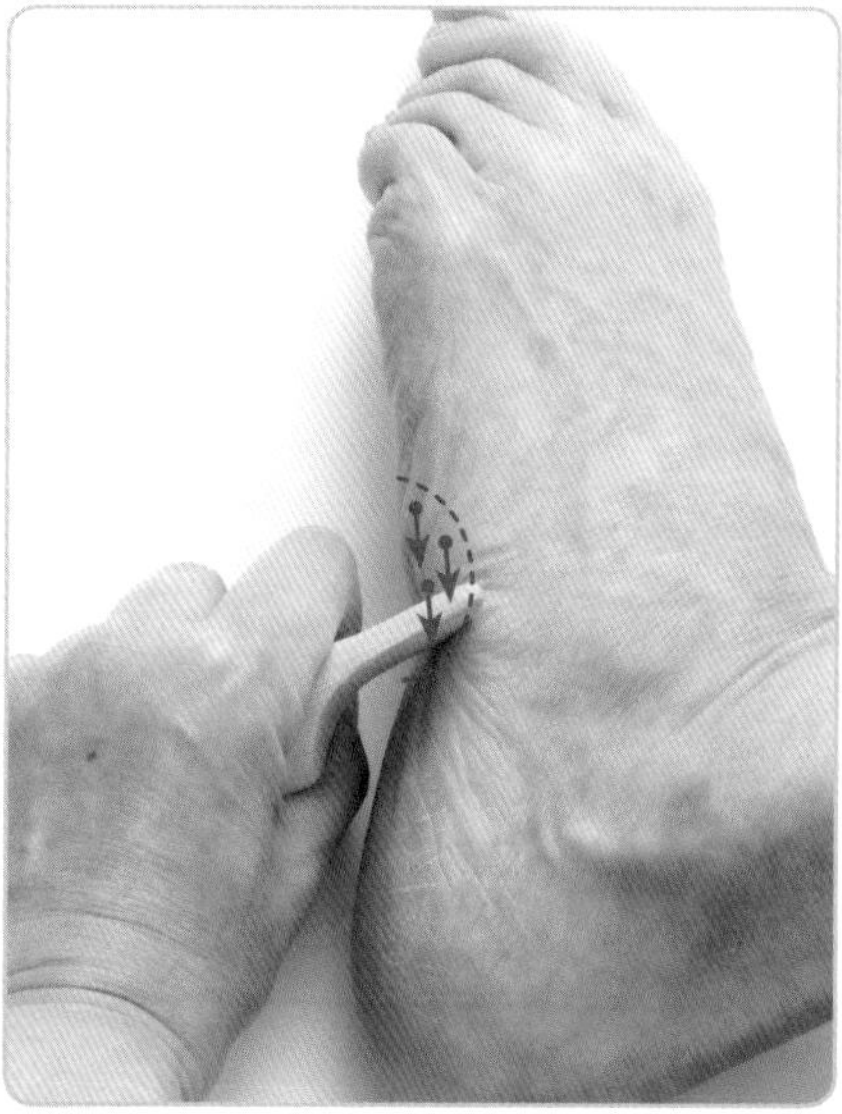

### 炎症や痛みが生じやすい関節

「肘関節」に限らず、関節は老化により、炎症や痛みが生じやすい部位なので、予防のためにも足もみを行って。肘関節の反射区は、足の外側、「49上腕」の反射区の隣にあります。

「48肩関節」「49上腕」と同じように、かかとに向けてもみ崩します。小指の付け根からかかとへ向けて、セットでもんでしまいましょう。

## 反射区 51 膝関節

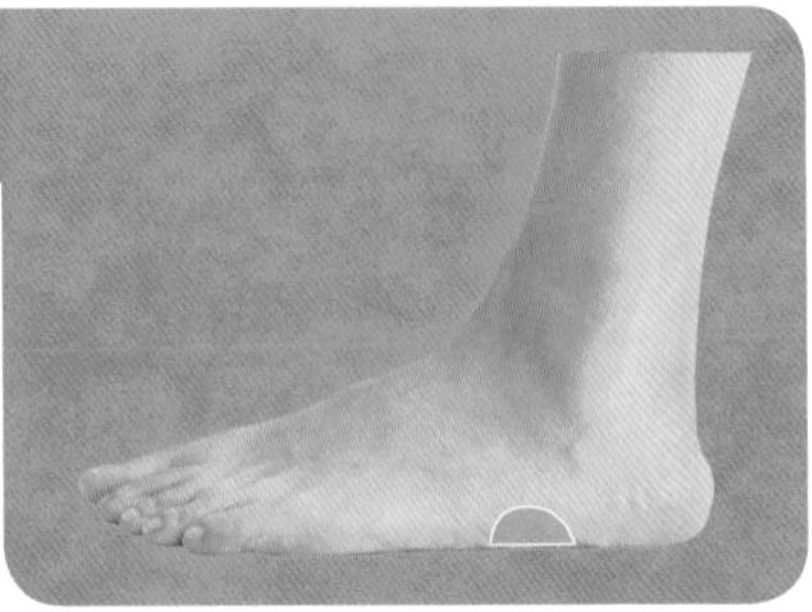

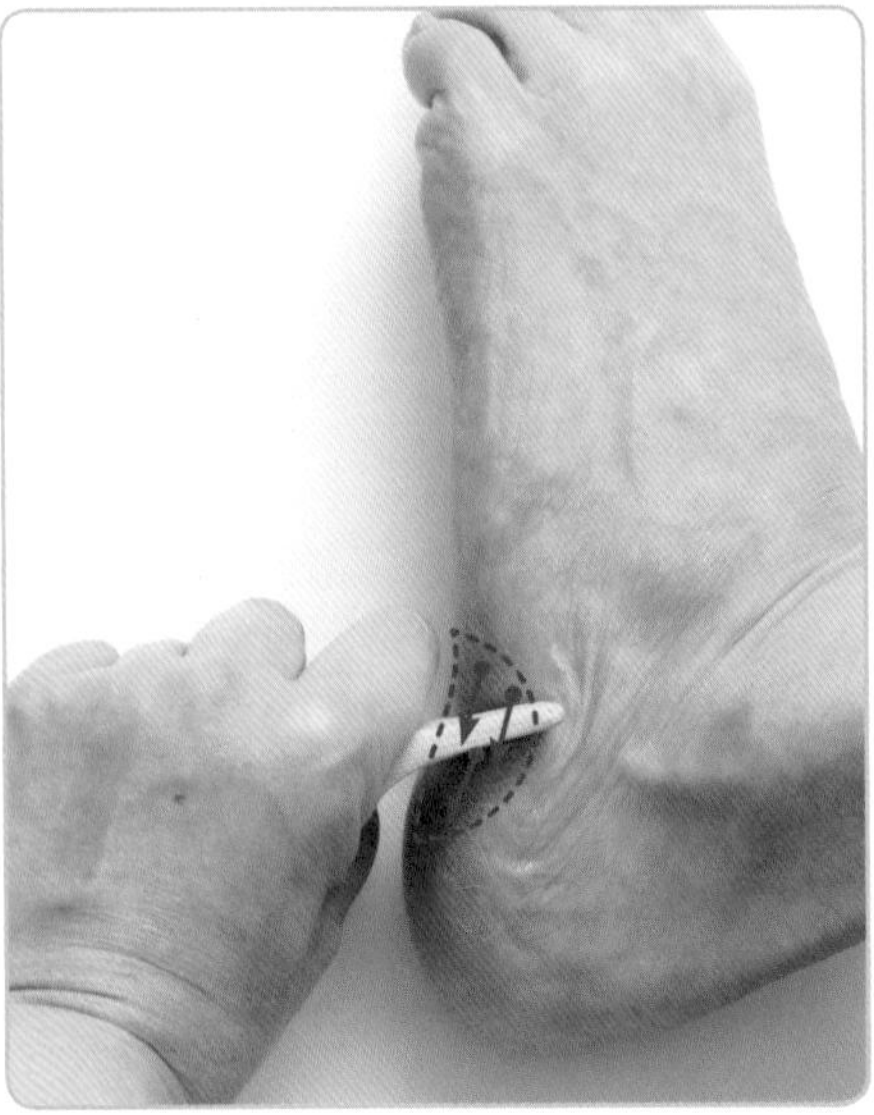

**歩行に欠かせない重要な部位**

「膝関節」も老化や激しい運動などで炎症や痛みが起こりやすい場所。その反射区は、足の外側、かかと付近にあります。歩行が困難になると、生活習慣病や認知症などが進むので、しっかりもんで。

足の外側のかかと近くに棒を当て、かかと方向へ、骨から毒をはがすイメージでしっかりもみ崩しましょう。

## 反射区 52 上顎・下顎

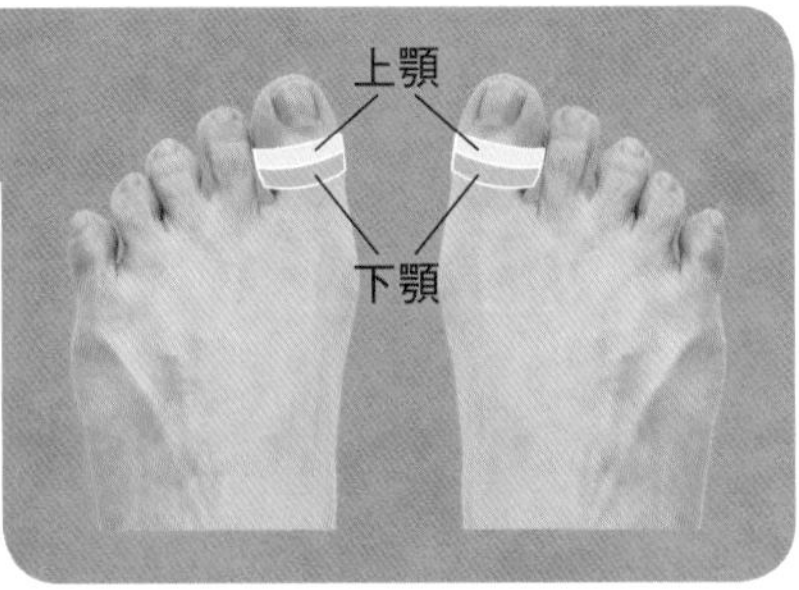


**顎関節症など、顎が関係する痛みに**

「上顎・下顎」の噛《か》み合わせが悪いと、顎だけでなく、歯に痛みを感じることがあります。親指の爪の下にある反射区をもむことで、痛みは軽くなっていきます。

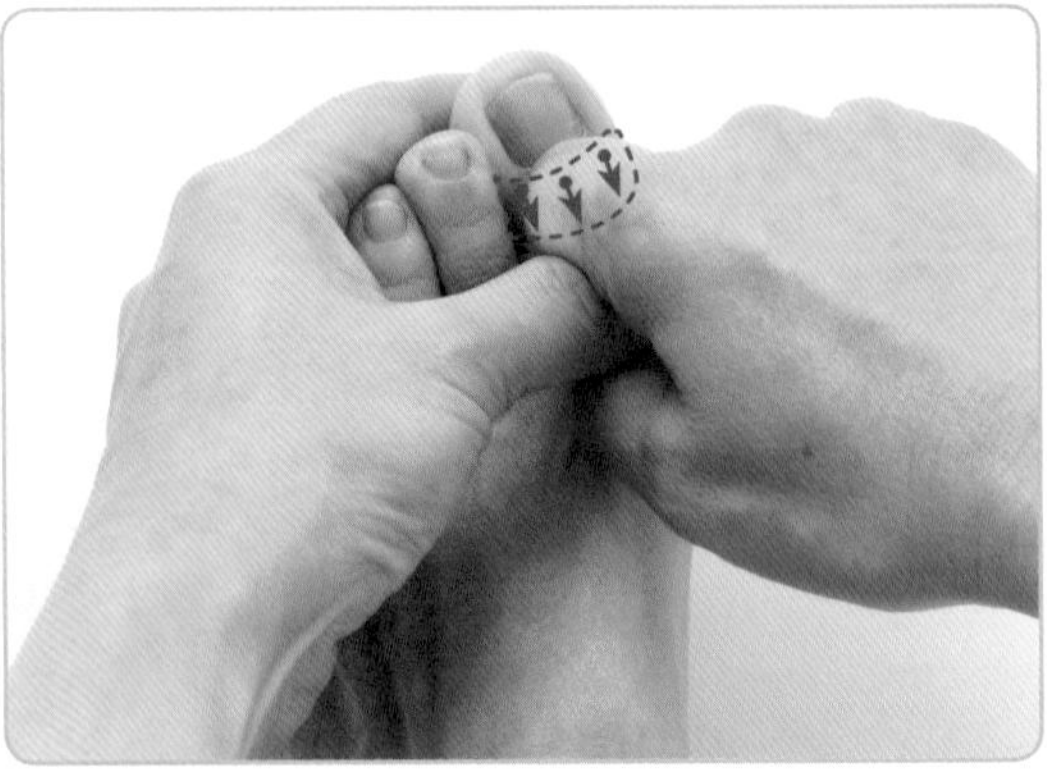

親指の爪の付け根に、手の人さし指の第二関節を当て、足首の方向へ、ゴリゴリともみ崩します。

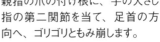

## 反射区 53 扁桃《へんとう》腺

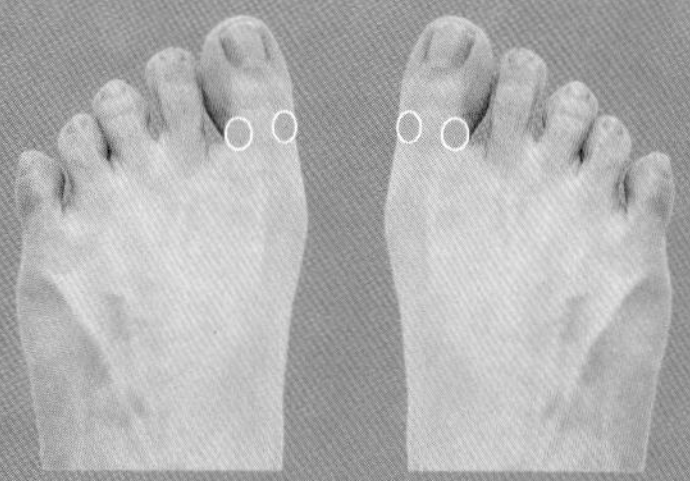

**免疫力をアップしてコロナ対策を！**

「扁桃腺」は口や鼻から侵入する細菌やウイルスを防ぐ、免疫機能を持つ器官。その反射区は、親指の甲側の付け根にあります。免疫力が落ちると扁桃炎などを引き起こすので、予防のために念入りにもんで。

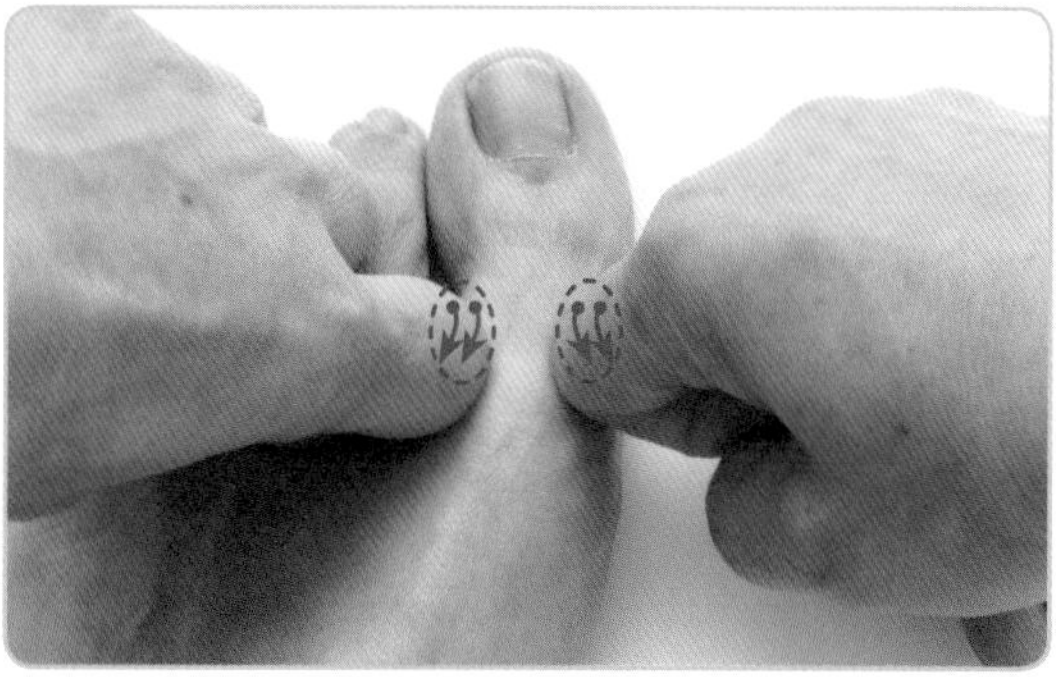

親指の付け根の両サイドに、両手の人さし指の第二関節を当て、足首に向けてしっかりもみ崩して。

## 反射区 54 胸部リンパ腺

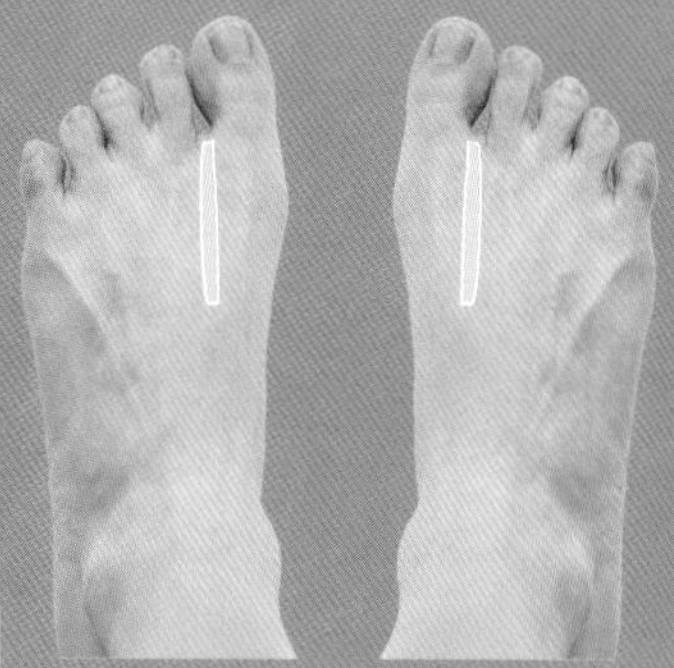

**免疫細胞がつくられる胸腺の反射区**

「胸部リンパ腺」は、免疫の司令官であるT細胞がつくられる場所に当たります。その反射区は、足の甲側、親指と人さし指の間に位置します。

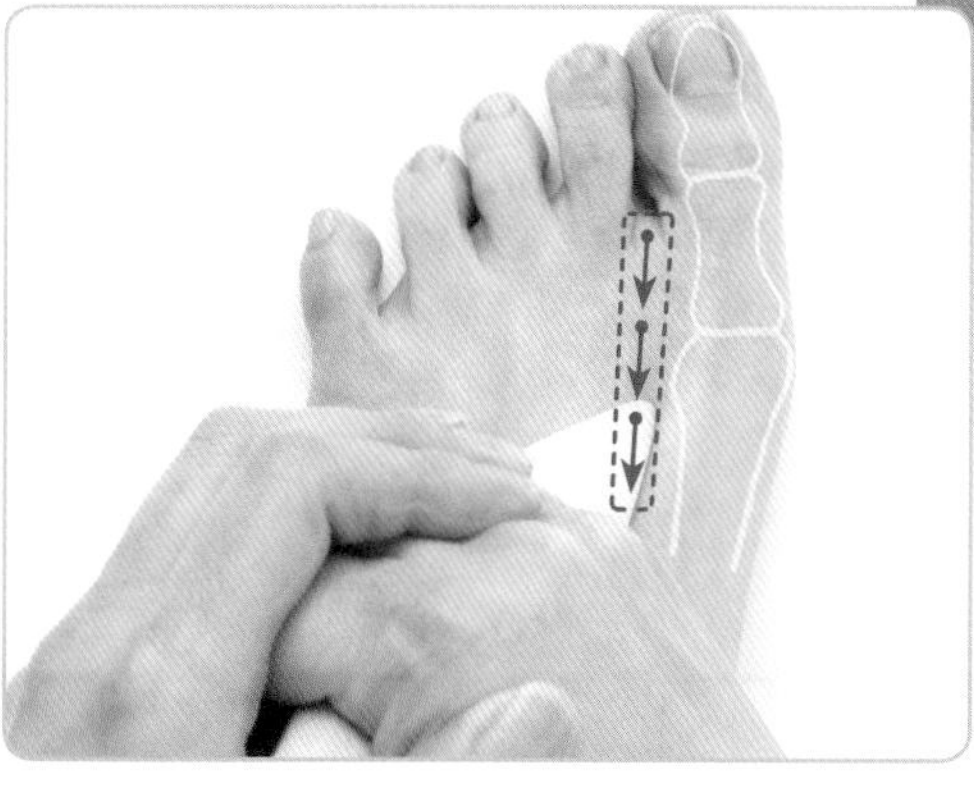

親指と人さし指の骨との間を足首側に向かって溝ができるように、しっかりもみ崩していきましょう。

## 反射区 55 声帯・のど・気管

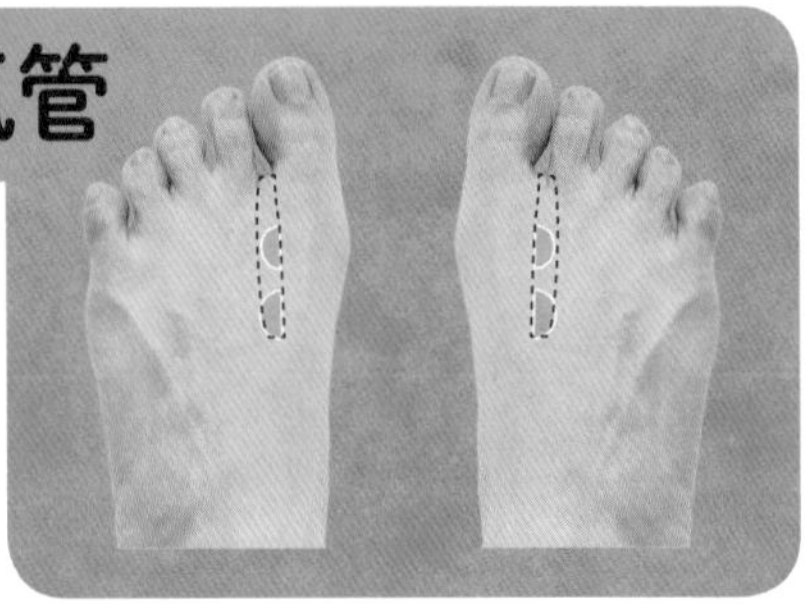

### のどの痛み、声のかすれに効果的

「声帯・のど・気管」の反射区は、「54胸部リンパ腺」の反射区と一緒に、親指と人さし指の間に溝ができるようにもみ崩しましょう。のどや気管が弱く、声がガサガサになりやすい方に効果的です。

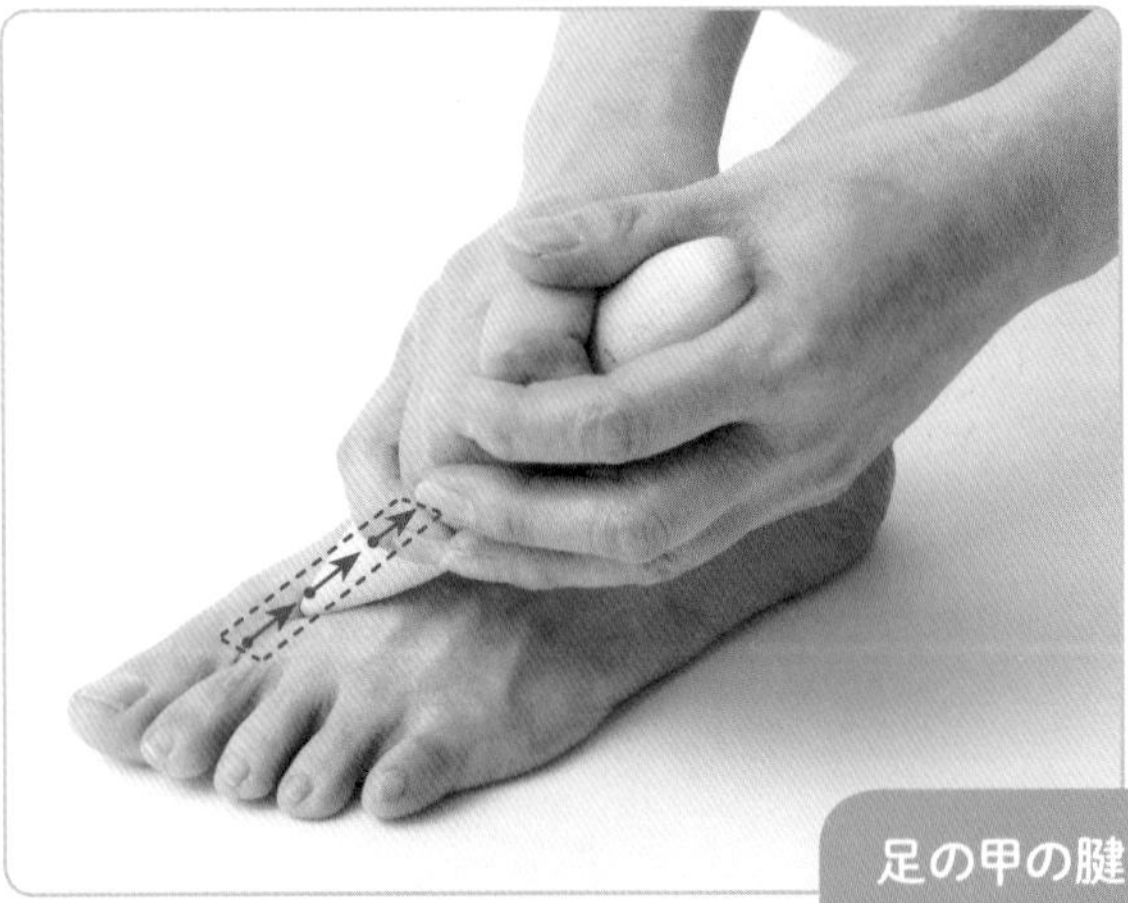

親指の骨に沿った2カ所を意識し、親指と人さし指の腱がしっかり見えるようになるまでもみ崩しましょう。

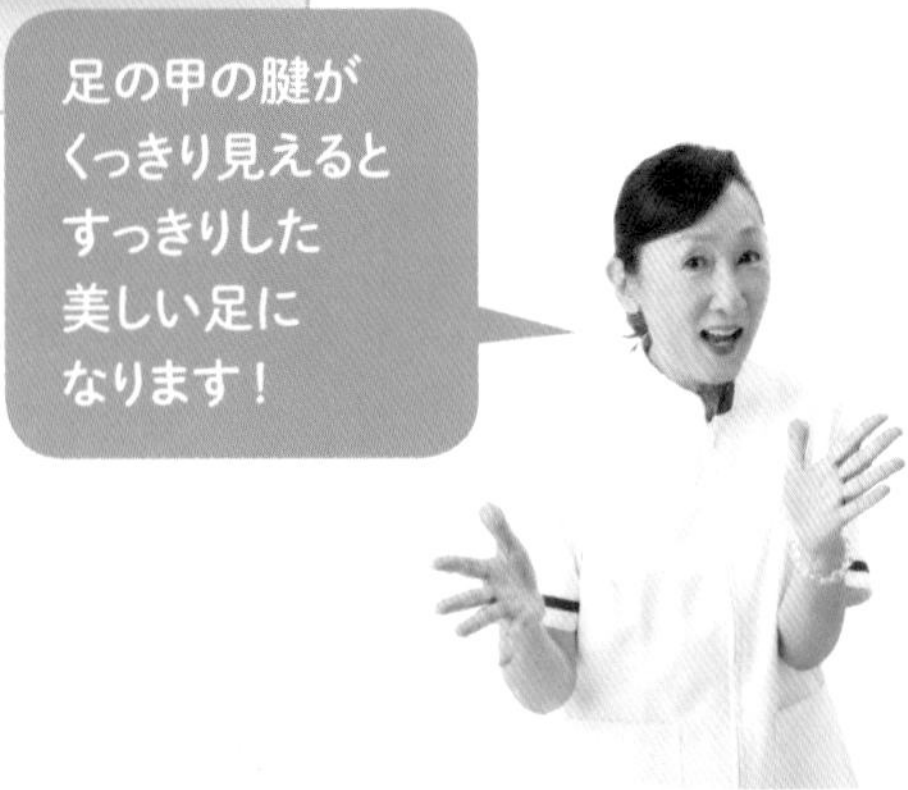
足の甲の腱がくっきり見えるとすっきりした美しい足になります！

ミニコラム COLUMN

### マスク着用時の呼吸法と反射区

マスクを着用していると、口呼吸になることが多く、唾液の分泌が少なくなるせいか、のどの不調を訴える方がとても多くなっています。そんなときは、「55声帯・のど・気管」の反射区をよくもんで。呼吸法は、鼻から吸って鼻から吐くのがいちばんいいのですが、自律神経を整える（精神安定）には、鼻から吸って口から吐いたほうがいいでしょう。

## 反射区 56 胸（乳房）

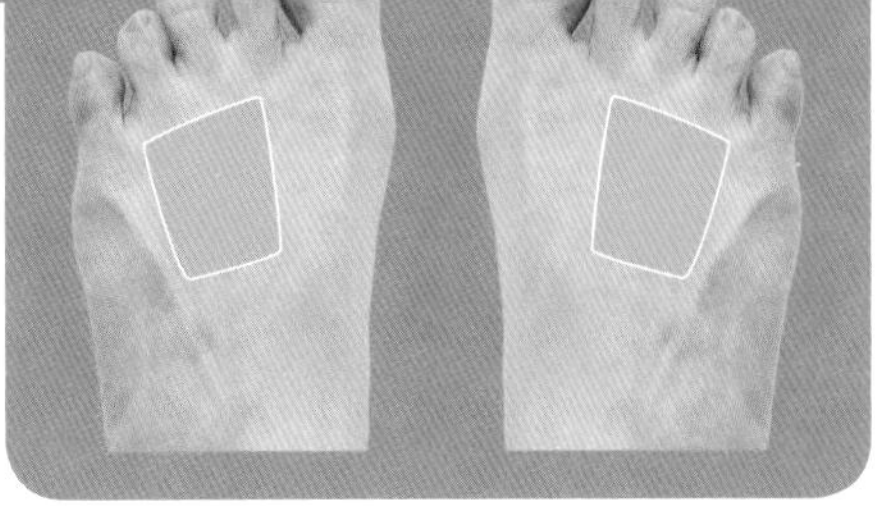

### 乳がん予防など女性特有の反射区

「胸（乳房）」の反射区は、人さし指と中指、中指と薬指の骨の間にあります。不妊症や乳がん予防のほか、出産後に母乳の出が悪いときなども、ここをしっかり足もみするといいでしょう。

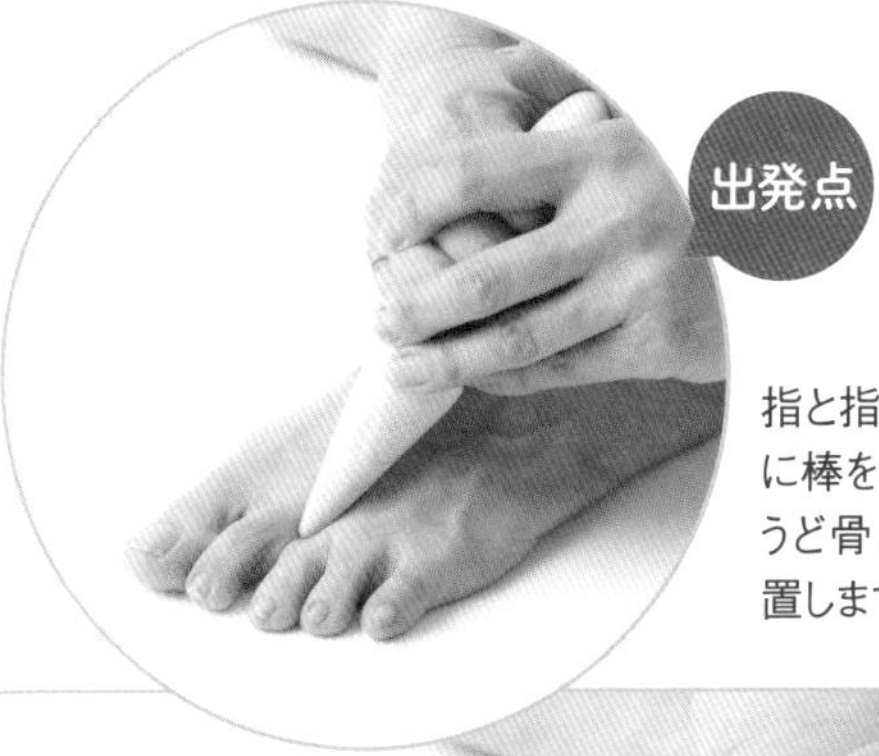


指と指の付け根の間に棒を当てると、ちょうど骨と骨の間に位置します。

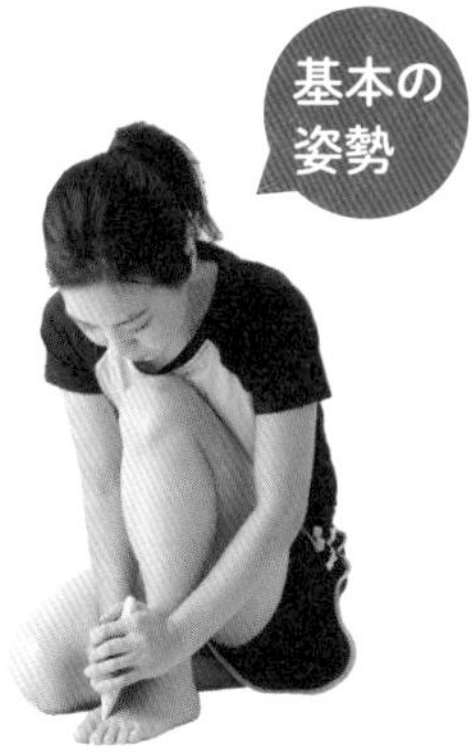


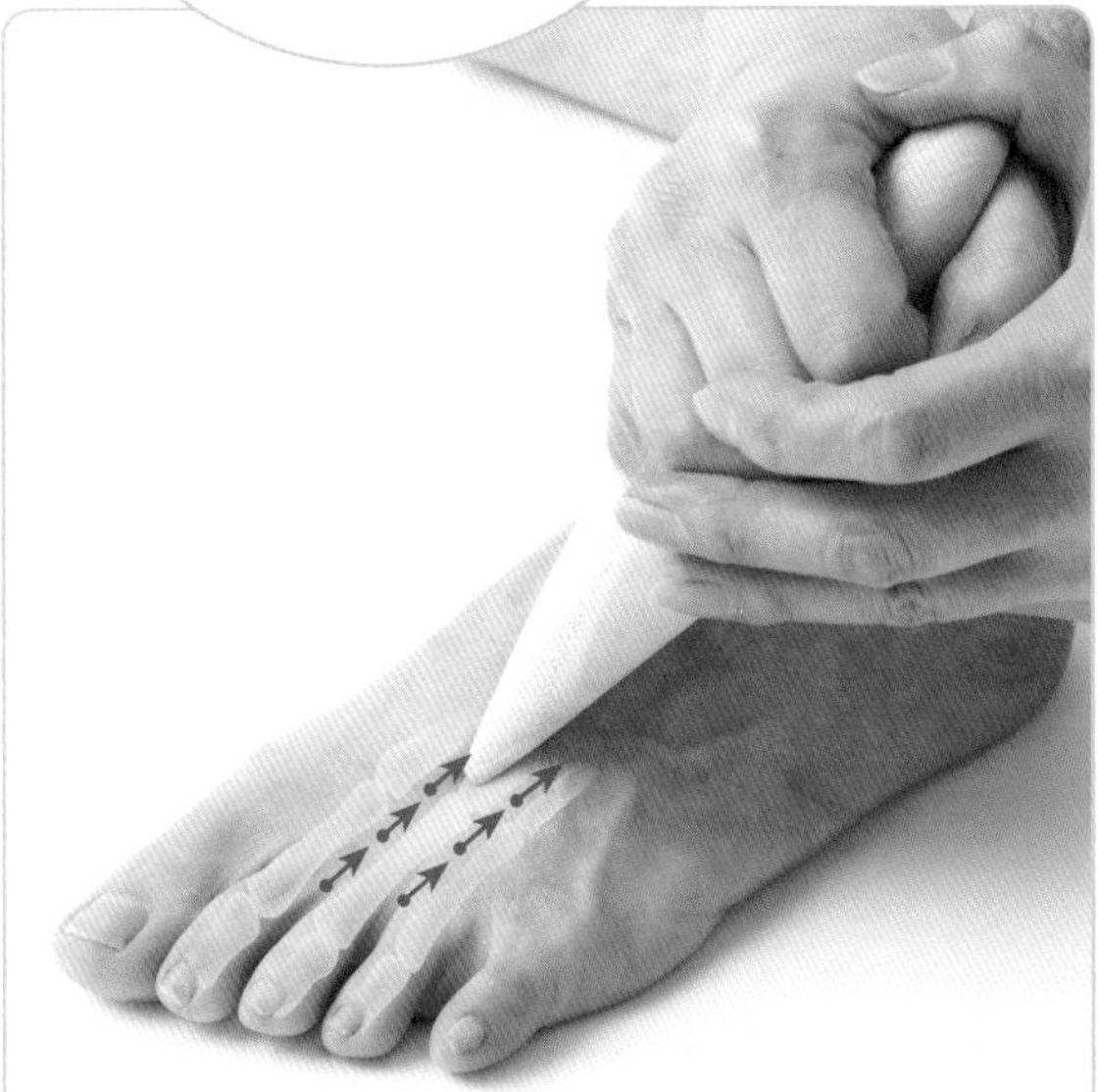

人さし指、中指、薬指の骨の間を、足先から足首に向けて棒を動かします。ゴリゴリという手ごたえを感じるのが溜まった毒なので、骨を傷つけないように気をつけてかき出しましょう。

## 反射区 57 三半規管（平衡《へいこう》器官）

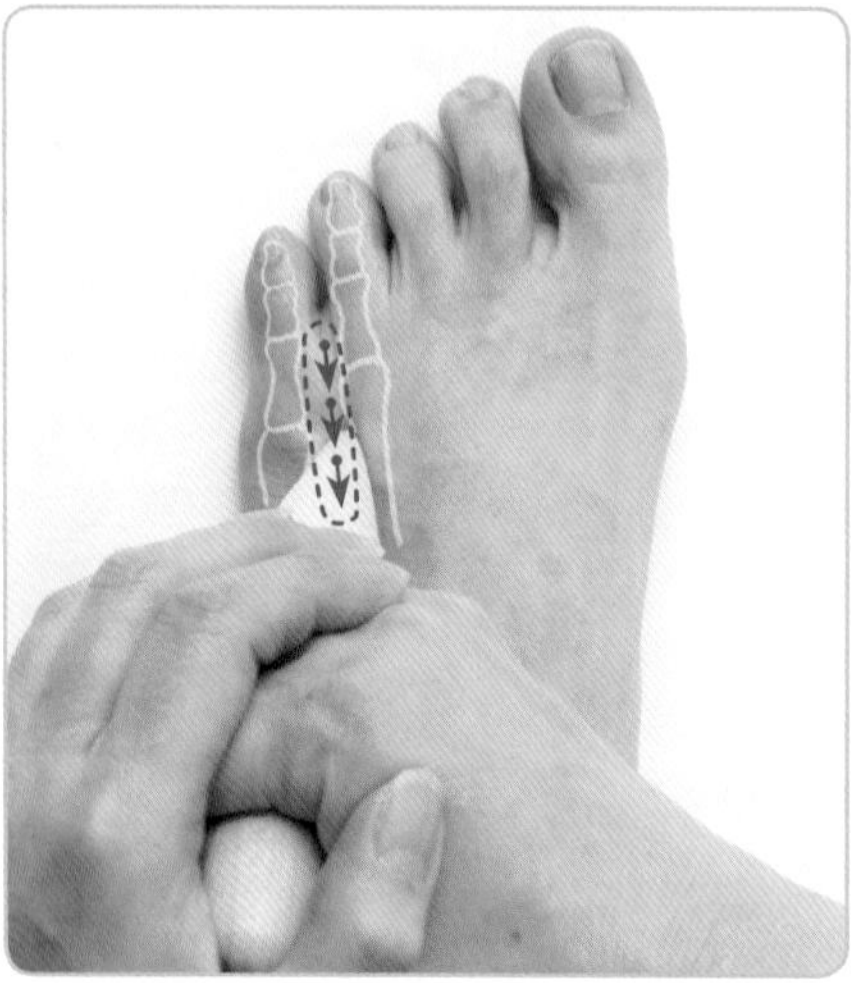

骨と骨の間に棒をさし込んで、毒をもみ崩し、足首に向かって流します。

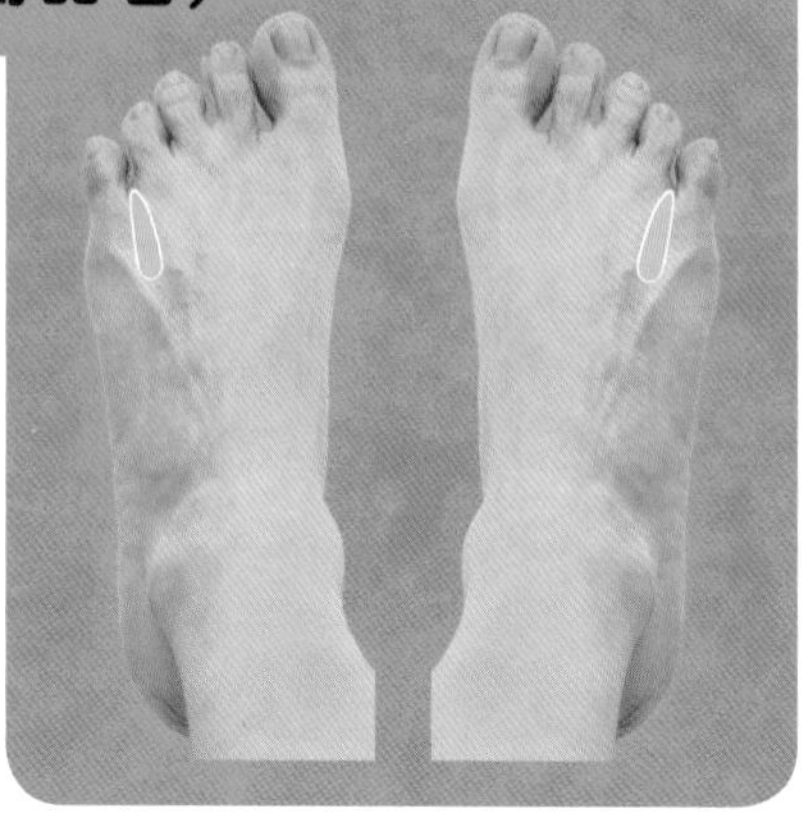

**めまいや吐き気、乗り物酔いの予防に**

耳の奥にある「三半規管」は、体の平衡感覚を保つ器官。不調はめまい、耳鳴り、吐き気などの原因に。その反射区は足の甲の小指と薬指の骨の間に位置します。

## 反射区 58 肩甲骨

**肩こりの生じる背中の大きな骨**

「肩甲骨」は肩から背中を覆う大きな骨。肩こりは、この周辺の筋肉がこり固まって生じます。その反射区は、薬指と小指の骨の間にあります。

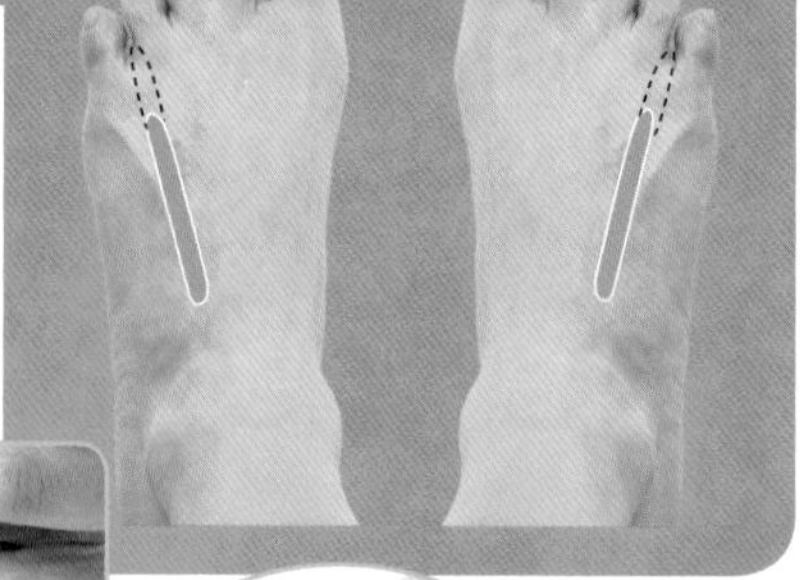

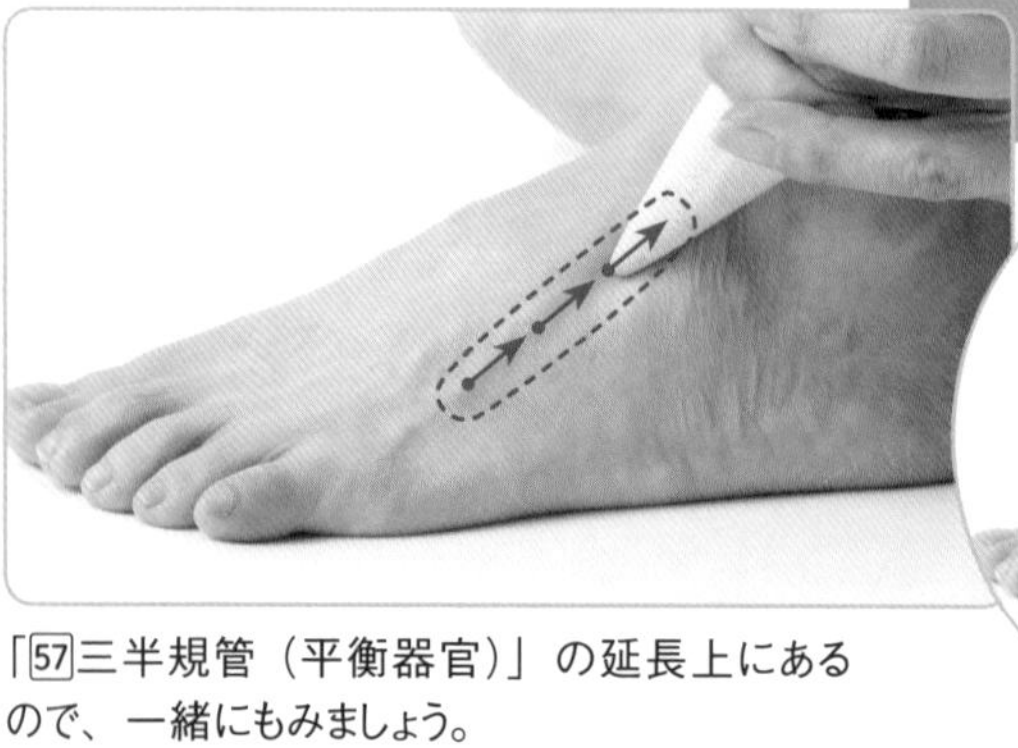

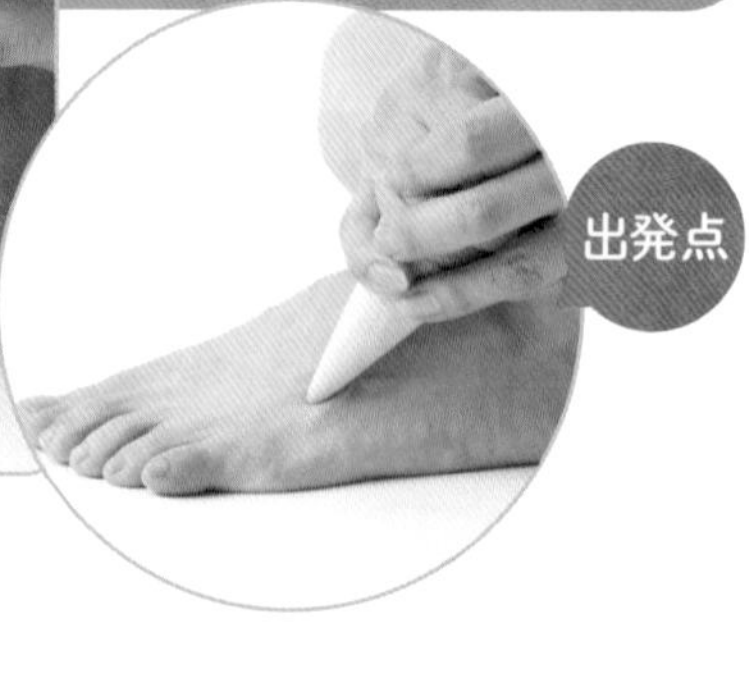


「57三半規管（平衡器官）」の延長上にあるので、一緒にもみましょう。

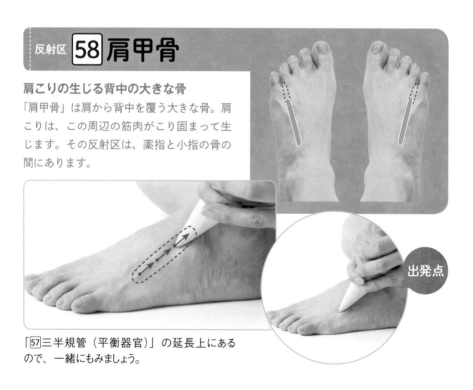

## 反射区 59 横隔膜

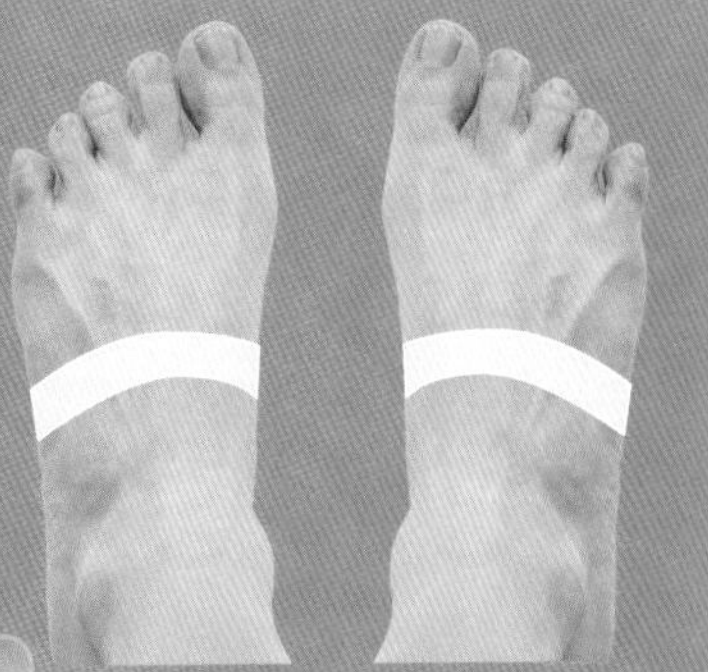

### 深い呼吸がしやすくなる反射区

「横隔膜」は、肺呼吸に重要な役割を担う筋肉。足の甲にあるこの反射区をもむと、ぜんそくやアレルギーで呼吸器系が弱い方などの、深い呼吸を助けてくれます。

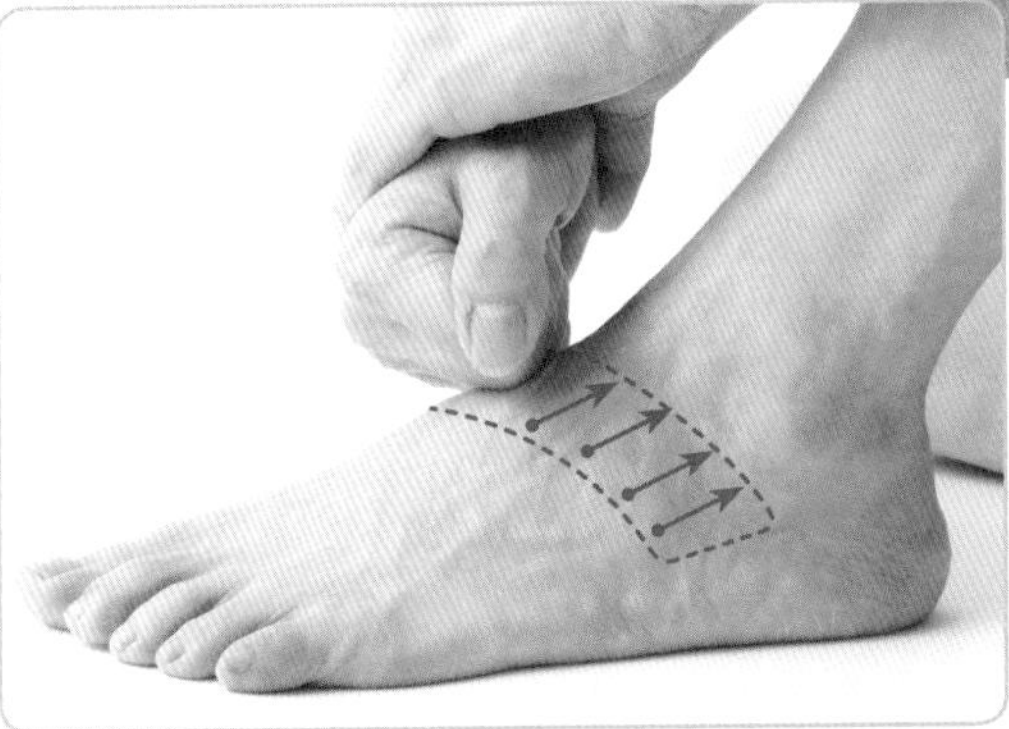

棒を深く当てると骨や腱を痛める恐れがあるので、握りこぶしでやさしいタッチでもみ崩しましょう。

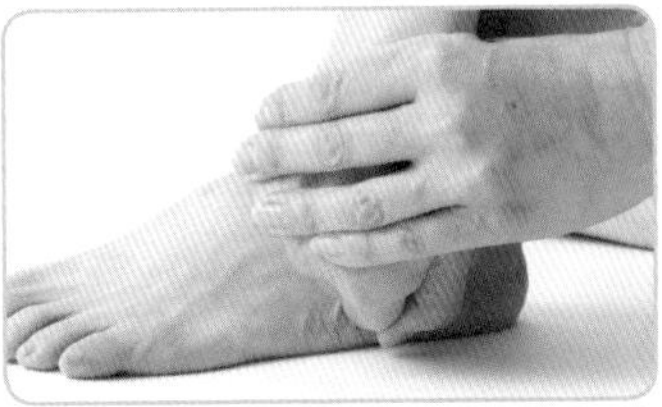

## 反射区 60 肋骨《ろっこつ》

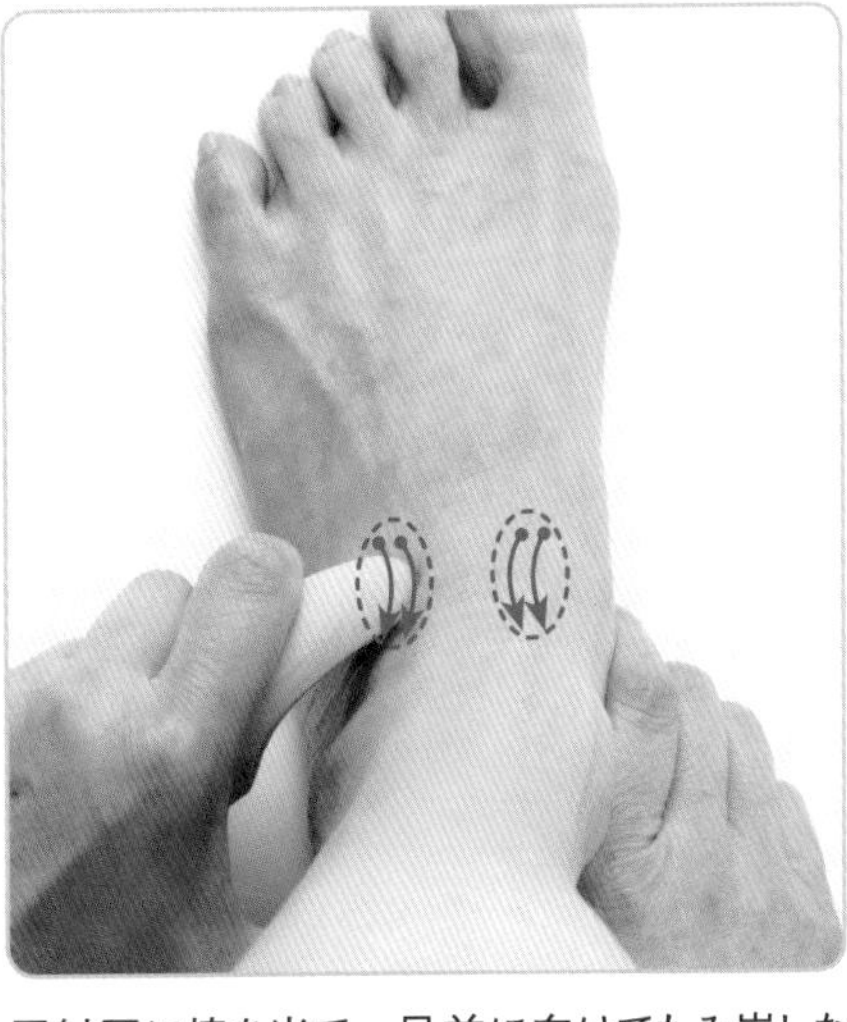

反射区に棒を当て、足首に向けてもみ崩しながら、動かします。

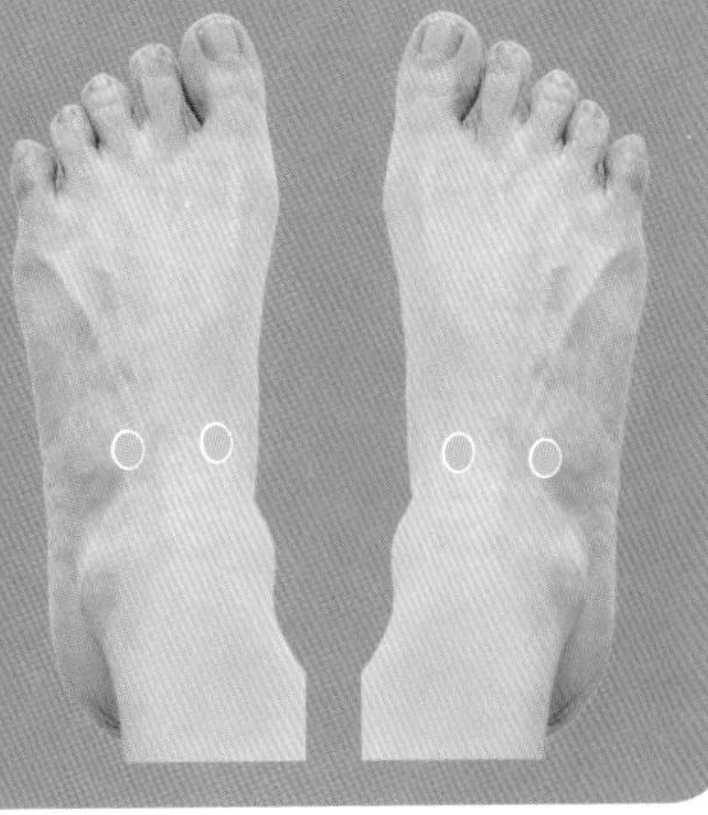

### 神経痛やヒビが入りやすい場所

「肋骨」は心臓や肺などの内臓を守る役割を担い、ストレスによる神経痛やヒビが入りやすい部分です。その反射区は、足の甲の付け根にあります。

## 反射区 61 上半身リンパ腺

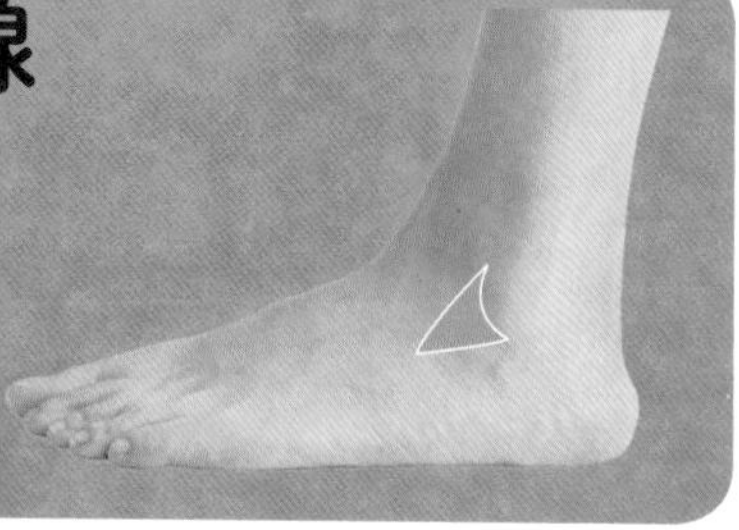

### 上半身の免疫機能をアップ

リンパ腺（リンパ節）は、体のさまざまな関節の近くにあり、体の免疫機能に重要な役割を果たします。「上半身リンパ腺」は、外くるぶしの前方に反射区があります。

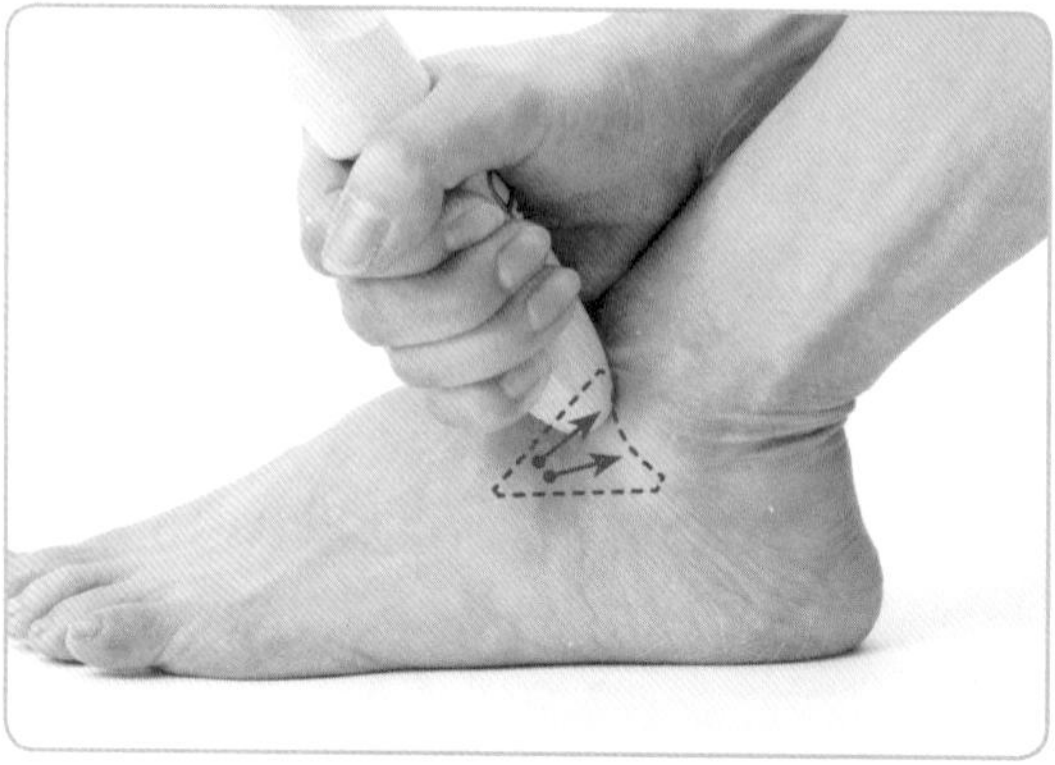

外くるぶしの前方を、骨の突起の下から上へ、削るようにかき出します。ここは毒が溜まりやすいので、左の写真のように、三角形のくぼみをつくるようにしっかりかき出し、上半身にあるリンパ腺の働きを活発にしましょう。

## 反射区 62 下半身リンパ腺

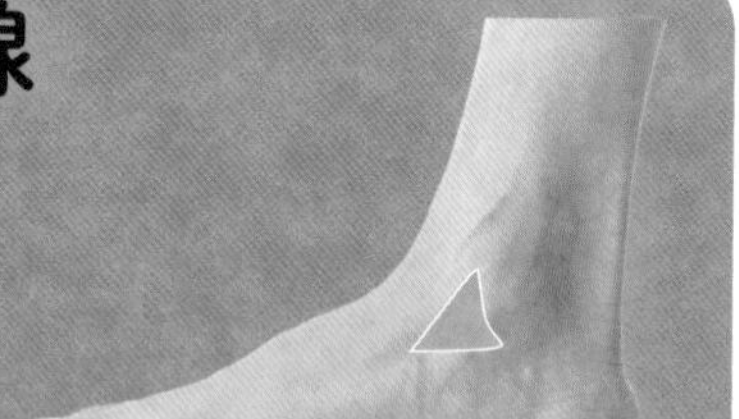

### 下半身の免疫機能をアップ

「下半身リンパ腺」は、お腹周りや足の付け根にあるリンパ腺に関係する反射区です。その反射区は、内くるぶしの前方に位置しています。

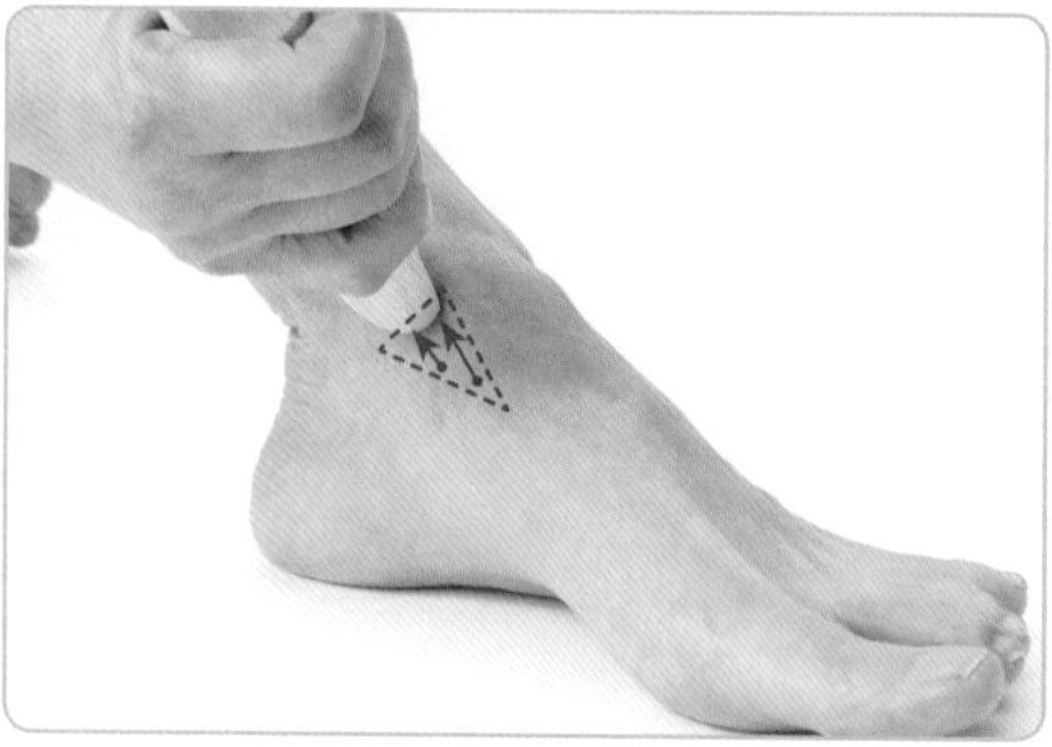

「61上半身リンパ腺」と同様に、内くるぶしの前方を骨の突起の下から上へ、削るようにもみます。毒が溜まるとくるぶしが埋もれて形が見えなくなるので、左の写真のように、三角形のくぼみをつくるようにしっかりかき出しましょう。

## 反射区 63 痰《たん》を切る

**痰を切り呼吸を楽にしてくれる反射区**

「痰を切る」反射区は、足首の付け根にあります。ぜんそくなど呼吸器系が弱く、痰がからんで呼吸が苦しいときなどに、この反射区を強く押しながらもみ崩すといいでしょう。

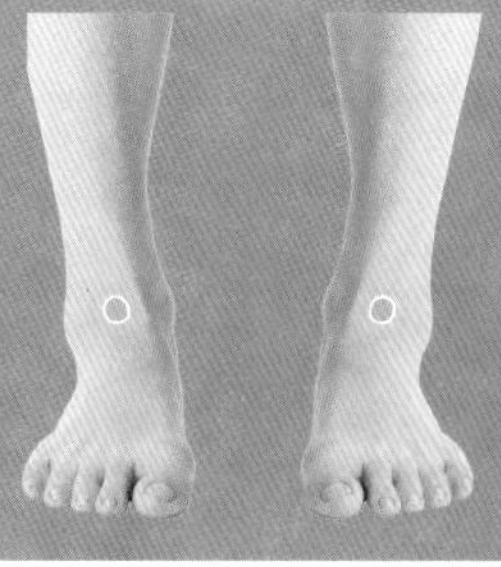

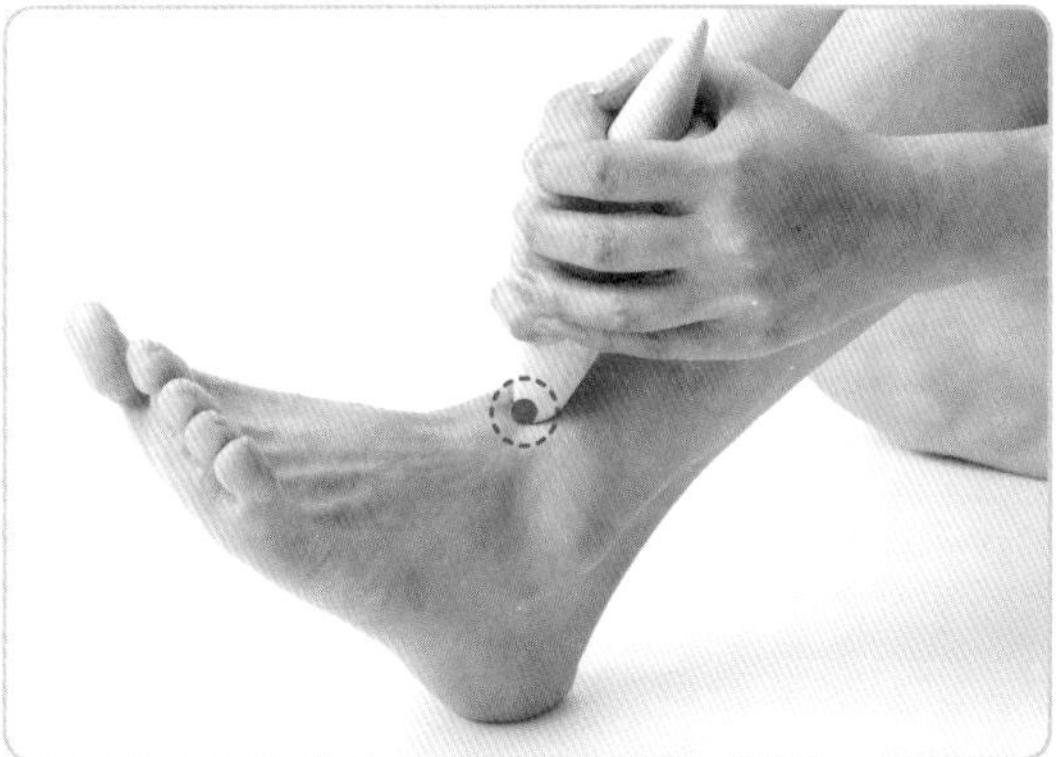

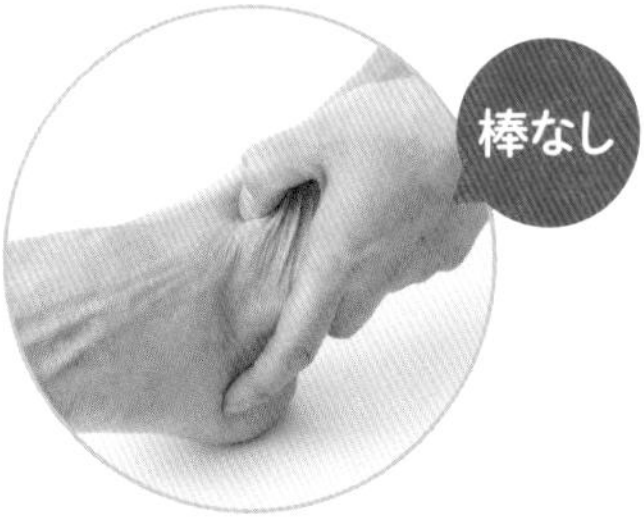


棒か手の親指の先を反射区に当て、グーッと力を込めて、掘るようにしてもみ崩します。

## 反射区 64 鼠《そ》径《けい》部

**老廃物が溜まりやすいふとももの付け根**

「鼠径部」はふとももの付け根のことで、老廃物が溜まりやすい場所。反射区は足の内側、内くるぶしの上にあります。鼠径ヘルニアで痛みがある方は、よくもみましょう。

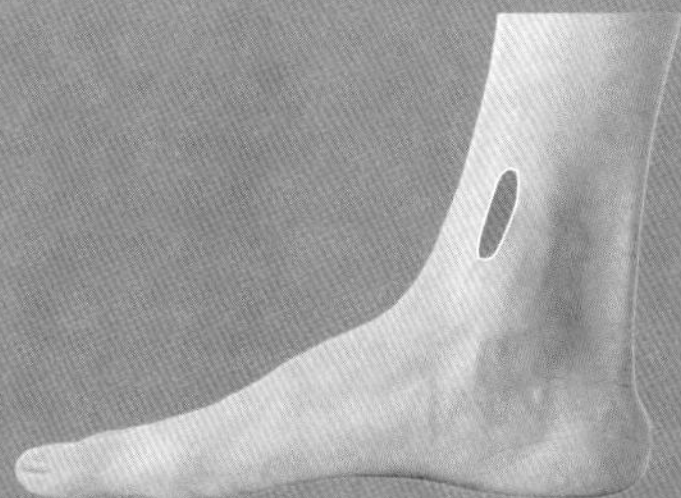

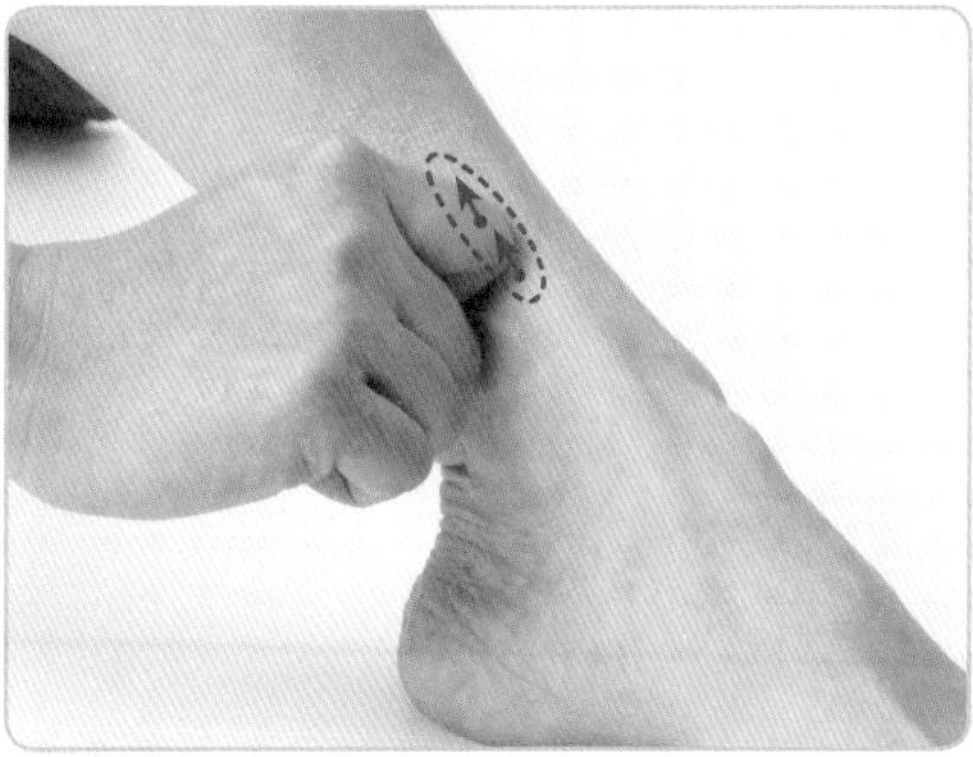

手の人さし指の第二関節を反射区に当て、つま先方向にグーッと力を込めてもみ崩します。

すーっと POINT

ここに老廃物が溜まると
足全体がパンパンに。
座り仕事が多い方などは
特に念入りにもみましょう

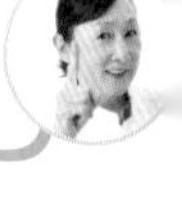

1分
足もみ

## 複数の反射区を同時に

# むくみや、のどの不調など風邪っぽいと感じたら

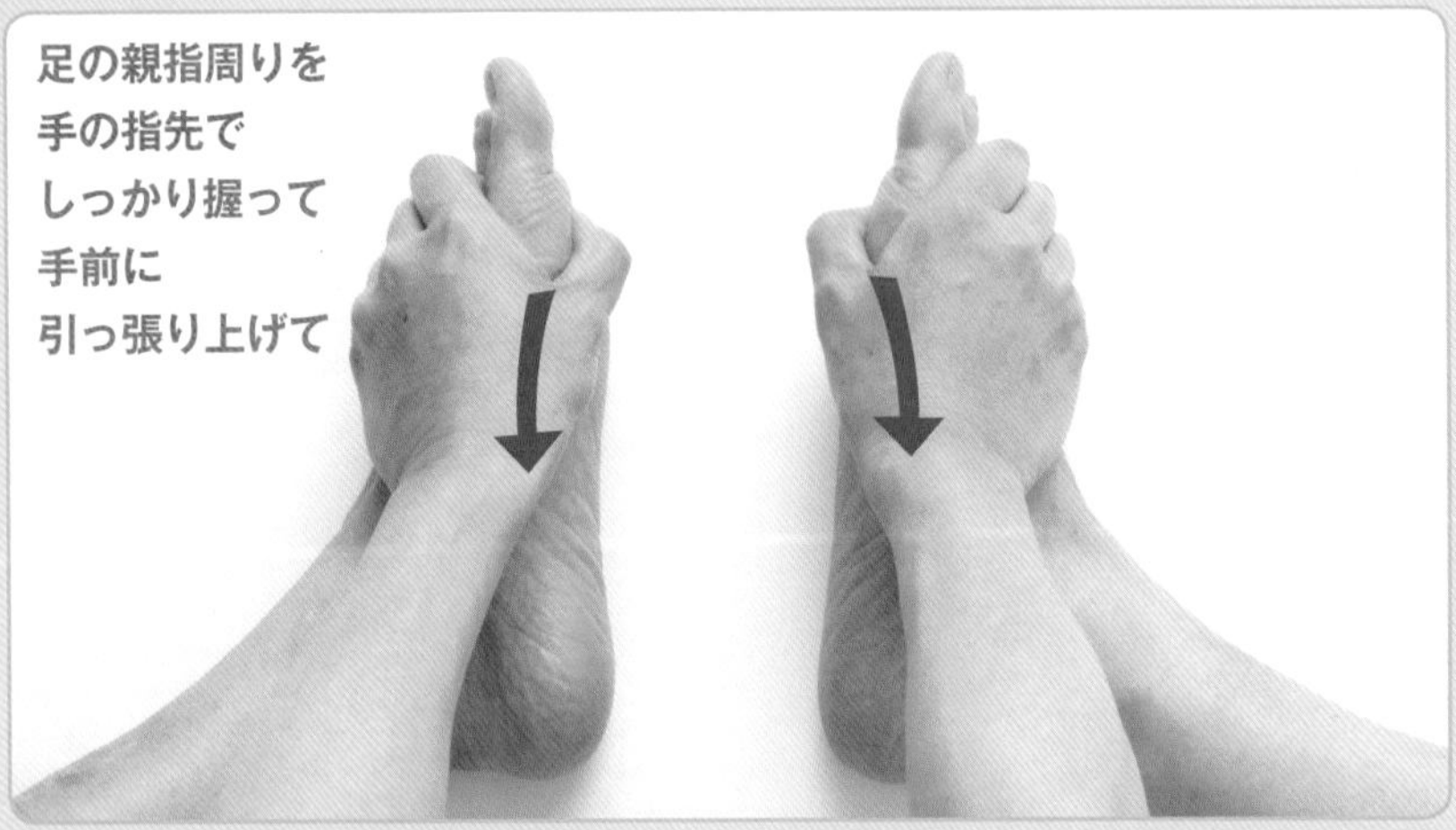
足の親指周りを
手の指先で
しっかり握って
手前に
引っ張り上げて

写真のように足を握り、両手の4本の指でのどや胸に関係する甲側の反射区（54・55）をしっかり押さえ、足の親指の骨に向かって圧をかけます。さらに、手の親指で「3鼻」や、アレルギー反応を抑える「14副甲状腺」の反射区などを刺激しましょう。

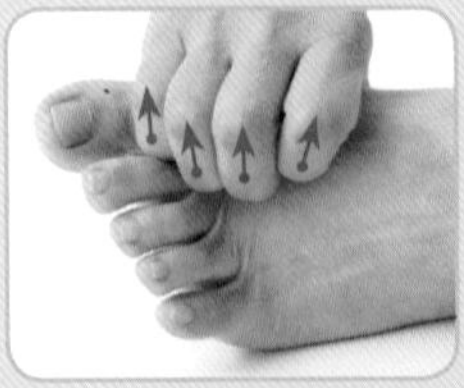

Point

手の人さし指から小指は、「54胸部リンパ腺」と「55声帯・のど・気管」の反射区をしっかり押さえる。写真は左足を右手でもんでいます（片足ずつ）。

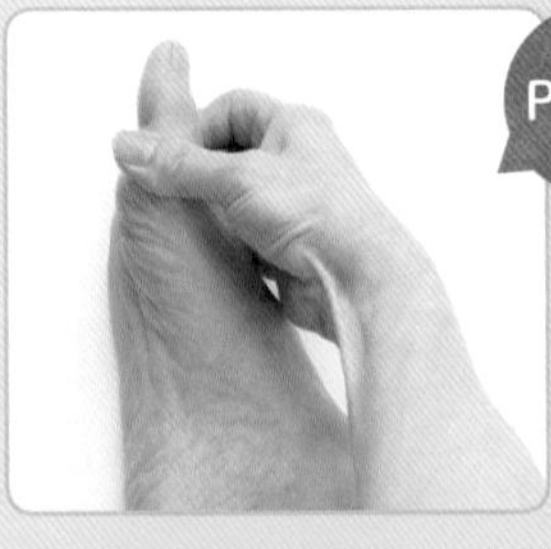

Point

手の親指は足の親指の「3鼻」や、付け根の「14副甲状腺」の反射区に当てます。

1分足もみ

## 複数の反射区を同時に

# 中性脂肪などが多い人は血液とリンパの流れをよくして生活習慣病を予防

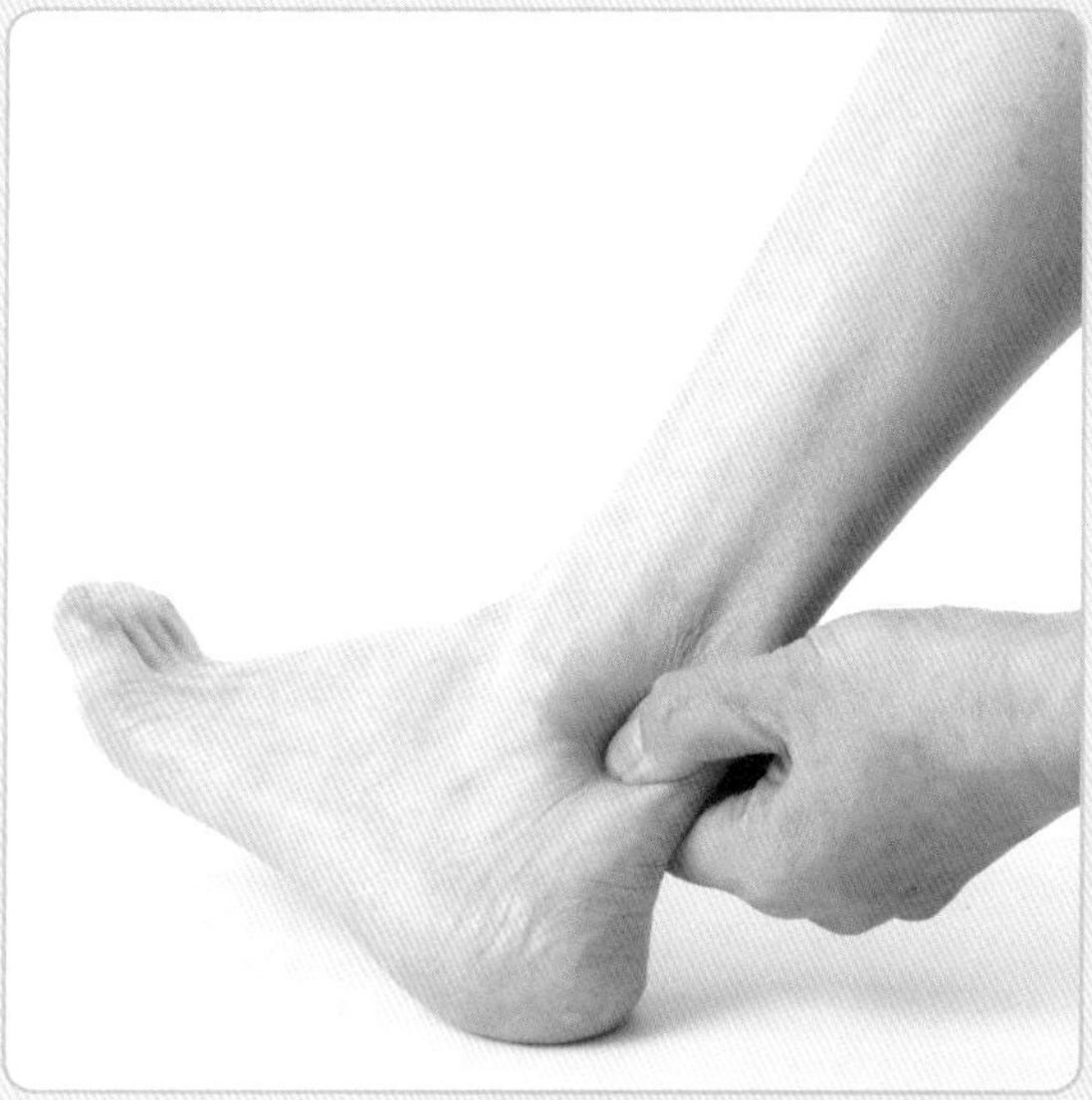

### アキレス腱周りとくるぶし周りをもむ

コレステロールや中性脂肪などの値が高い方や、脂肪肝の方はアキレス腱に老廃物が溜まり、太くなっています。アキレス腱《けん》周りの「[45]直腸筋（痔疾《じしつ》）」と「[47]下腹部（腓骨《ひこつ》筋）」の反射区、さらにくるぶし周りをもんですっきりさせると、リンパの流れもよくなり、さまざまな不調が改善されます。

アキレス腱がくっきり見えるようになるとすっきり美脚に！

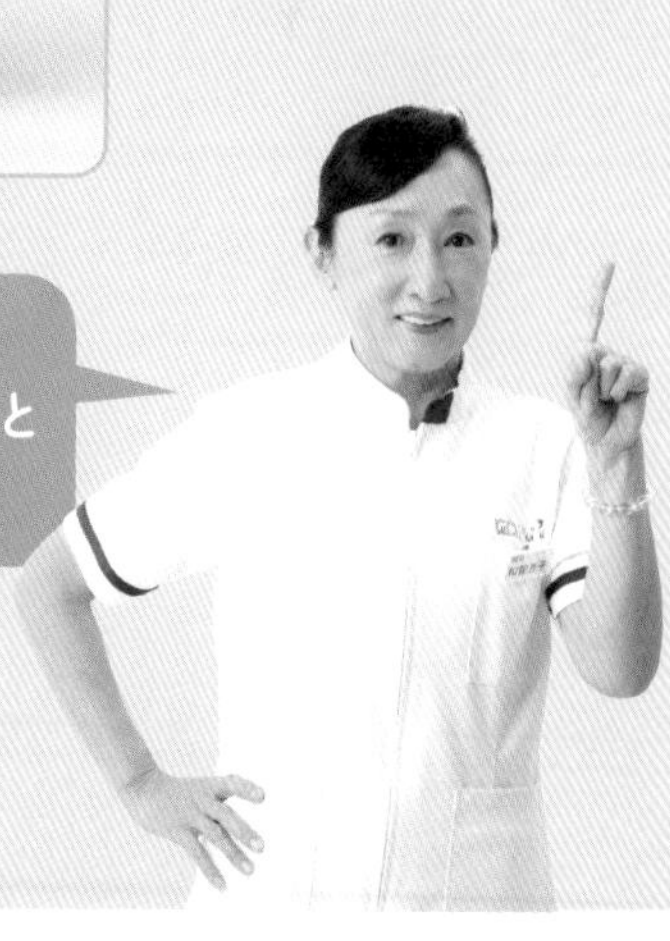

# どこでもできる1分手もみ

## 足をもめないときは手をもんでおこう

45ページでも少しご紹介しましたが、足と同様に手にも反射区があります。手の反射区の位置は足と似通っていることが多く、指には足指と同じく大脳や目、耳など首から上の反射区が、手首に近いところも足首と同じで肛門や生殖腺の反射区があります。この反射区の場所さえ覚えておけば、いつでもどこでももめて便利です。

手の反射区の図は P.6〜参照

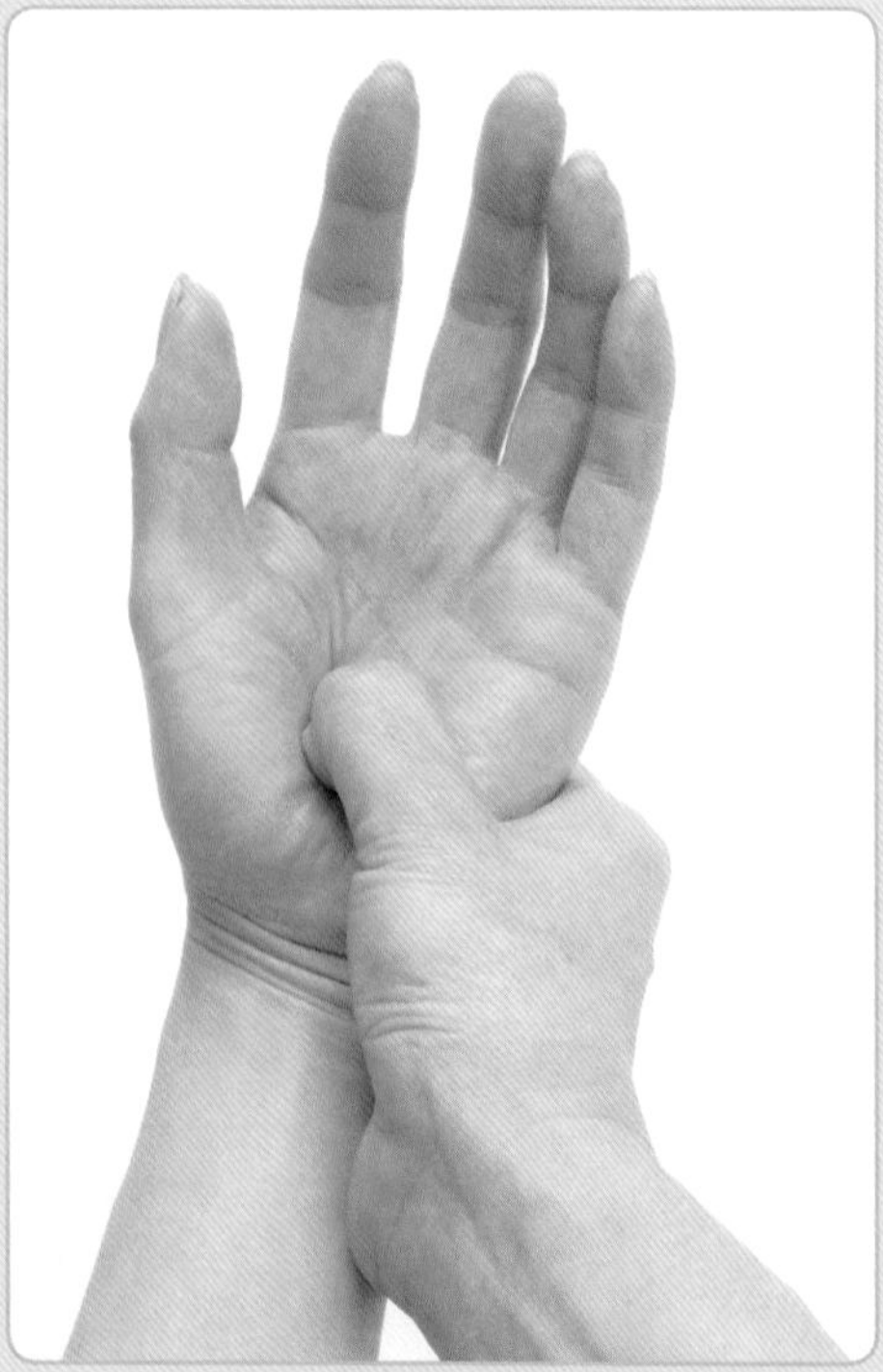

### 手のひらの反射区は反対の手の親指でもむ

手のひらにはたくさんの反射区があります。親指の先をグーッと押し込み、残りの指で裏から押さえましょう。爪が当たって気になる方は、ハンカチを当ててもんでください。さらに皮膚を守るため、クリームをつけてもいいでしょう。

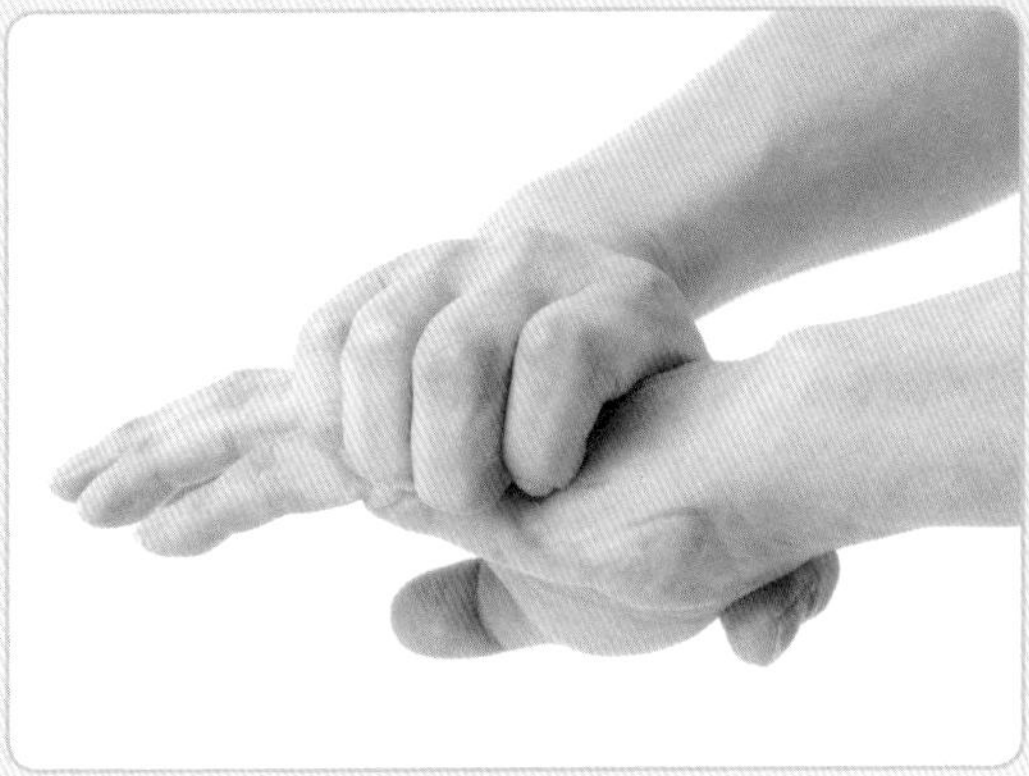

### 手の側面の反射区は反対の手でつかんでもむ

手の小指側の側面には肩関節や上腕、肘関節や膝関節、親指側は副甲状腺や胸椎、腰椎などの反射区があります。反対の手でグーッとつかむようにしてもむと、力を入れやすいです。

### 手の甲の反射区も反対の手の親指でもむ

手の甲には三半規管や声帯・のど・気管、胸、横隔膜などの反射区があります。手のひら同様、親指で反射区を押し、ほかの指で裏から押さえ、しっかりもみましょう。

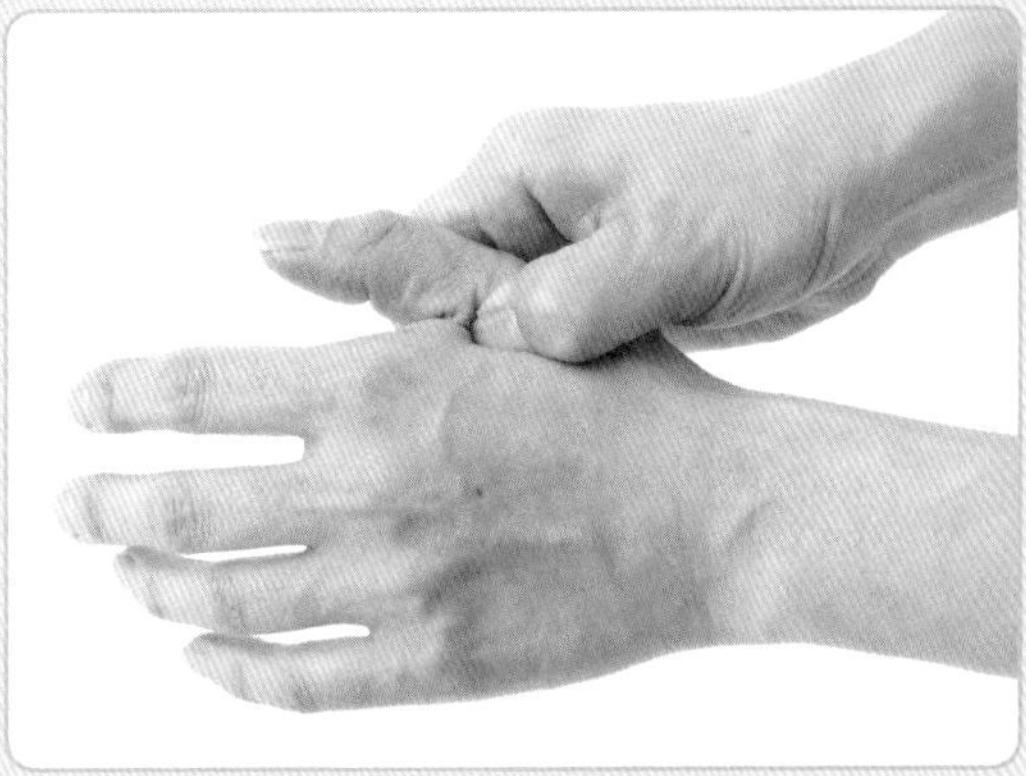

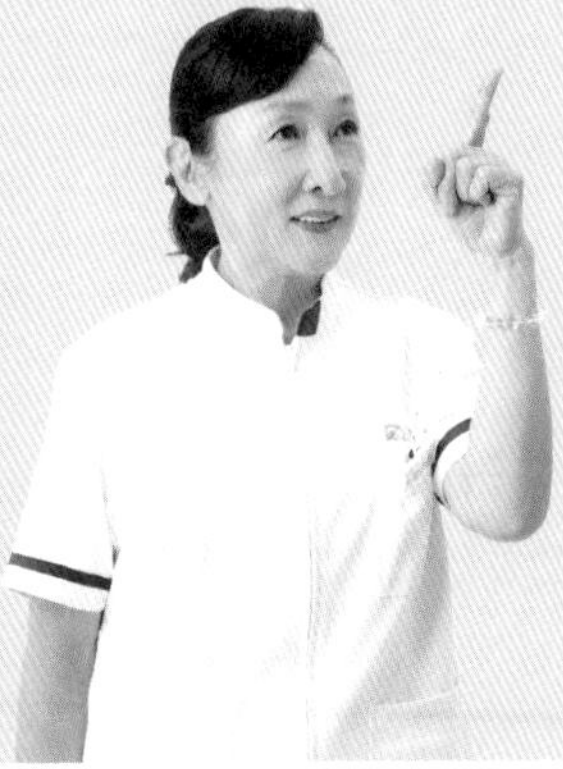

足のほうが老廃物は
溜まりやすいのですが
「手もみ」は移動中や外出先でも
手軽にできるので
やってみてください！

## 体験談４

# 糖尿病と高血圧のせいで倦怠感《けんたい》がひどかったのが足もみで一気に改善！

滝澤伸吾さん（55歳）

以前、会社勤めをしていた際、健康診断で要検査となり、高血圧と糖尿病の治療が始まりました。ただ、薬を飲み続けても症状は改善せず、血圧は上が１５０で下が１１０、「ヘモグロビンＡ１ｃ」も８・５（正常値は４・６～６・２）もありました。

会社をやめて自宅でＦＸ（外国為替証拠金取引）の会社を経営するようになってからも、薬を飲み続けていましたが、症状は相変わらずなうえに、とにかく体のだるさがひどかったんです。パソコンの前に座っているのもつらく、ベッドで寝ていることが多かったほど。病気を改善するために運動をすすめられてもやる気になりませんでした。

そんなとき、いろいろな健康法を実践している友人が、どこか一カ所に通うなら、と紹介してくれたのがＫＭＲでした。

それまで自分も、全身マッサージや足もみなどに行ったことがありましたが、施術中、気持ちがよいだけでした。ＫＭＲの足もみはパンチがあり、施術後、３日間くらい足が腫れぼったく感じたものの、そのぶん効いていると思えました。また、院長の足裏診断では体の不調から性格まで言い当てられ、本当に驚きました。

しばらくは週に一度通って施術してもらい、仕事中は足裏をローラーでもみほぐし、入浴中に膝上とふくらはぎをもむようにしました。

また、デトックスにも役立つ「ケイ素」を院長に紹介されて飲み始めたところ、どんどんだるさがなくなり、血圧は上が１１０、下が70となり降圧剤が不要に。糖尿病もヘモグロビンＡ１ｃは５・７、空腹時血糖値も80と正常値となり、薬も6種類から3種類に減りました。

そうして体調がよくなったら、体を動かしたくなり、気づけばジムに週4日も通うようになっていました。今はコロナ感染予防のため、自宅でトレーニングをしていますが、50歳を過ぎても体を動かそうという前向きな気持ちにもなれたのは、足もみを始めたからこそだと思っています。

最近は仕事が忙しくても、2週間に一度のペースで施術を受けていますが、半年ほど前に少し通えなかった時期があったんです。その間、家でも足もみをしていなくて、しばらくぶりに行ったところ、「足裏と膝上が硬いですね〜」と、さぼっていたことがバレてしまいました。

その後は反省して、自宅で足もみを再開しました。すると、次の施術で「ちゃんと持続していますね」と言われ、続けてやることの大切さを痛感したしだいです。

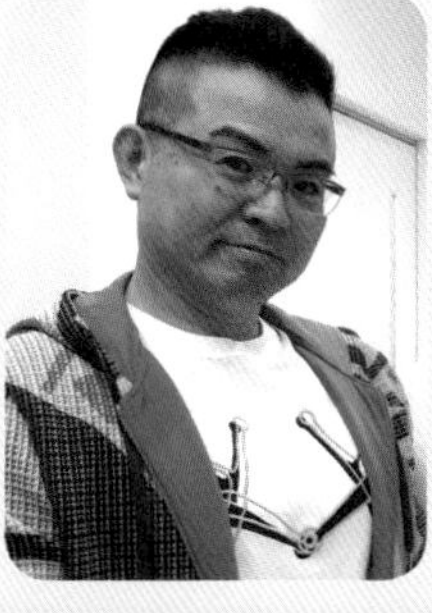

体験談5

# 90歳を過ぎていても足腰が丈夫になり視力も回復！

田内久子さん（91歳）

2年半前、温泉で足もみを体験した際、足指が動くようになったのに感動して、東京で足もみができる場所を探し、ＫＭＲを訪れました。当時は坐骨《ざこつ》神経痛で長距離を歩けなくなっていたうえに、17年前の黄斑《おうはん》と白内障の手術以来、視力が0・4まで落ちていました。

ＫＭＲの施術は、最初1～2カ月はさわられるところがすべて痛くて、「こんなに悲鳴をあげる患者はいないのでは」と思うぐらい叫んでいました（笑）。しかし、施術後に階段を下りるとき、雲の上を歩いているように、足が軽くなったのがわかり、それが通い続ける原動力になりました。

定期的に月2回通い、半年後には足もみが気持ちよく感じられ、足もむくまず、歩くのが楽になりました。以前は大きい交差点だと、青になったらすぐ渡らないと渡り切れなかったのが、今は途中からでも渡り切れるように。毎日3500歩は歩いています。

視力も0・8まで上がり、午前中なら老眼鏡なしで新聞が読めますし、食事の際もお魚の骨がきちんと見えるように。足もみに出合えてこんなに元気になり、本当に感謝しています。

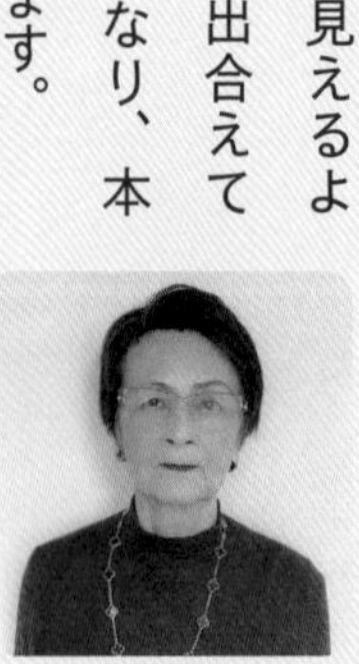

# 第４章

「準備もみ」「基本もみ」解説付き

# お悩み別本格足もみ法

ここでは、「準備もみ」と「基本もみ」を実行したうえで行う、お悩み別の足のもみ方をご紹介。１分足もみだけではもの足りない方におすすめの、本格的な足もみ法です。

和智恵子院長の実体験！

# 不調続きだった私を変えた官足法との出合い

若い頃は不調との闘いでした。女優として『ウルトラマンタロウ』の隊員役や、深夜番組の『23時ショー』の初期カバーガール、TBSの昼ドラ『真珠夫人』のレギュラー役などで充実した日々を過ごす半面、常に体調への不安を抱えていました。大きな仕事をいただいても、診断書持参でお断りせざるをえなかったことも……。

そのうちに自信を喪失し、美容メイクの教室を始めたのですが、その頃、医師から「妊娠しても子どもを産むのは難しい」と言われたのです。これはなんとかしないと、と体調改善のためにさまざまな療法を試す中で出合ったのが、官有謀《かんゆうぼう》先生の「官足法《かんそくほう》」でした。

## 無謀な弟子入りで学ばせてもらった「官足法」

官足法を知る少し前、私が地元の国立《くにたち》で開いていた「足心道《そくしんどう》」の簡単な足もみレッスンに通ってくれていた女優さんから、ものすごい先生がいると聞き、文化創作出版の行本昌弘社長を通じて、官先生を紹介していただくことになったのです。

そして、講演会での「ひとりでも多くの人を足もみで健康にしたい」という先生の思いに感銘を受け、講演会後に直接お目にかかった際にお人柄にもひと目惚《ぼ》れし、弟子にしてくださいといきなり頼み込みました。当時、子宮の左右にできた５００円玉大と10円玉大の腫瘍のせいで激しい痛みがあり、子宮の全摘出をすすめられていて、「このままでは子どもが産めなくなってしまう……」と切羽詰まっていたこともあり、必死のお願いでした。

すると、官先生は快く弟子にしてくださり、力強い言葉で勇気と希望を与えてくださいました。それが足もみを極めようと思った原点となったのです。

その後、官先生とお弟子さんから官足法を教わり、必死に学びながら、日曜日を除く毎日、自分の足を2時間もみ続けました。その間、子宮摘出手術は待ってもらっていたのですが、半年後に再度診察を受けたところ、なんと腫瘍は2つとも消えていました。さらには、次男も授かることができ、官足法の素晴らしさを身をもって体験したのです。

## 素晴らしい官足法をより多くの人に広めたいと決意

無事2人の子どもを授かることができたものの、長男は生まれつき病弱で、元気に育つのか心配なほどでした。さらに、小児科の先生から「子どもの体が弱いのだから、高学年になるまで母親業に専念しなさい」と言われてしまい、「それならこの子を足もみで元気にしてあげよう！」と心に決めました。すると、もみ始めて1週間ほどで、長男が大量の痰《たん》を吐き出し、突然元気になったのです。

その様子に驚いた保育園の先生方が官足法に興味を持ってくださり、先生や園児親子の前で何度か講演会をしたのですが、そのうちにひとりでも多くの人に官足法を伝えたいと思うようになり、美容メイク教室を足もみ専門店に転換することにしたのです。

## あらゆるお悩みを改善するＫＭＲ式毒出し足もみ®

それからは、官先生から教わった官足法をベースに、より皮膚に負担をかけず、反射区の老廃物を効率よくかき出し、しっかり流すもみ方を追求していきました。そうやって実践の中で方法論を確立し、それまで学んだ美容法なども取り入れたのが「ＫＭＲ式毒出し足もみ®」です。この「ＫＭＲ式毒出し足もみ®」が、さまざまな症状やお悩みを改善する足もみ法だというのは、皆さんおわかりいただいたと思います。

そこで、本章では、お悩み別にどの反射区をもめばいいのかを、第3章でご紹介した反射区に対応させながら、わかりやすくまとめました。老廃物を流す道をつくり、足もみの効果をより引き出すことができる「準備もみ」と「基本もみ」についても解説します。

## 毎日数分の足もみで、元気な体を手に入れよう

残念ながら老廃物は毎日溜《た》まるので、今日1時間頑張って、その後、1週間空いてしまうなら、毎日、数分でも続けたほうが効果を感じられます。また、最初から全部やろうと思うとおっくうになるので、気になるところから始めてくださって構いません。

夫婦、親子などご家族でもみ合えば、コミュニケーション不足も解消できますし、足もみで楽しい気持ちや得した気分になれば、まさに一石二鳥です。

それに、免疫力は年齢とともにどんどん下がっていくものなので、セルフケアは絶対に必要です。毎日足をもむことで血流がよくなれば、免疫力は上がります。そうなれば、外に出ることも怖くなくなり、楽しく毎日を過ごせるはず。そんな、体質を根本から変える私たちの足もみを、多くの方に実践していただければ幸いです。

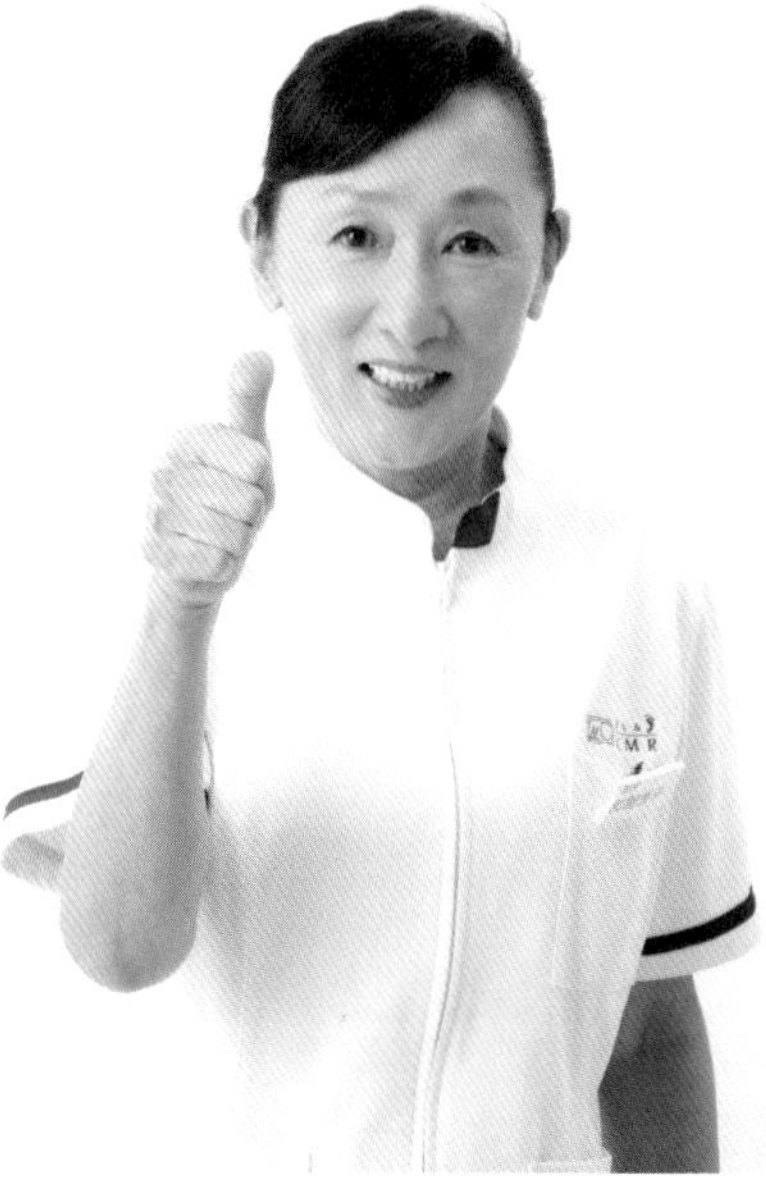

# 足全体の血液・リンパの循環をよくする

## 準備もみ

毎日5分！これだけでもOK

せっかく足をもみ、老廃物をかき出して流しても、足全体の循環が滞っていると、老廃物が排出されず、そこにとどまってしまいます。

そこでまず、お悩み別の足もみをする前に、足全体の血液とリンパ液の流れをよくして、老廃物を流す道をつくる「準備もみ」をしましょう。鼠径《そけい》部を起点として、足を上から順にもむのですが、これだけでも体が楽になりますよ！

【もむ順番】

① 鼠径部
▼
② ふともも
▼
③ 膝周り・膝裏
▼
④ ふくらはぎ
▼
⑤ 内きわ
▼
⑥ 外きわ
▼
⑦ 足首回し

### ① 鼠径部

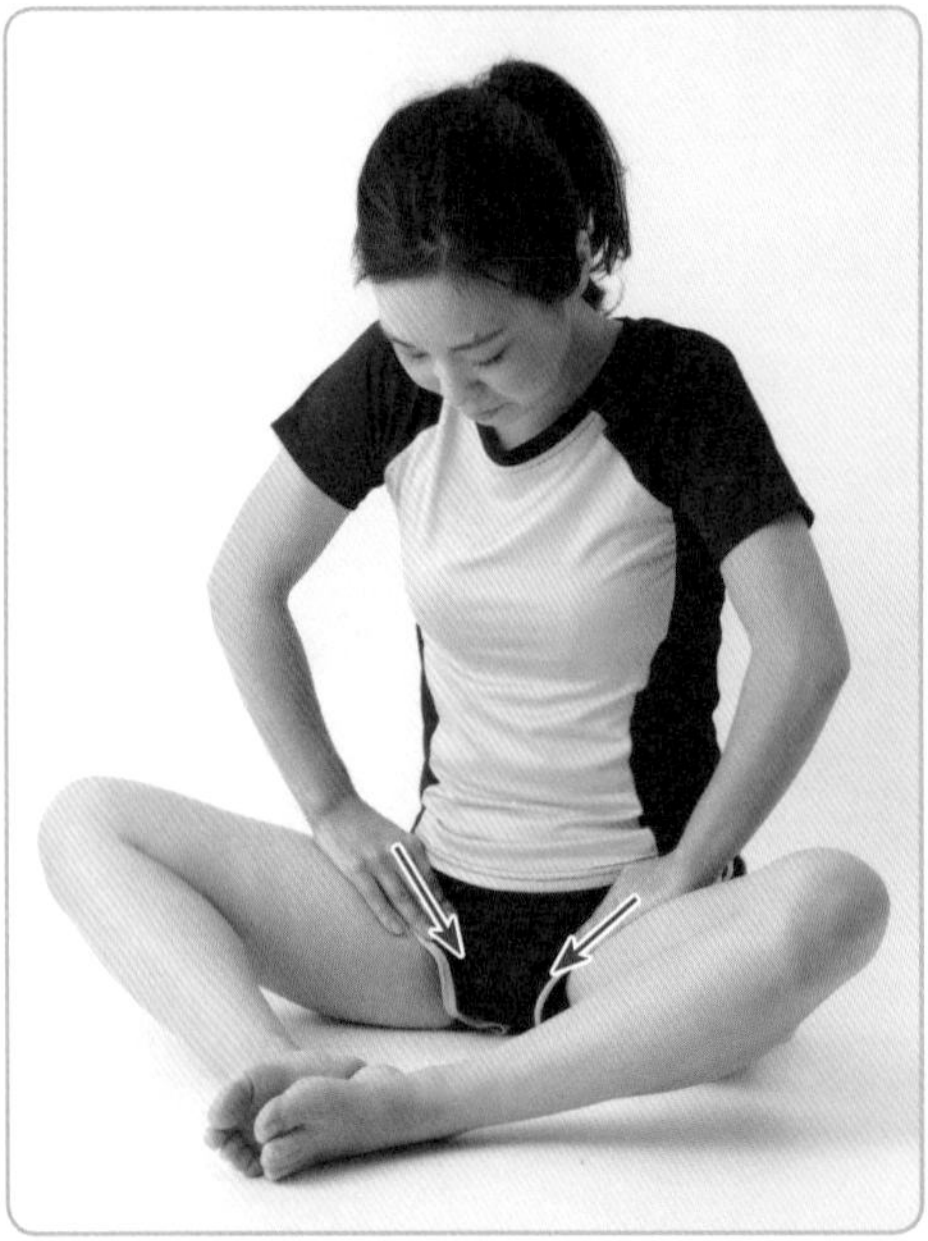

両手で足の付け根のくぼみ辺りを矢印の方向へさすります。鼠径部は、足から流れてくる老廃物の出口になるので、やさしく、しっかりもみ込みましょう。強くこすりすぎるのは NG です。

## ② ふともも

### 膝上

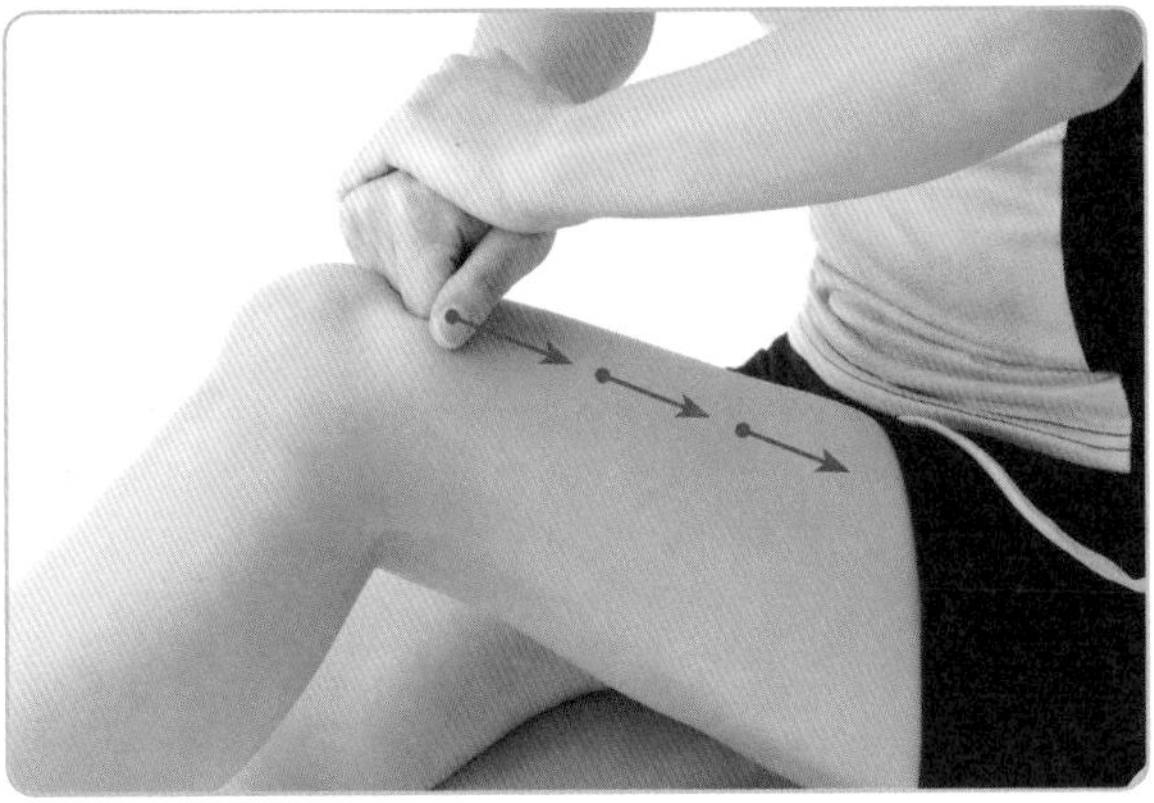

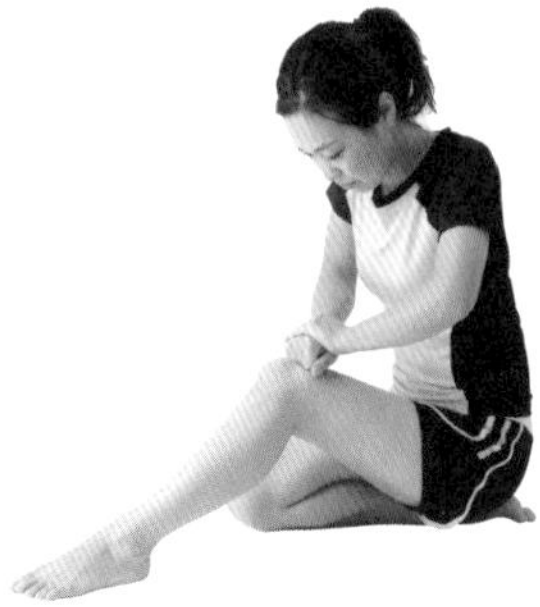

ふとももにクリームをつけ、握った利き手を膝上に押し当て、そのまま足の付け根に向かって、老廃物をかき出します。

### 外側（内側も同様に）

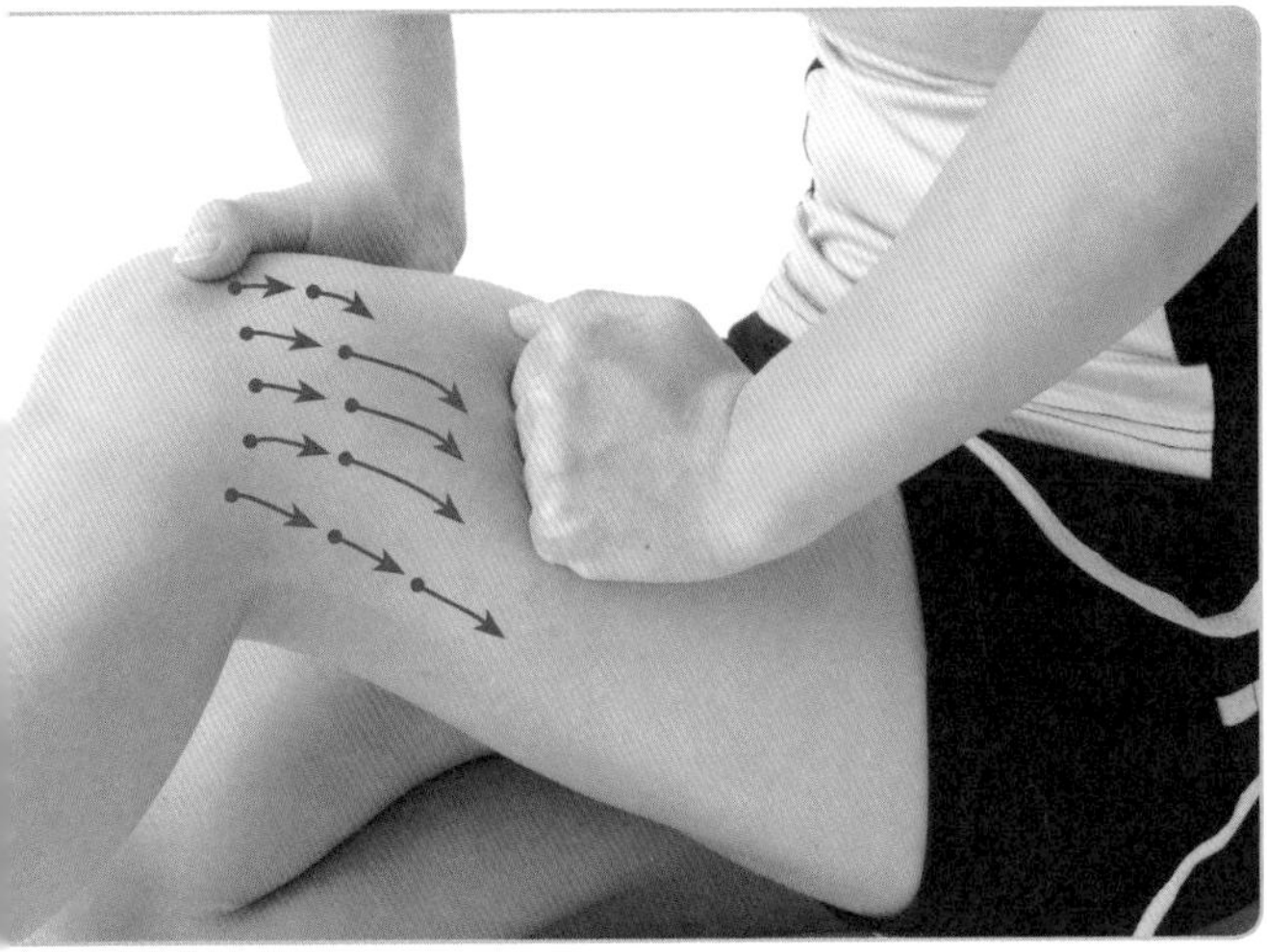

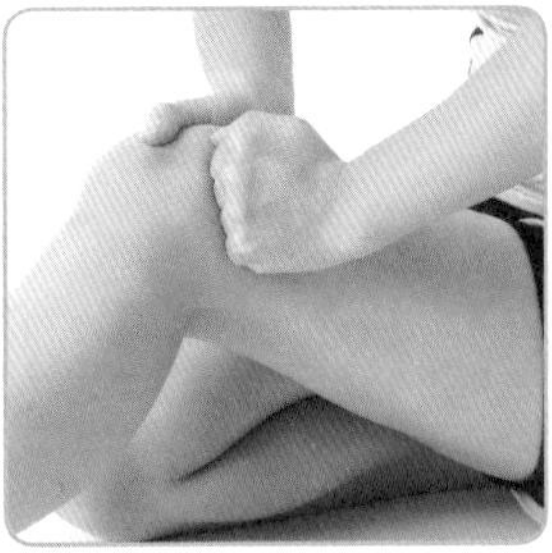

左足の内側を右手でつかみ、外側に握った左手を押し当て、膝のほうから足の付け根に向かって老廃物をかき出します。内側は手を逆にして、左足が終わったら同じように右足をもみましょう。

●→ 方向
体重をかけて押し当てる

**左足→右足の順で両足行う**

# ③ 膝周り・膝裏

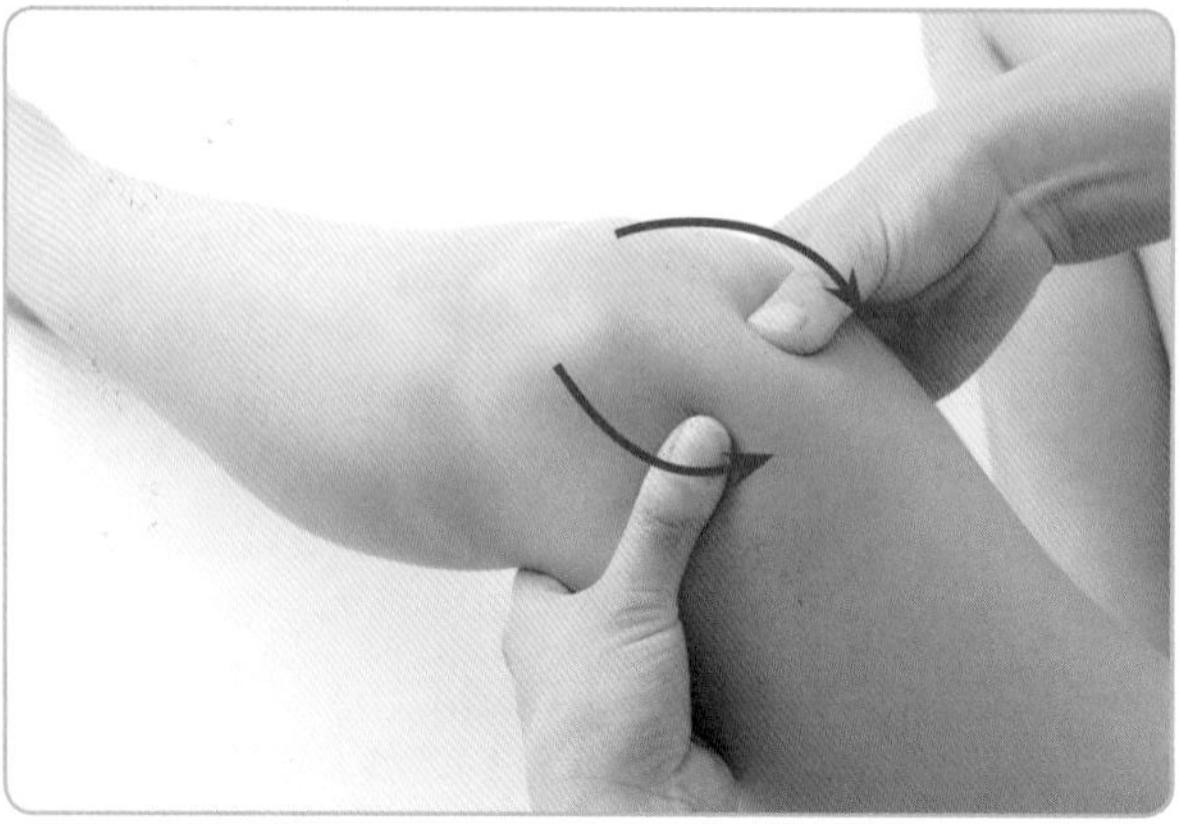

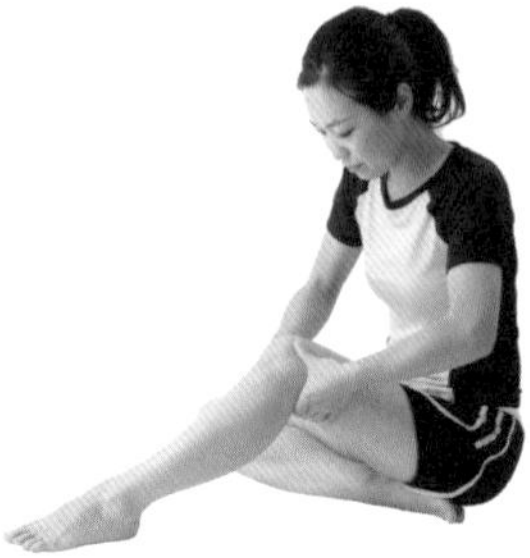

クリームをつけ、膝の皿（膝蓋骨）に沿ってもみます。両手で膝を包み込むようにして、両親指で膝の皿の周りについた老廃物をはがしていきます。

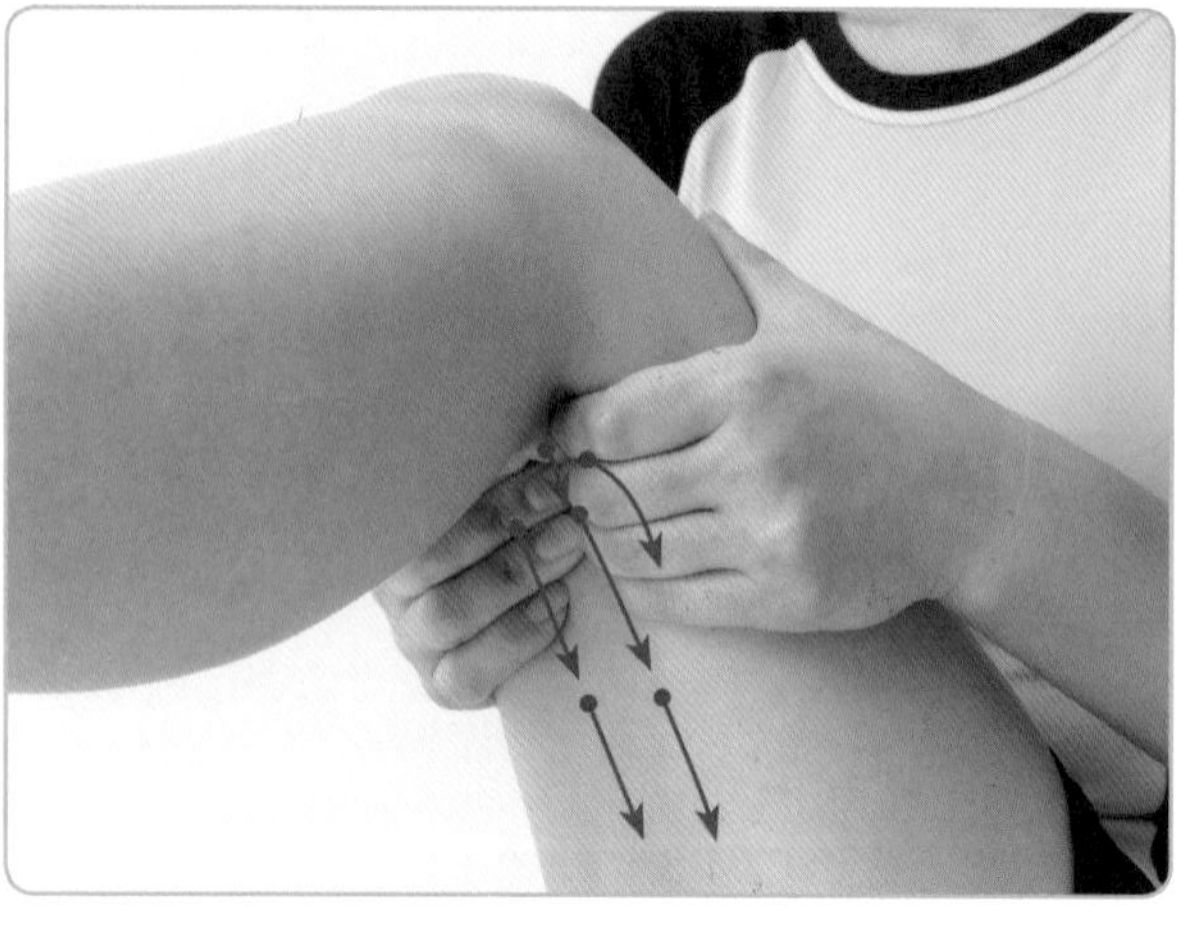

膝裏の両サイドの筋の内側に、親指以外の4本の指を入れ、老廃物をかき出すイメージで丁寧に、足の付け根に向かってもみほぐします。

**左足→右足の順で両足行う**

## ④ ふくらはぎ

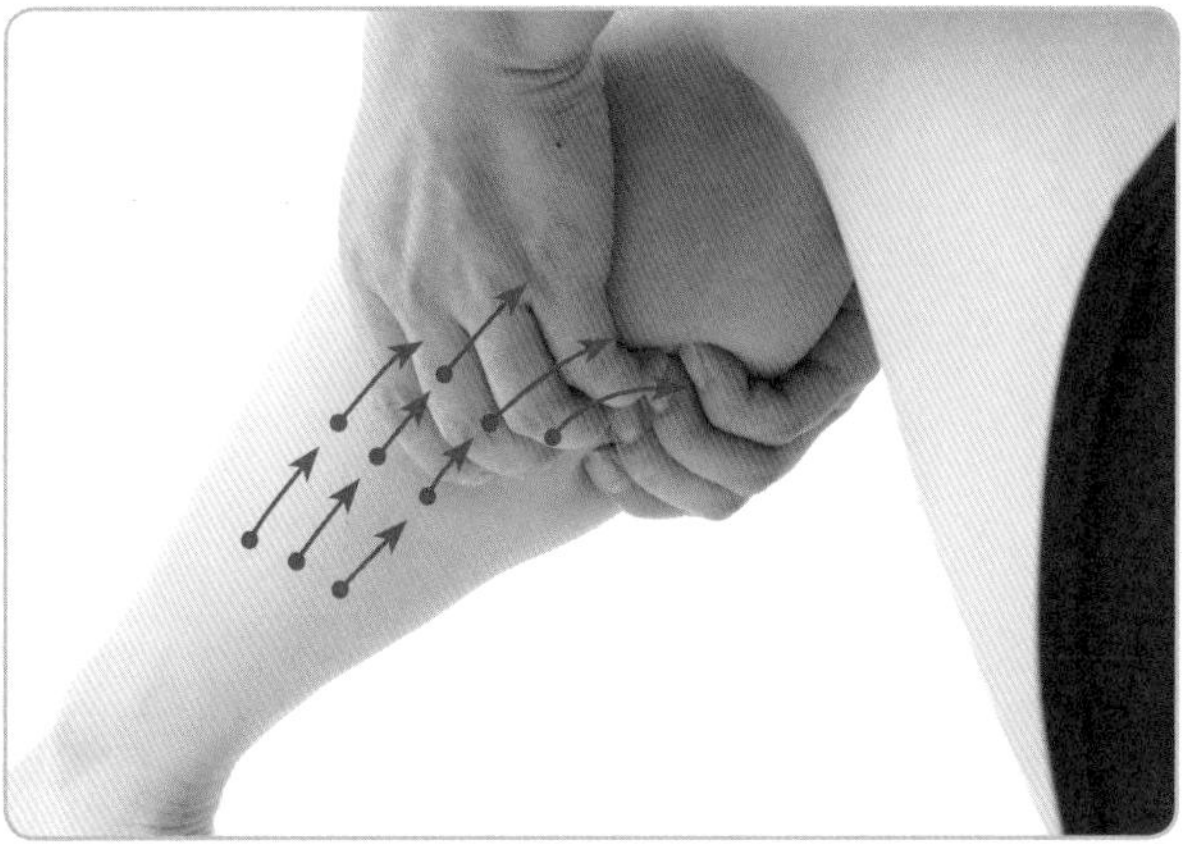

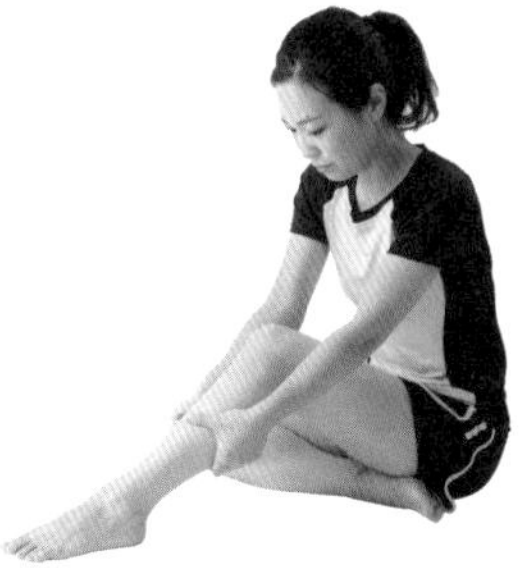

ふくらはぎを両手で包み込むように握り、親指以外の4本の指で下から膝裏に向かって、もみほぐしていきます。

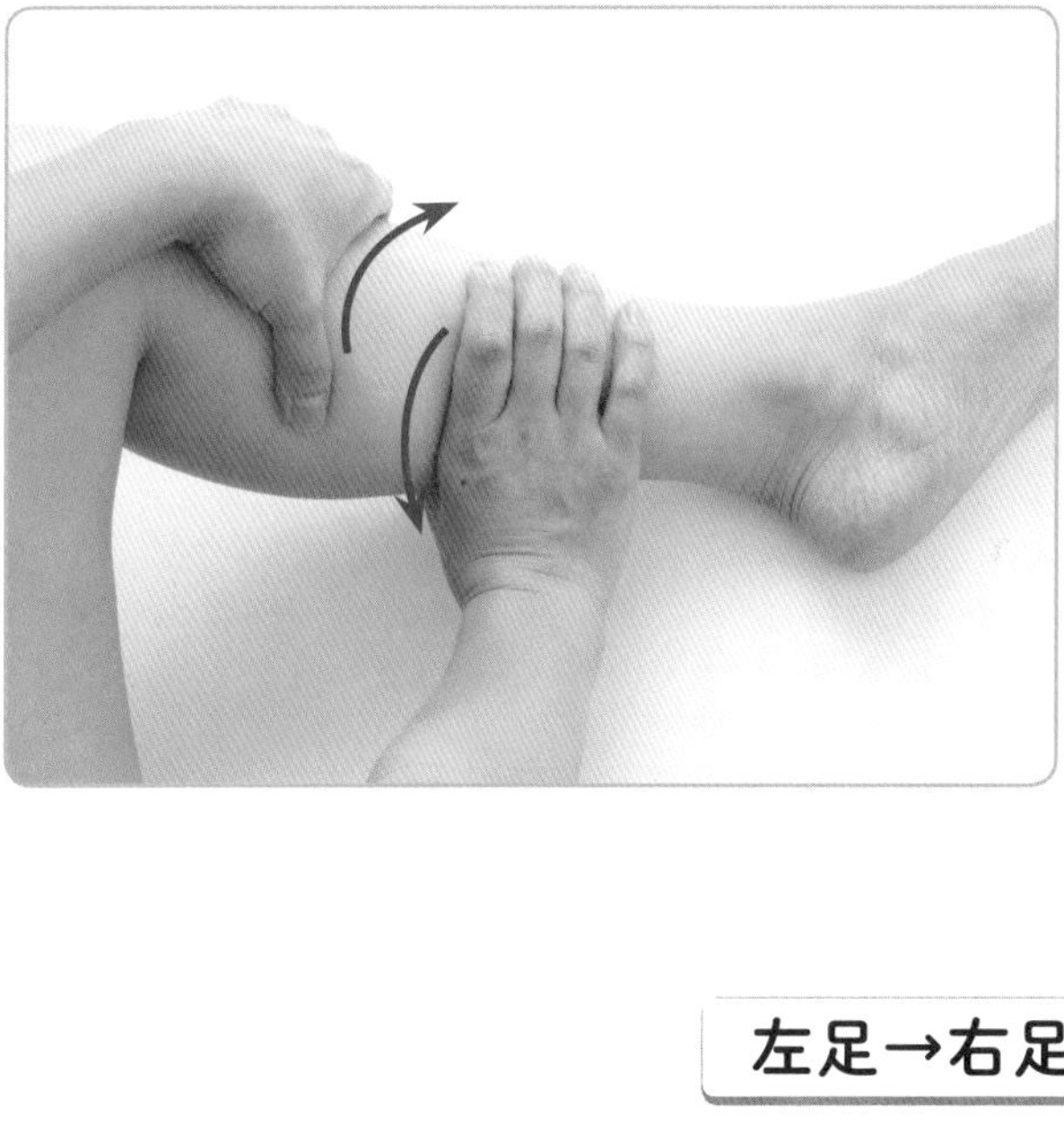

両手でタオルを絞るようなイメージで、特に親指に力を入れて、ふくらはぎをねじるようにもみ込み、柔らかくほぐします。

**左足→右足の順で両足行う**

## ⑤ 内きわ

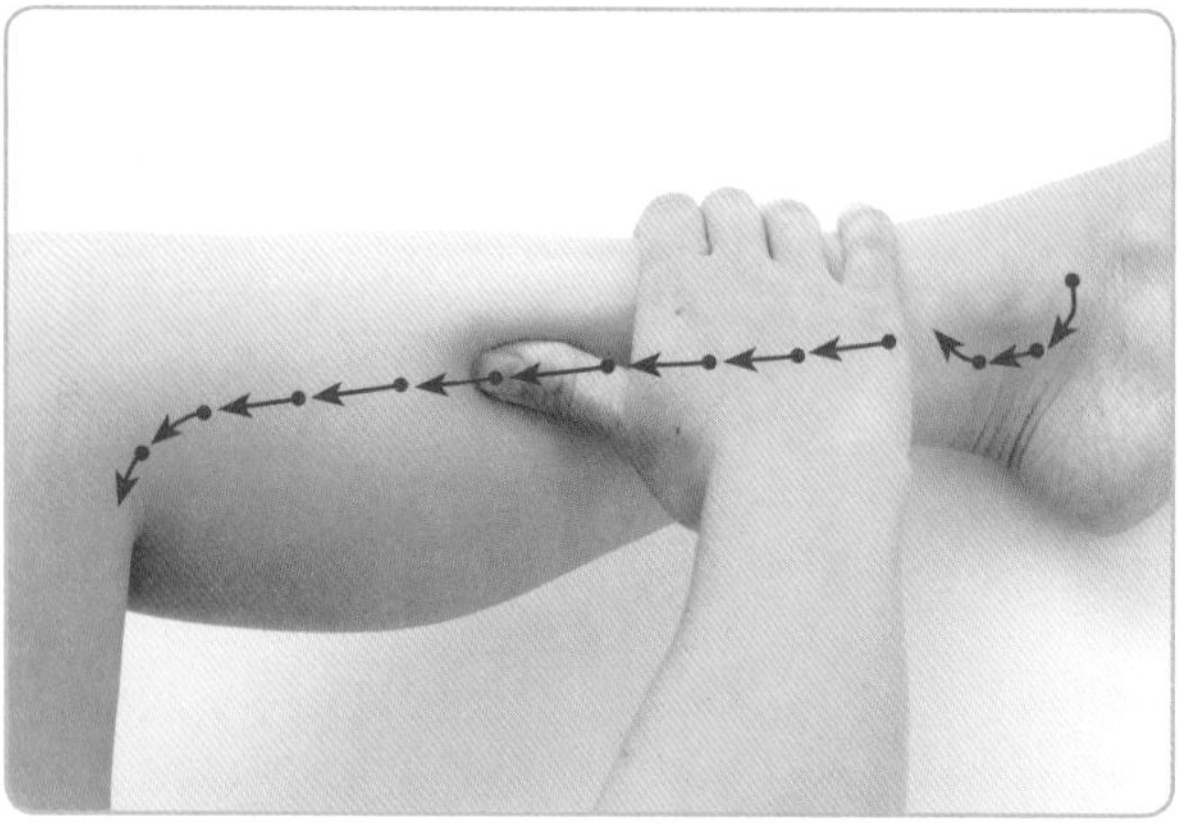

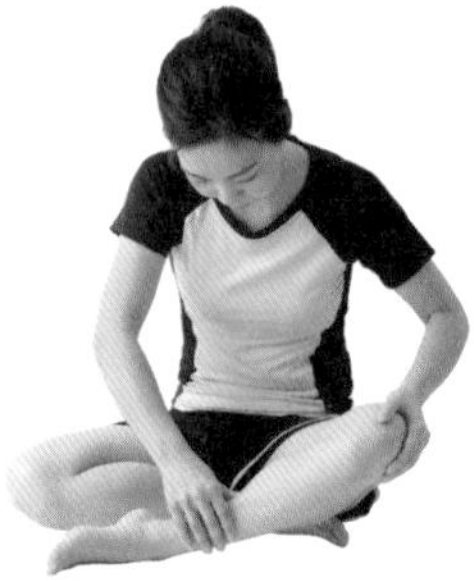

骨周りについた老廃物を削ぎ落とすイメージで、親指の腹を内くるぶしから骨に沿わせ、膝裏に向かってスライドさせてもみます。

**左足→右足の順で両足行う**

## ⑥ 外きわ

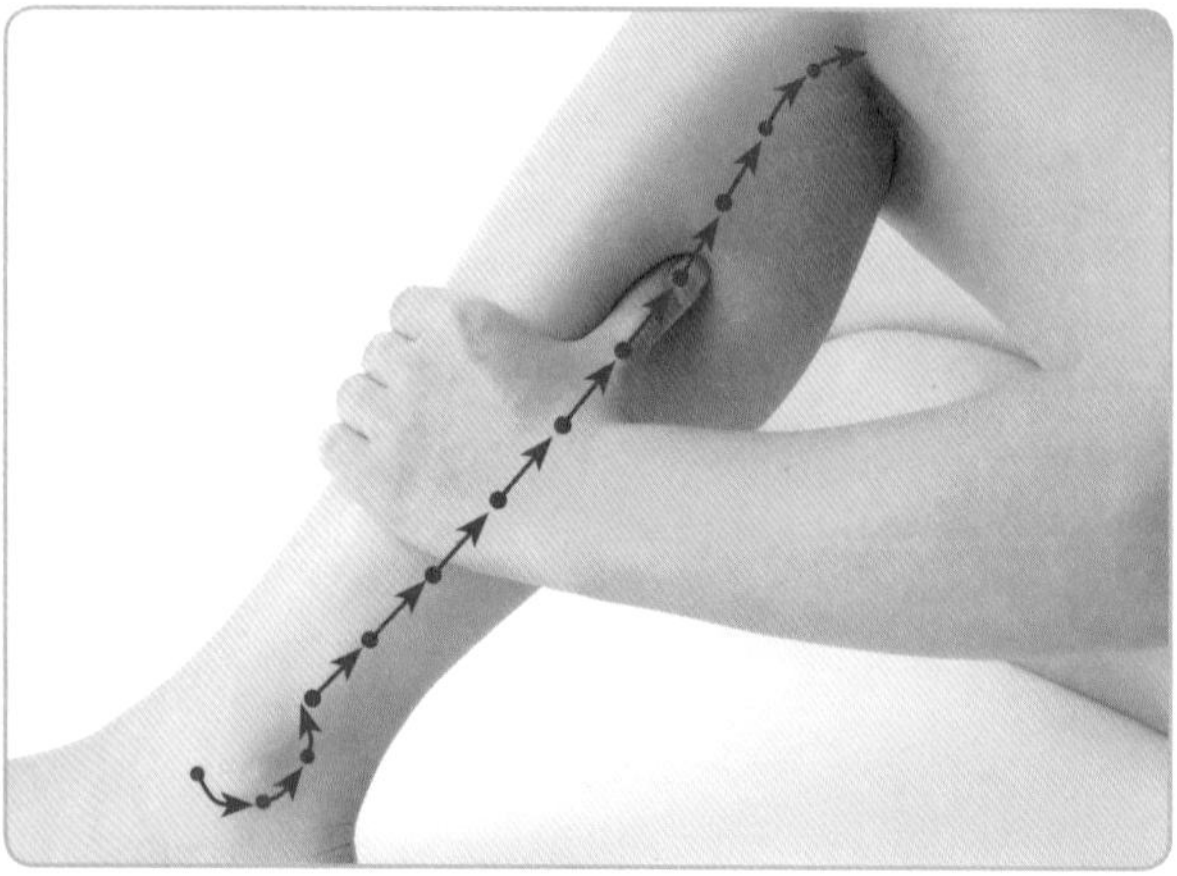

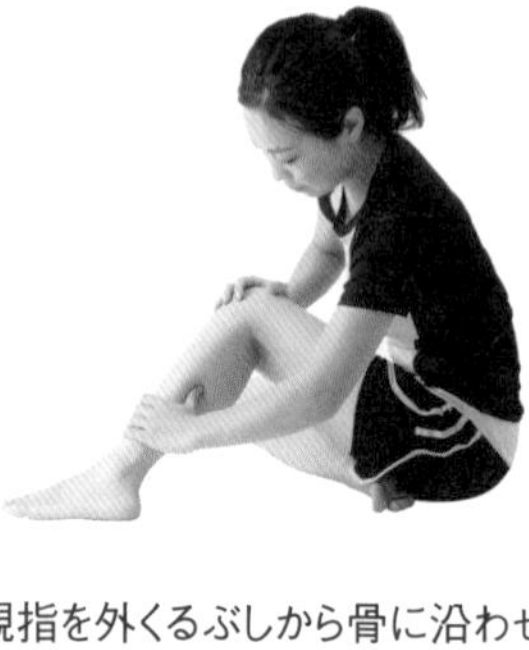

親指を外くるぶしから骨に沿わせて、膝裏に向かってスライドさせながら、よくもみほぐします。

**左足→右足の順で両足行う**

# ⑦ 足首回し

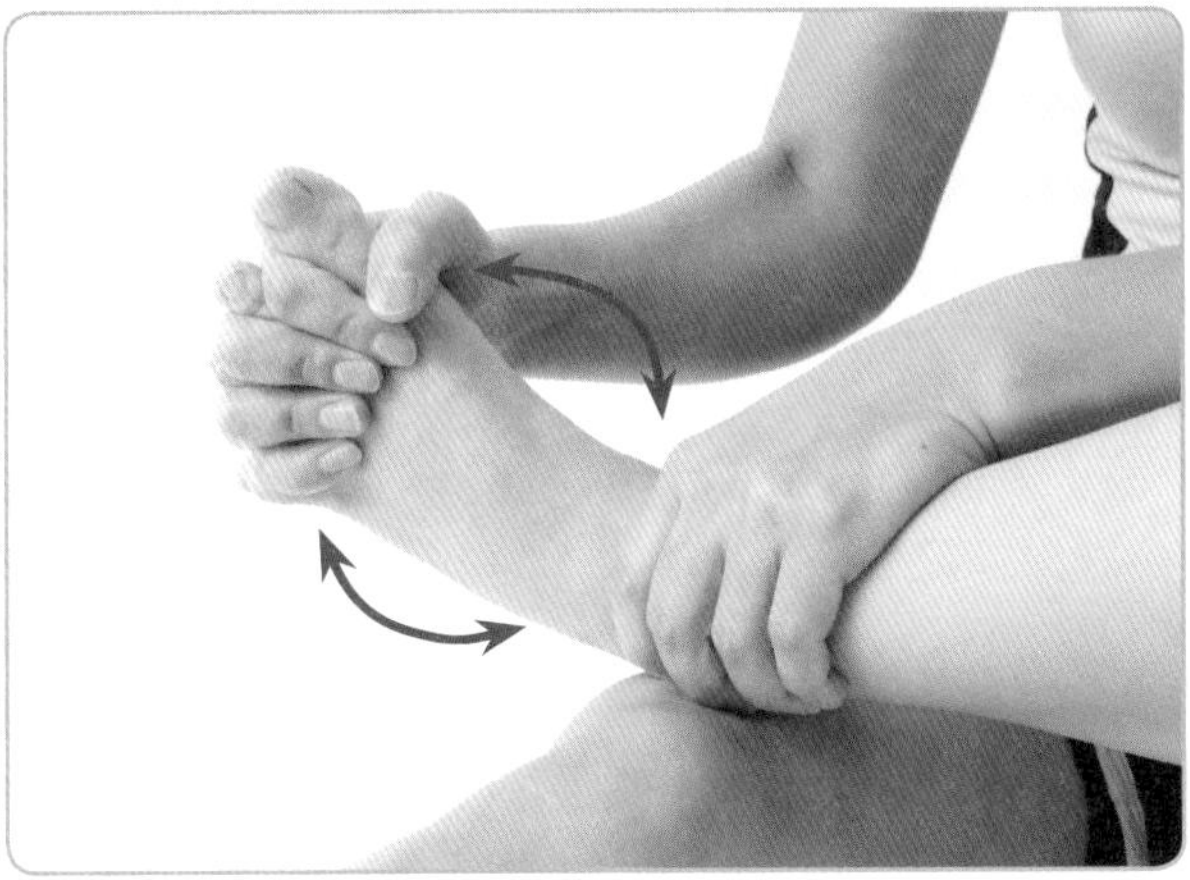

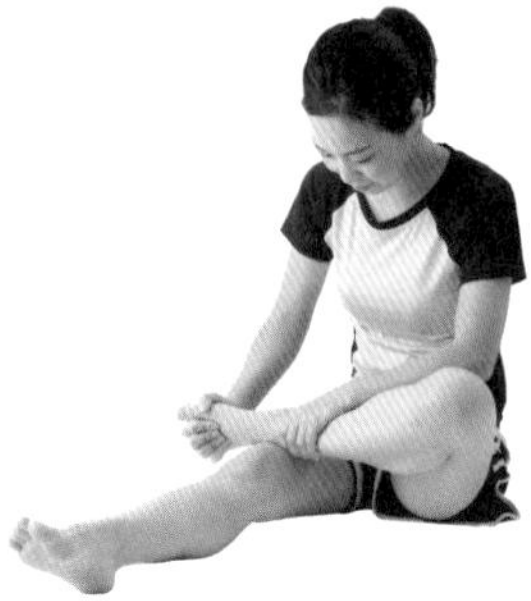

足の指と、足と反対側の手の指をグーッと深く交差させて握ります。これだけでも足の指関節のストレッチに。もう一方の手で足首上部をしっかり固定し、大きくゆっくり回します。

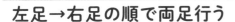

**左足→右足の順で両足行う**

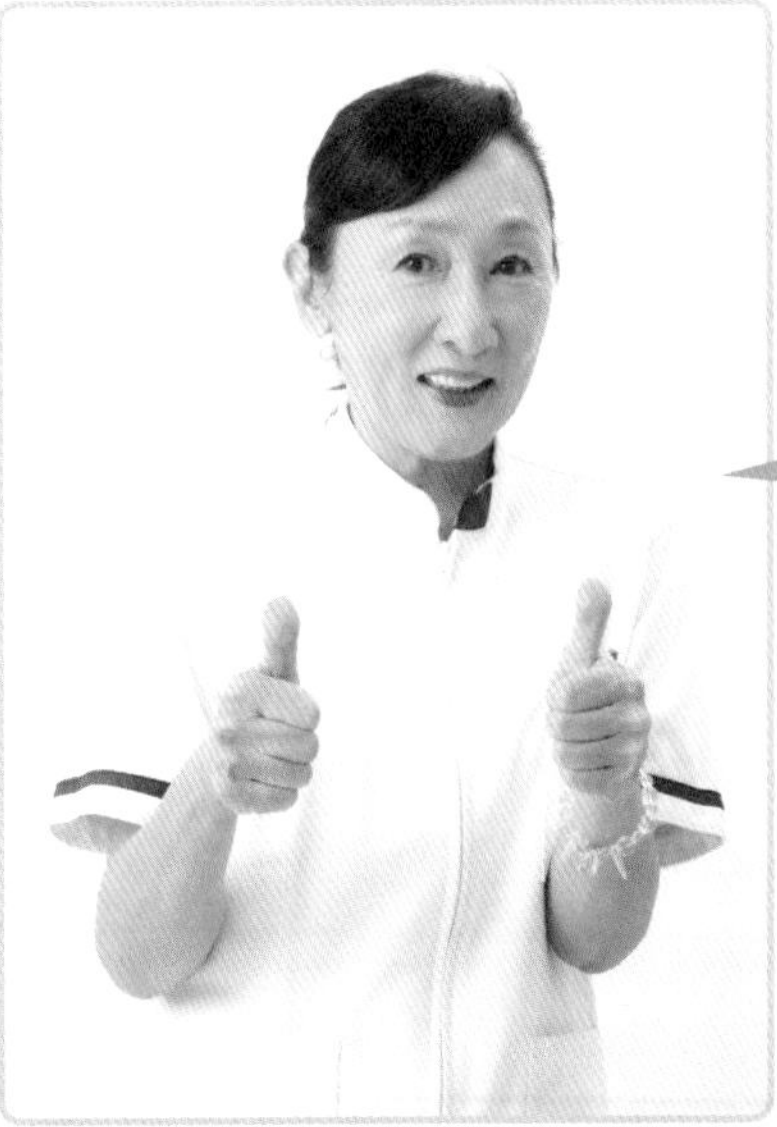

**「1分足もみ」の効果をもっと高めるにはこの「準備もみ」と「基本もみ」(次ページ)で足全体の血液とリンパの流れをよくしてから行うのがおすすめです**

# 毒を出す道筋をつくる

# 基本もみ

## リンパ腺3 基本ゾーン5

準備もみで足全体の循環がよくなり、老廃物がスムーズに流れる道ができたら、次は「基本もみ」をします。基本もみは、老廃物を排出する出口までの道筋を整えてくれるので、とても重要です。基本もみは「リンパ腺3」と「基本ゾーン5」の2つがあります。時間がない場合は、この基本もみだけでも毎日続けておくと、むくみや疲れ、ストレスやイライラなどが一気に解消します。

時間がない人は
「準備もみ」「基本もみ」
のどちらかだけでも
よいので1日5分行って

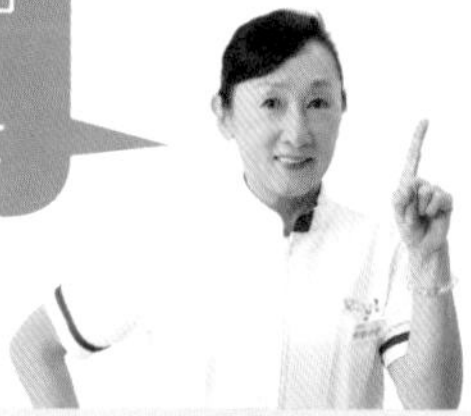

## 「基本もみ」の効果

| | | |
|---|---|---|
| リンパ腺3 | ①上半身リンパ腺 | あらゆるがんや、むくみ、風邪に効果的。蜂窩織《ほうかしき》炎（皮膚の感染症の一種で蜂巣《ほうそう》炎とも呼ばれる。皮膚深部から皮下脂肪にかけて細菌感染した状態）にも効果があります。 |
| | ②下半身リンパ腺 | |
| | ③胸部リンパ腺 | |
| 基本ゾーン5 | ①膀胱《ぼうこう》 | 膀胱炎・夜尿症・頻尿症・高血圧・動脈硬化など |
| | ②尿道 | 尿道炎・尿路感染症など |
| | ③腎臓 | 腎不全・結石・ネフローゼ・尿毒症・遊走腎《ゆうそうじん》・むくみ・発疹・関節炎・リウマチ・眼底出血・動脈硬化・高血圧・静脈瘤《りゅう》・風邪など |
| | ④腹腔神経叢《そう》 | 神経性の胃腸炎・下痢・めまい・精神不安定など |
| | ⑤輸尿管 | 尿道炎・関節炎・高血圧・動脈硬化など |

# 理想の足もみコース

準備もみ

▼

基本もみ

**基本ゾーン5**

①膀胱
▼
②尿道
▼
③腎臓＋④腹腔神経叢
▼
⑤輸尿管
▼
最後にもう一度
①膀胱＋②尿道

＋

**リンパ腺3**

①上半身リンパ腺
▼
②下半身リンパ腺
▼
③胸部リンパ腺

▼

あなたのお悩みに関係する反射区

P.115～の「お悩み別 足のもみ方」の足もみメニューも
事前に「準備もみ」「基本もみ」を行います

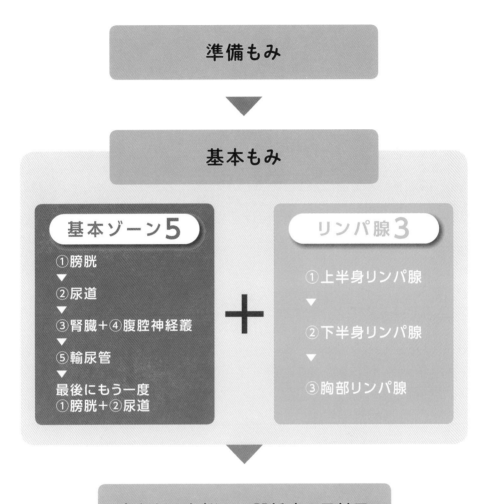

# 免疫機能アップ効果も！
# リンパ腺3のもみ方

まずリンパ腺の3つの反射区からもみます。リンパ腺はリンパ液中の老廃物や異物をチェックし、血液中に吸収されるのを防ぎ、免疫機能を持つリンパ球を増やしてくれます。

免疫力が低下すると、リンパ腺の反射区をもんだときにかなり痛く感じるはず。ここをしっかりもみ込めば、全身を巡るリンパ液の流れがよくなって、老廃物も流れやすくなり、免疫機能も上がります。

## ① 上半身リンパ腺（反射区61）

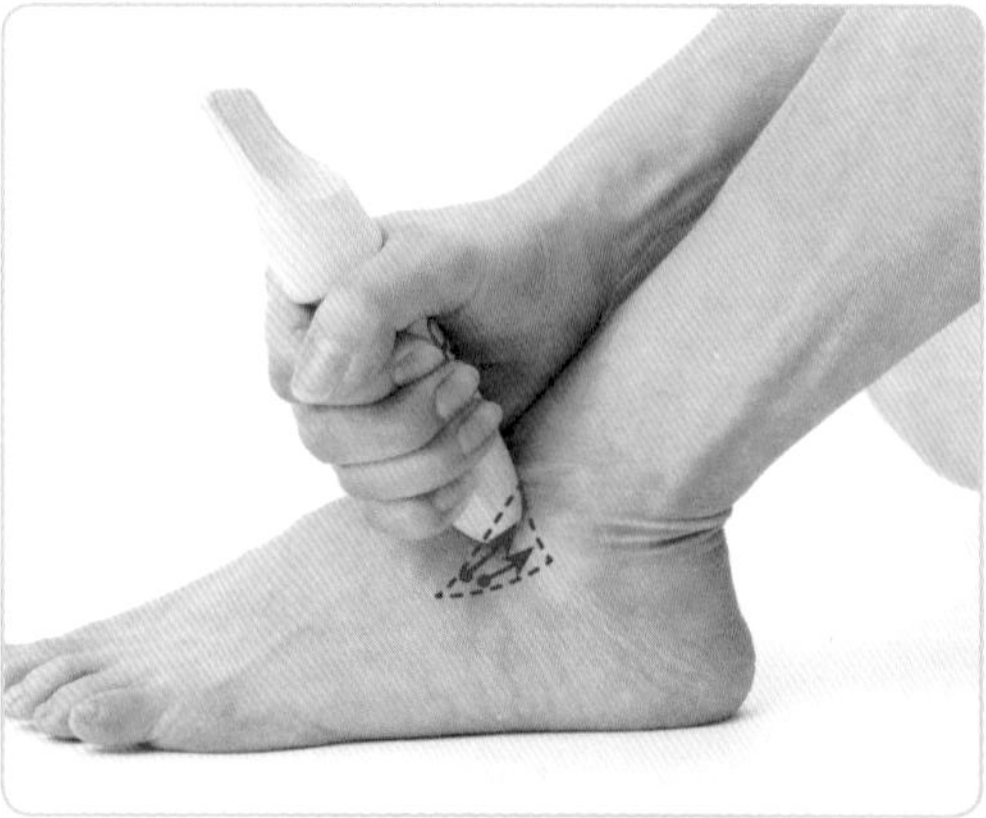

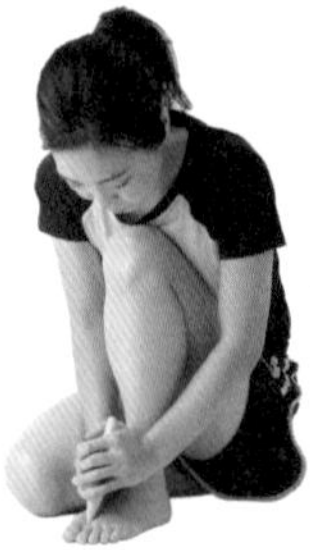

外くるぶしの前方を、骨の突起の下から上に向かって削るようにかき出します。ここは老廃物が溜まりやすいので、しっかりかき出し、リンパ腺の働きを活発にしましょう。

**すべて左足→右足の順で両足行う**

## ② 下半身リンパ腺（反射区62）

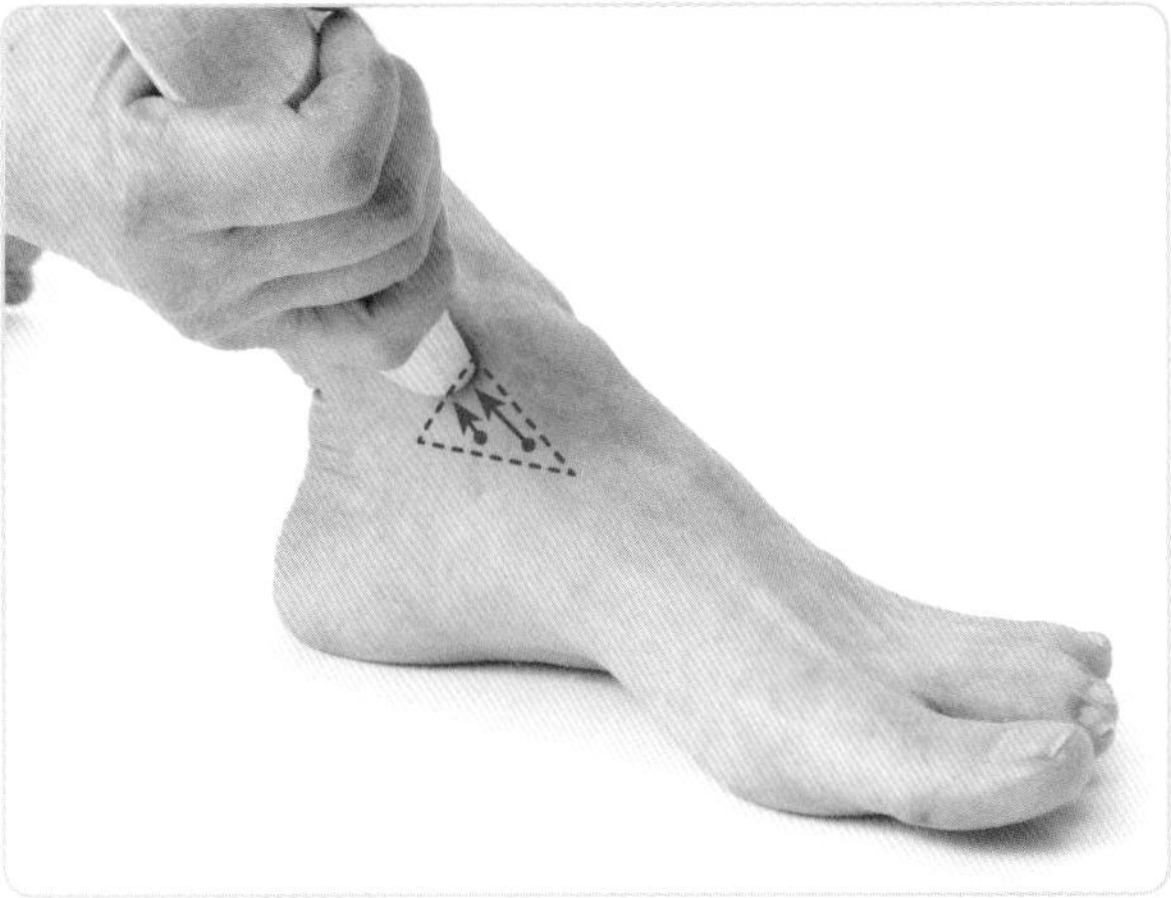

「①上半身リンパ腺」と同様に、内くるぶしの前方を、骨の突起の下から上に向かって削るようにもみます。老廃物が溜まるとくるぶしが埋もれて見えなくなるので、しっかりかき出して。

## ③ 胸部リンパ腺（反射区54）

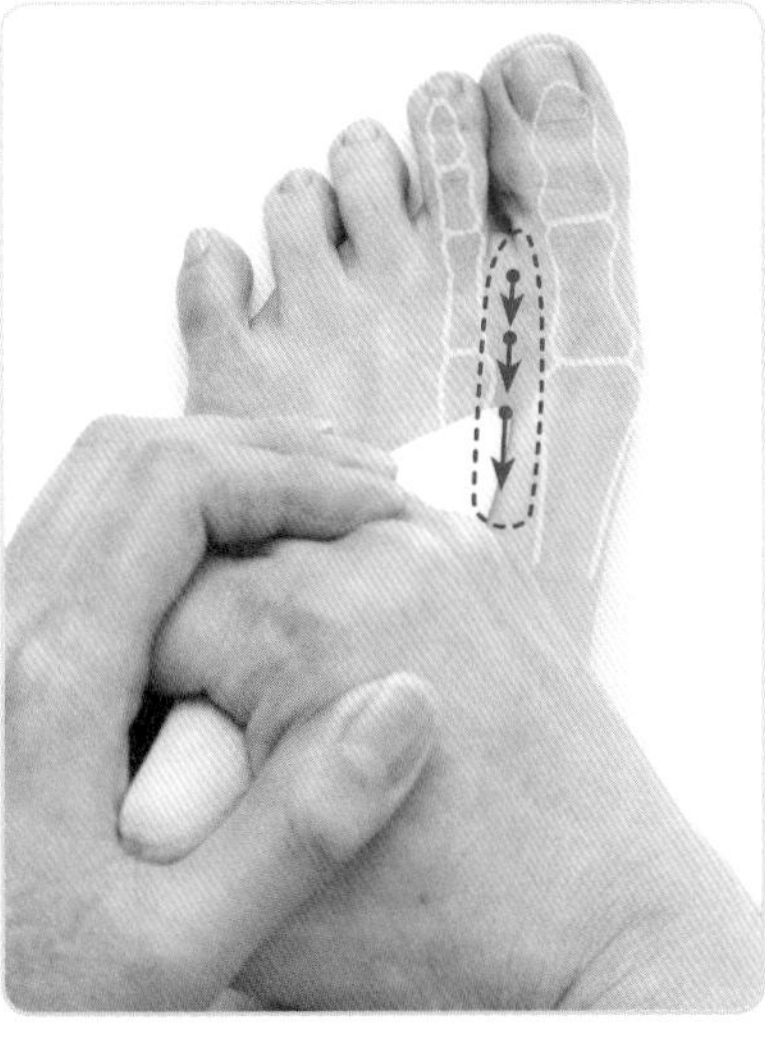

胸部リンパ腺の反射区は、足の親指と人さし指の骨の間に位置しています。棒の細いほうの面で、指の付け根の第二関節から、第三関節の手前まで、老廃物をかき出していきましょう。

「リンパ腺3」は
毎日のように老廃物が
溜まる部位なので
くぼみができるように
老廃物をしっかり
かき出して流すこと！

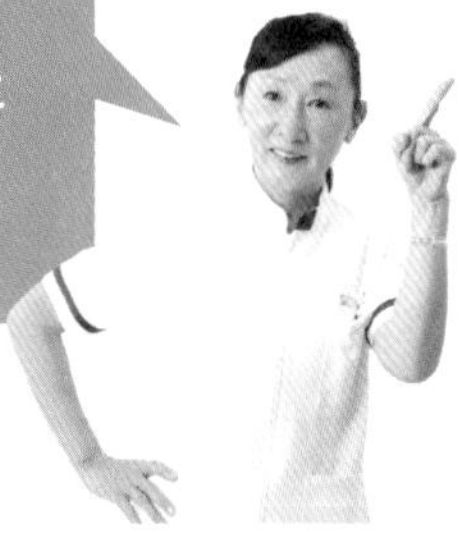

# 毒の出口をつくる 基本ゾーン5のもみ方

リンパ腺の3つの反射区をもみ終えたら、次は5つの基本ゾーンをもんで、体内の老廃物がスムーズに出ていく道筋をつけましょう。

基本ゾーンは主に排泄《はいせつ》にかかわる反射区に当たり、もんでほぐすことで、老廃物を尿として効率よく出せるようになります。

なお、足の裏にある「足底筋膜」という筋肉の膜を、横断して傷つけないよう注意してください。

【もむ反射区】

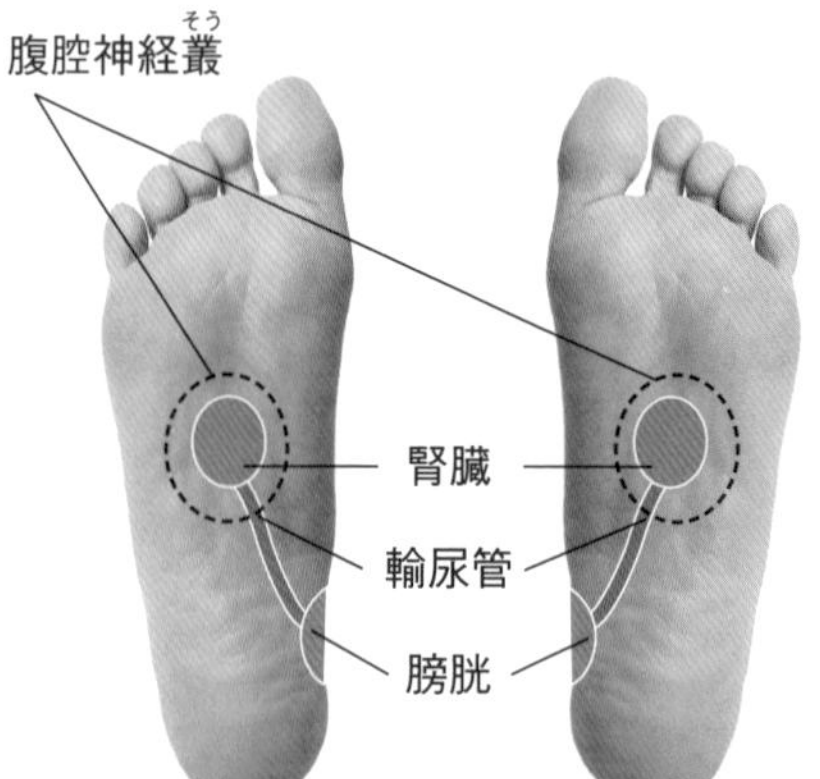


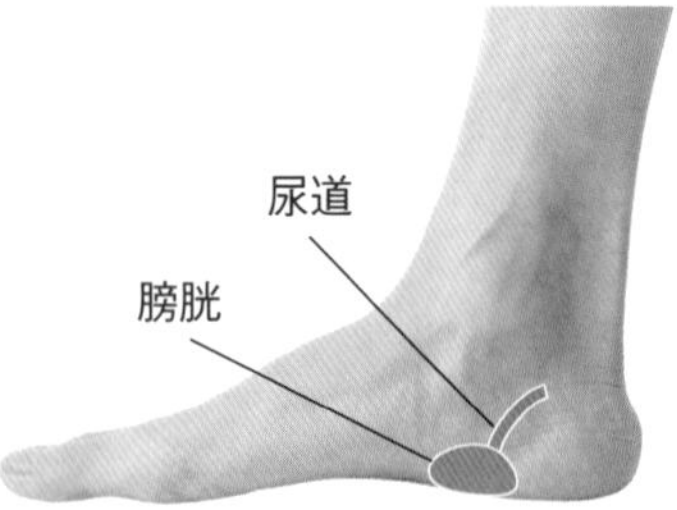


足底筋膜

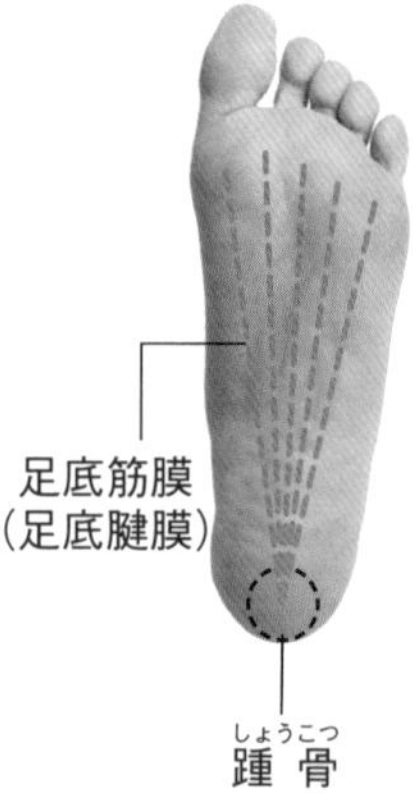


【もむ順番】

① 膀胱＋② 尿道
▼
③ 腎臓＋④ 腹腔神経叢
▼
⑤ 輸尿管
▼
① 膀胱＋② 尿道に戻る

# ① 膀胱（反射区25） ② 尿道（反射区26）

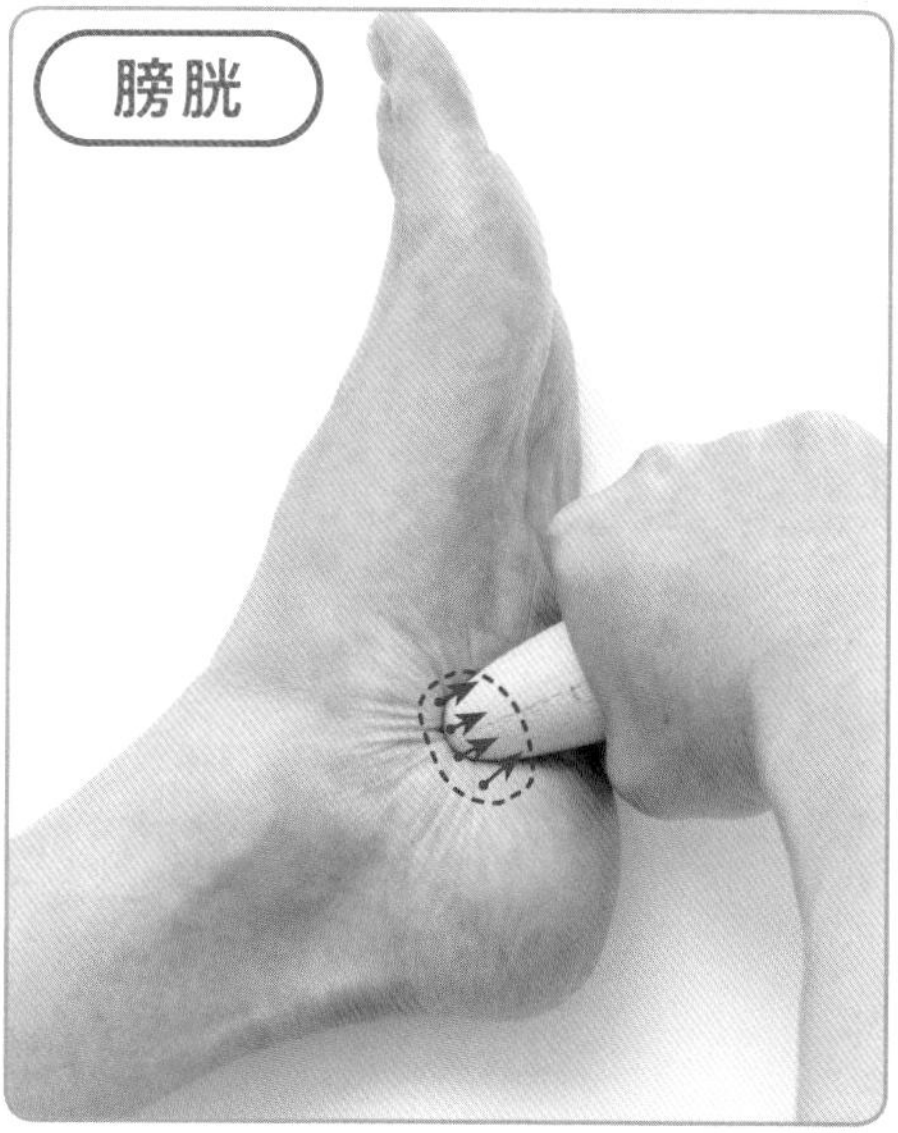


膀胱の反射区はかかとの側面から足裏にかけてあります。側面から足裏に向かって老廃物をもみ崩し、かき出すようにもみましょう。

**棒の持ち方バリエーション**

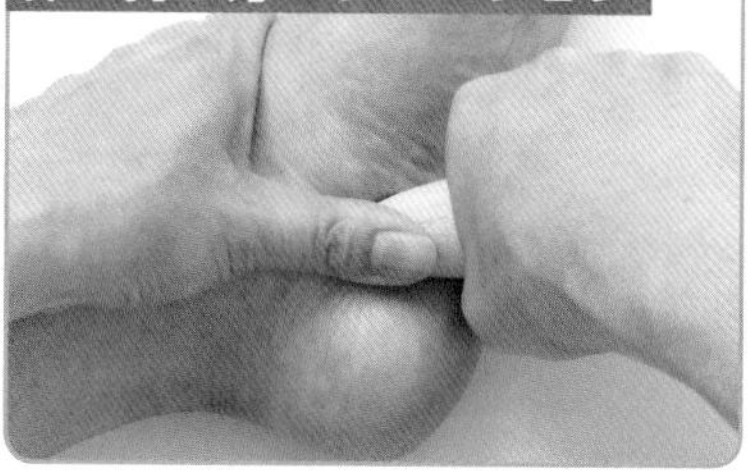

棒を握っていないほうの手の親指を棒の先に添えても OK。体重をかけやすいほうで行って。

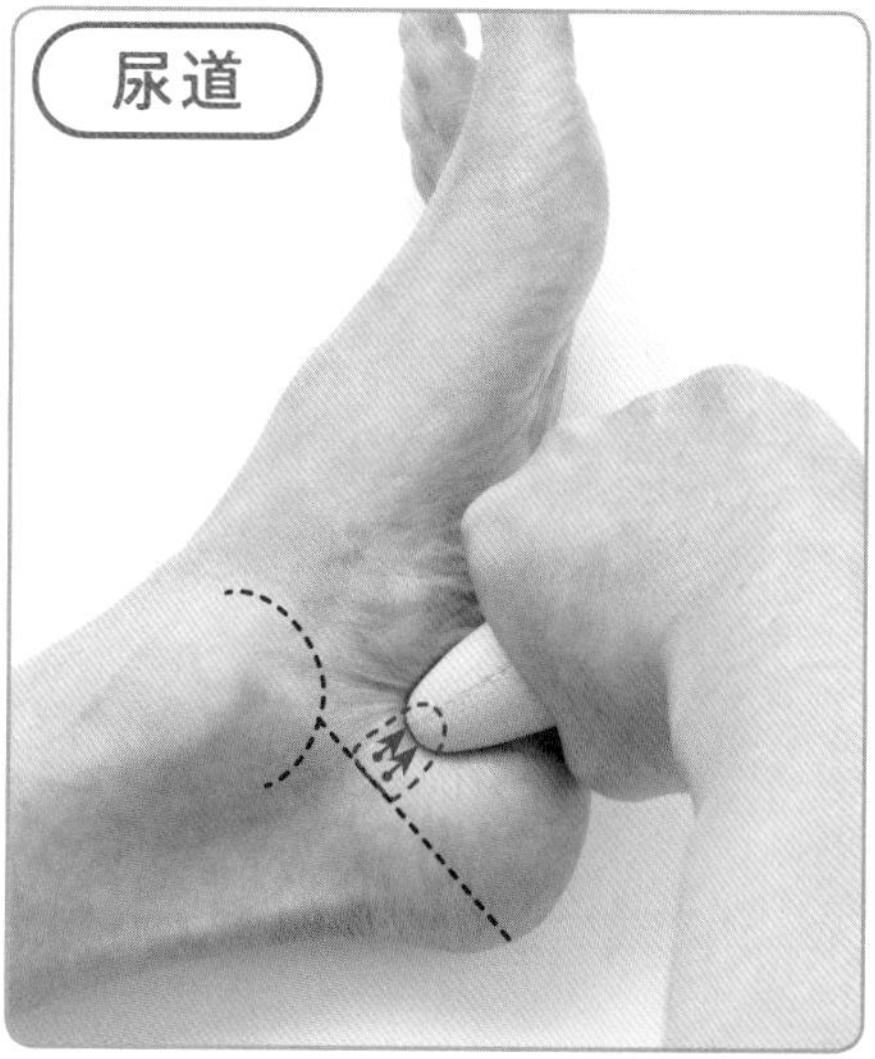


膀胱の反射区のすぐ隣、かかとと内くるぶしを結んだ線の中間辺りを通るのが尿道の反射区。膀胱の反射区に向かって、かき出します。膀胱と尿道をもみほぐしたら、老廃物を流し出すための準備は完了！

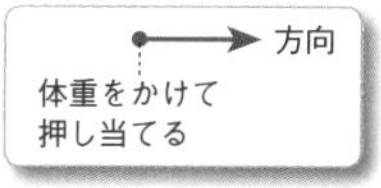


**すべて左足→右足の順で両足行う**

## ③ 腎臓（反射区23）④ 腹腔神経叢（反射区22）

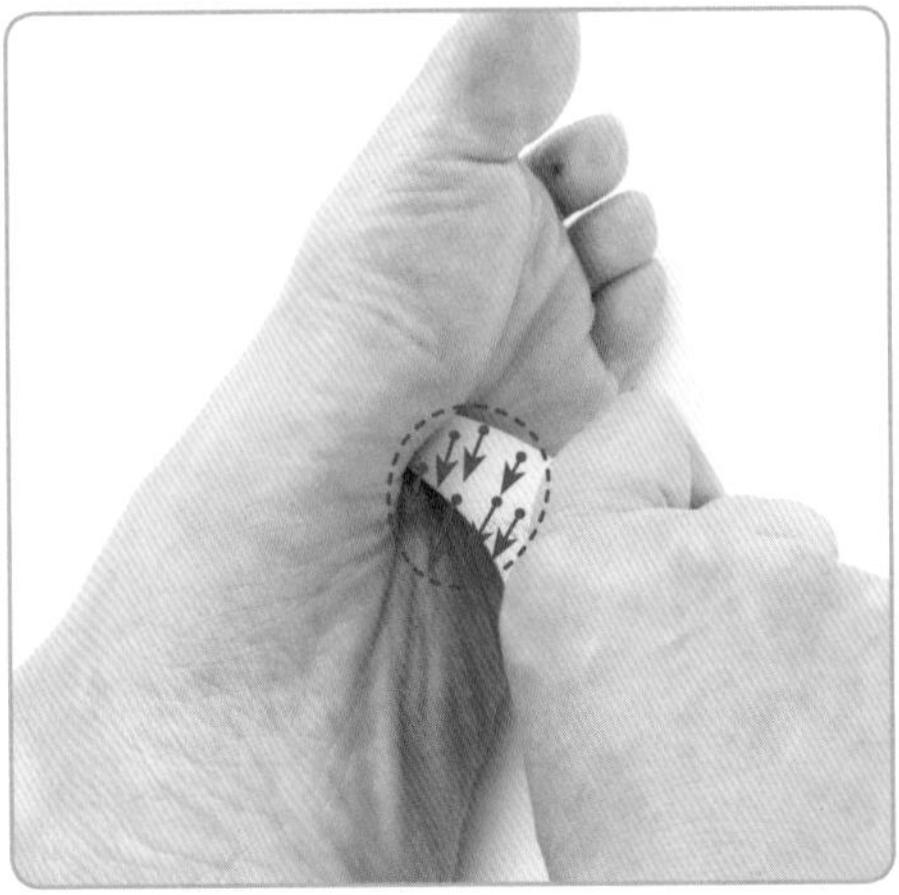

足裏のほぼ中央にある腎臓の反射区と、周辺一帯の腹腔神経叢の反射区を一緒にもみます。棒を反射区に当て、かかとの方向に向かって掘ってかき出したら、棒を少しずらしてまた掘ってかき出すイメージでもみ崩します。

**棒の持ち方バリエーション**

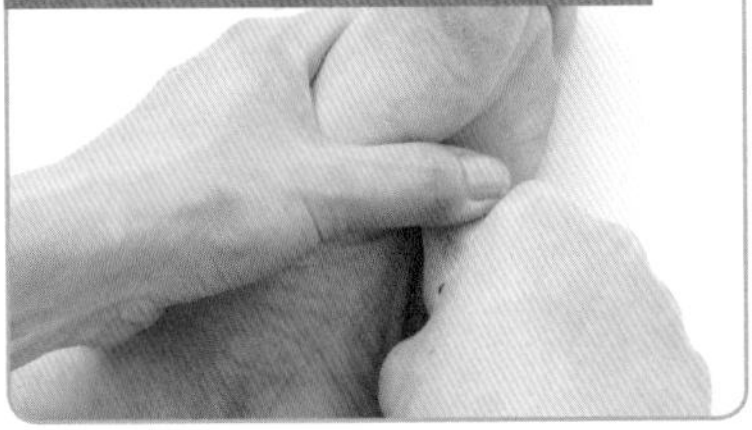

## ⑤ 輸尿管（反射区24）

**棒の持ち方バリエーション**

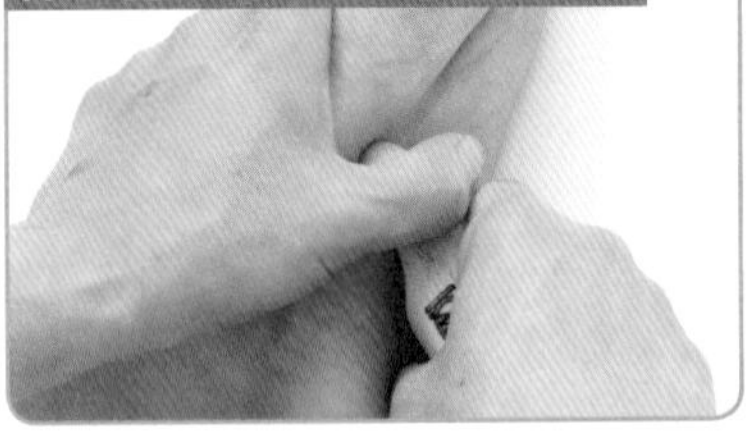

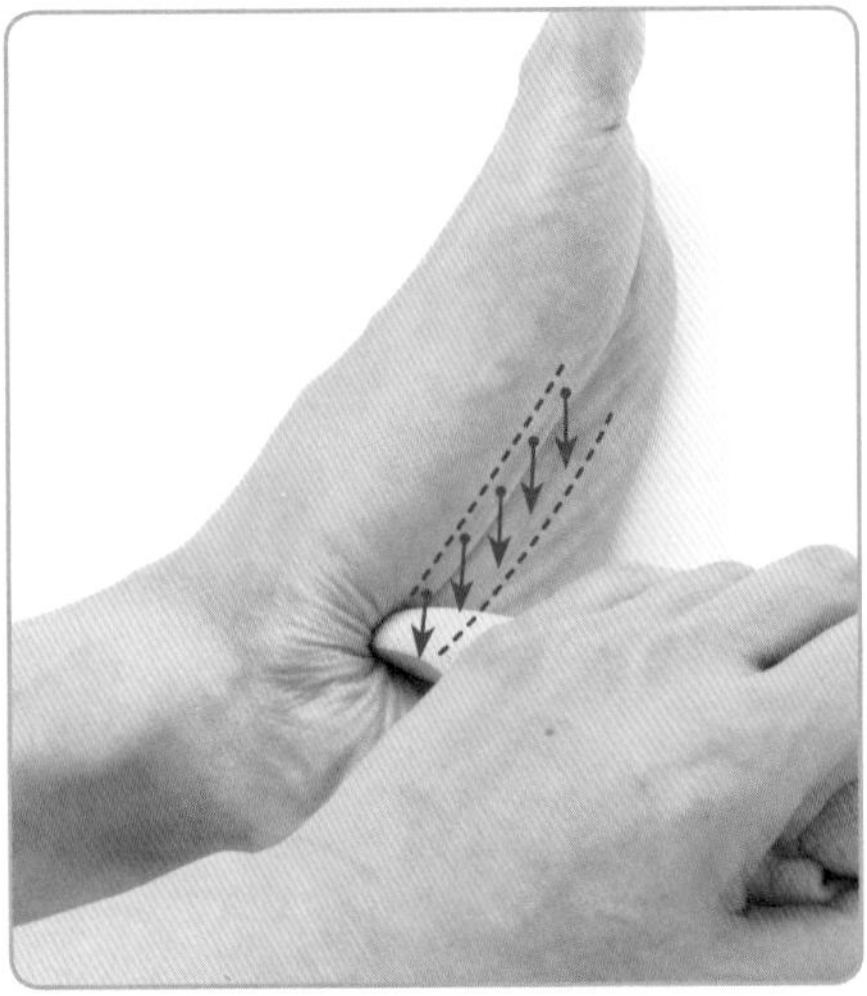

輸尿管の反射区は腎臓から膀胱の反射区に向かって斜めに伸びています。かかとの方向へ小刻みに掘り出すようにかき出しましょう。足底筋膜（P.112）を横断して傷つけないように注意を。

▼

## ① 膀胱 ② 尿道

**最後にもう一度、**
**膀胱と尿道をもむ**

# 症状に合わせた足もみメニューを紹介

# お悩み別 足のもみ方

「準備もみ」で血液とリンパの流れを整え
「基本もみ」で毒を出す道筋をつくってから
お悩み別のもみ方に従って足もみすると
最大限の効果が発揮されます！

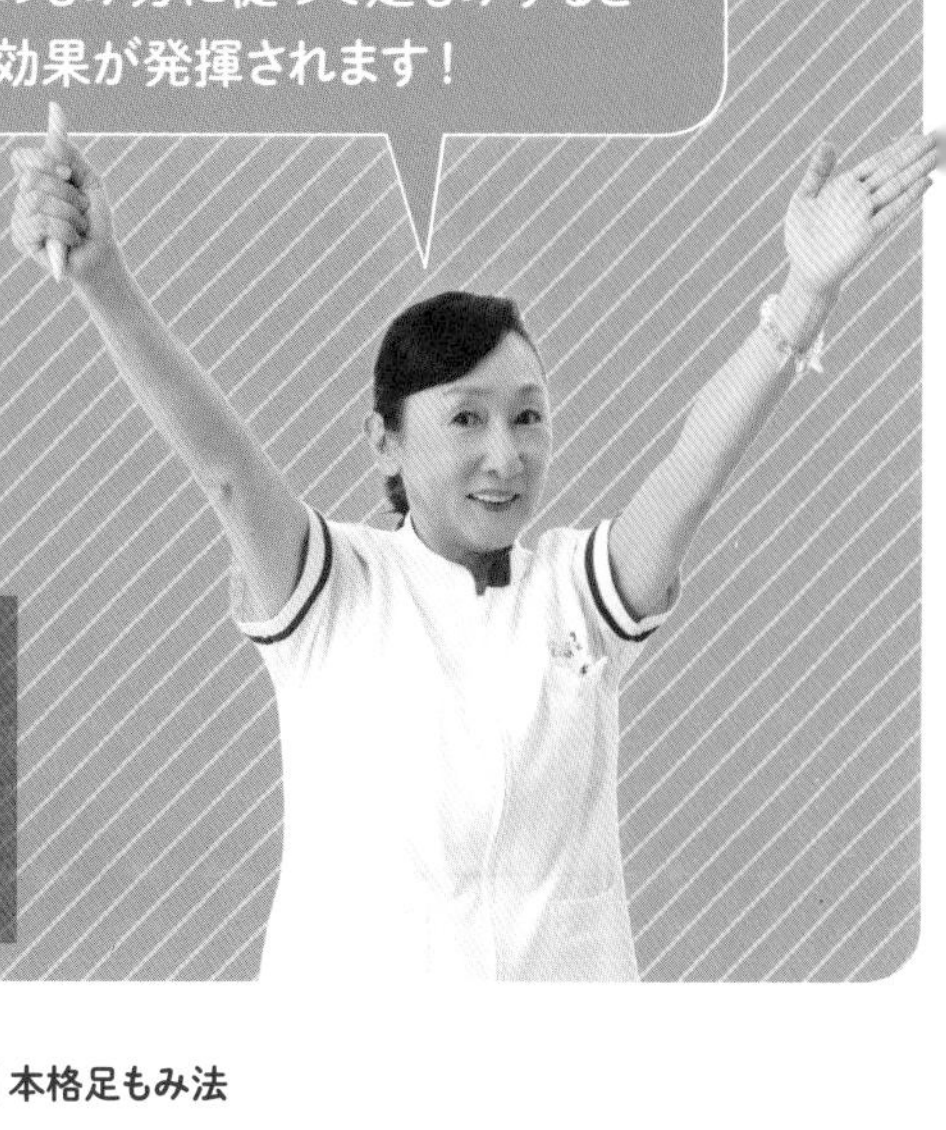

それぞれのもみ方は、P.56～（第3章）をご覧ください。「陰」「陽」の関係は、「足もみと陰陽五行」（P.53）で紹介しています。また、陰陽の反射区は「足もみの順番」には入っていませんが、最後にバランスよくもみましょう。

# イライラ&落ち込み（うつ）

**足もみの順番**

STEP 1 13 甲状腺（P.63）
▼
STEP 2 19 副腎（P.67）
▼
STEP 3 22 腹腔神経叢（P.69）
▼
STEP 4 親指全体

1 前頭洞（P.56）
2 大脳（P.56）
4 三叉神経（P.57）
5 脳幹・小脳（P.58）
6 脳下垂体（P.58）

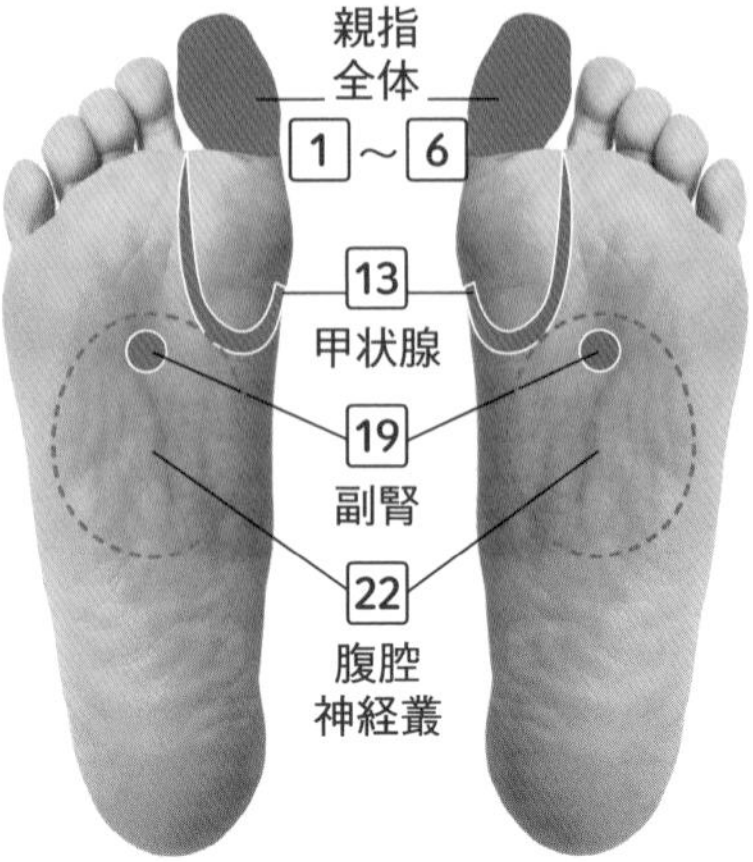


甲状腺ホルモンのバランスが崩れると、精神が不安定に。また、強いストレスなどで自律神経が乱れると、胃腸の働きが鈍くなって食欲不振・便秘・嘔吐《おうと》なども起きます。まずは甲状腺ホルモンの分泌を促す「**甲状腺**」を、そして自律神経のダメージを回復させ、消化液の分泌を正常にする「**腹腔神経叢**」、気力を上げる働きを持つ「**副腎**」、さらに脳神経にかかわる反射区が集中する親指をもみ崩しましょう。

# 不眠症（眠りの質が悪い）

**足もみの順番**

STEP 1 1 前頭洞（P.56）

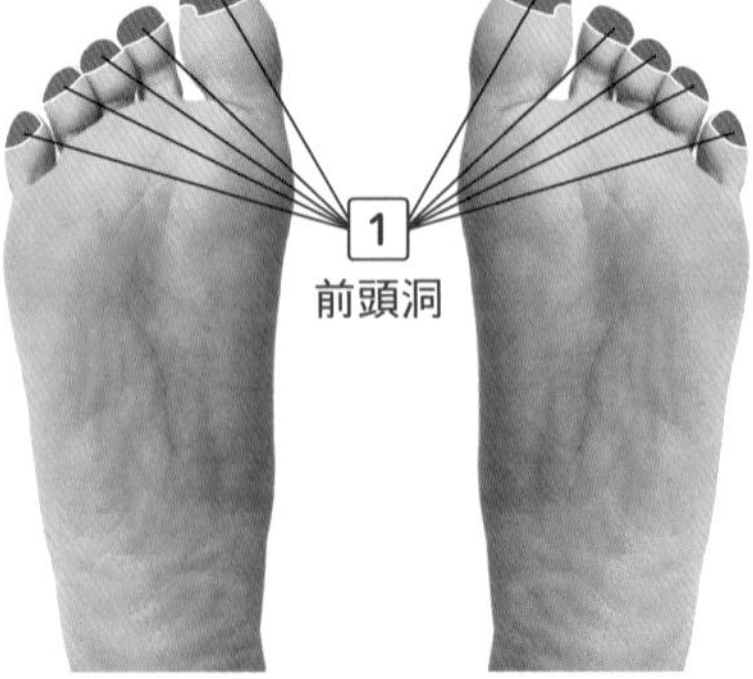


靴の中で縮こまりがちな「**前頭洞**」は、毒が溜まりやすく、硬くなっていることが多い反射区です。しっかりもみほぐすと、不眠症の改善だけでなく、頭痛の改善や認知症予防、風邪予防などの効果も期待できます。

# 免疫力アップ（コロナや風邪対策）

※「陰」「陽」の関係はP.53参照。

**足もみの順番**

STEP 1 19 **副腎**（P.67）

▼

STEP 2 29 **小腸** **大腸**（P.73）（30～35）

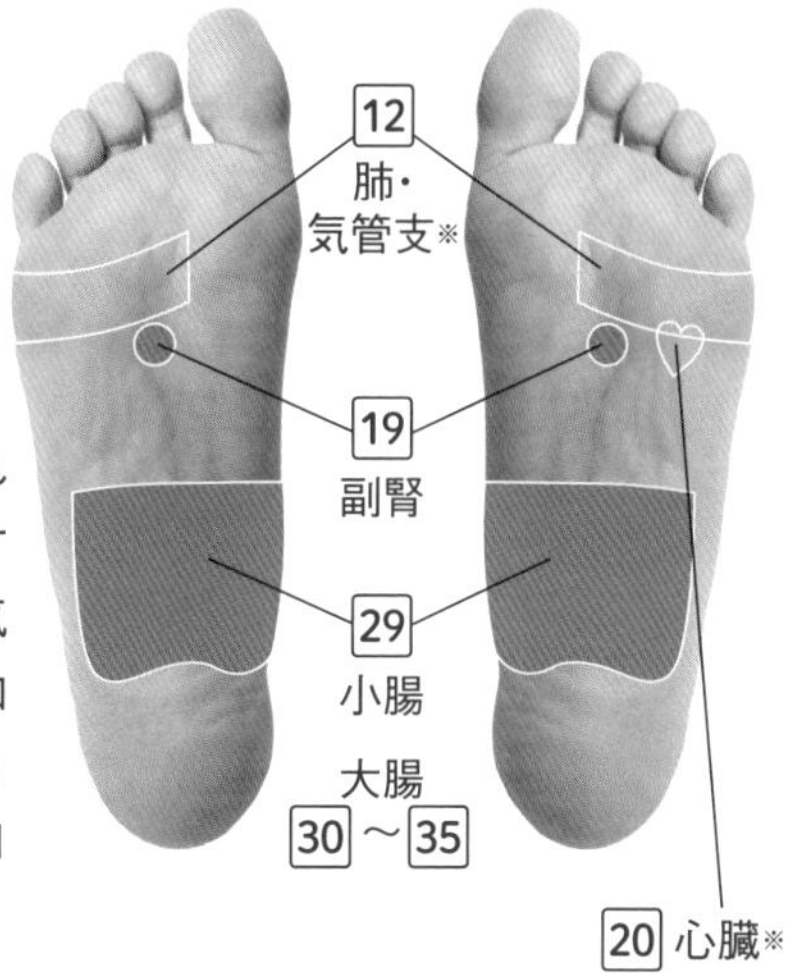


「**副腎**」が疲れると、体の中の炎症を抑えられなくなり、さまざまな病気の原因に。もみ崩すことで免疫力がアップするほか、だるさや無気力が改善され、アレルギーも抑えられます。加えて、免疫細胞が集中する「**小腸**」「**大腸**」ももみ崩し、老廃物をかき出して。さらに「陰」である「**心臓**」「**肺**」もバランスよくもんで。

# 肩こり

**足もみの順番**

STEP 1 14 **副甲状腺**（P.64）

▼

STEP 2 11 **僧帽筋**（P.62）

▼

STEP 3 48 **肩関節**（P.80）

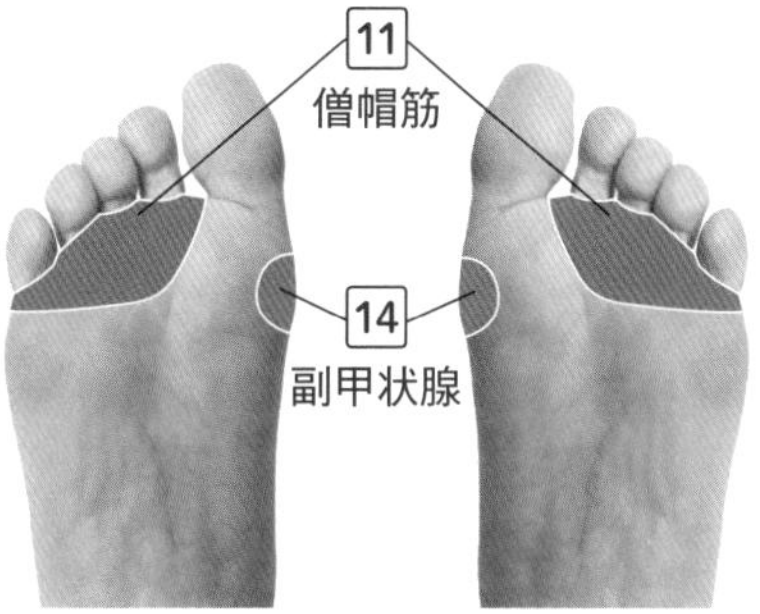


カルシウムの代謝をコントロールする「**副甲状腺**」をもみ、首や肩の骨のカルシウムのバランスを整え、「**僧帽筋**」「**肩関節**」を丁寧にもみ崩して、首や肩の血行を促進します。

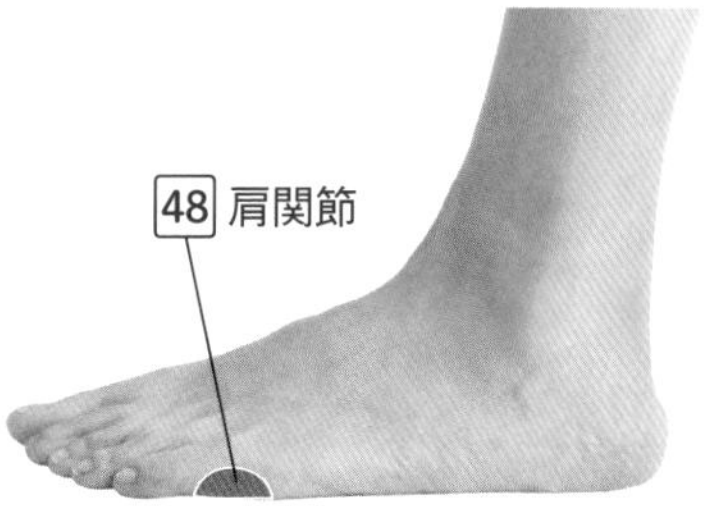

# 胃腸の疲れ（胃もたれ・食欲不振）

※「陰」「陽」の関係はP.53参照。

**足もみの順番**

STEP 1 16 胃(P.65)

▼

STEP 2 17 十二指腸(P.66)

18 膵《すい》臓(P.67)

▼

STEP 3 29 小腸　大腸(P.73)（30〜35）

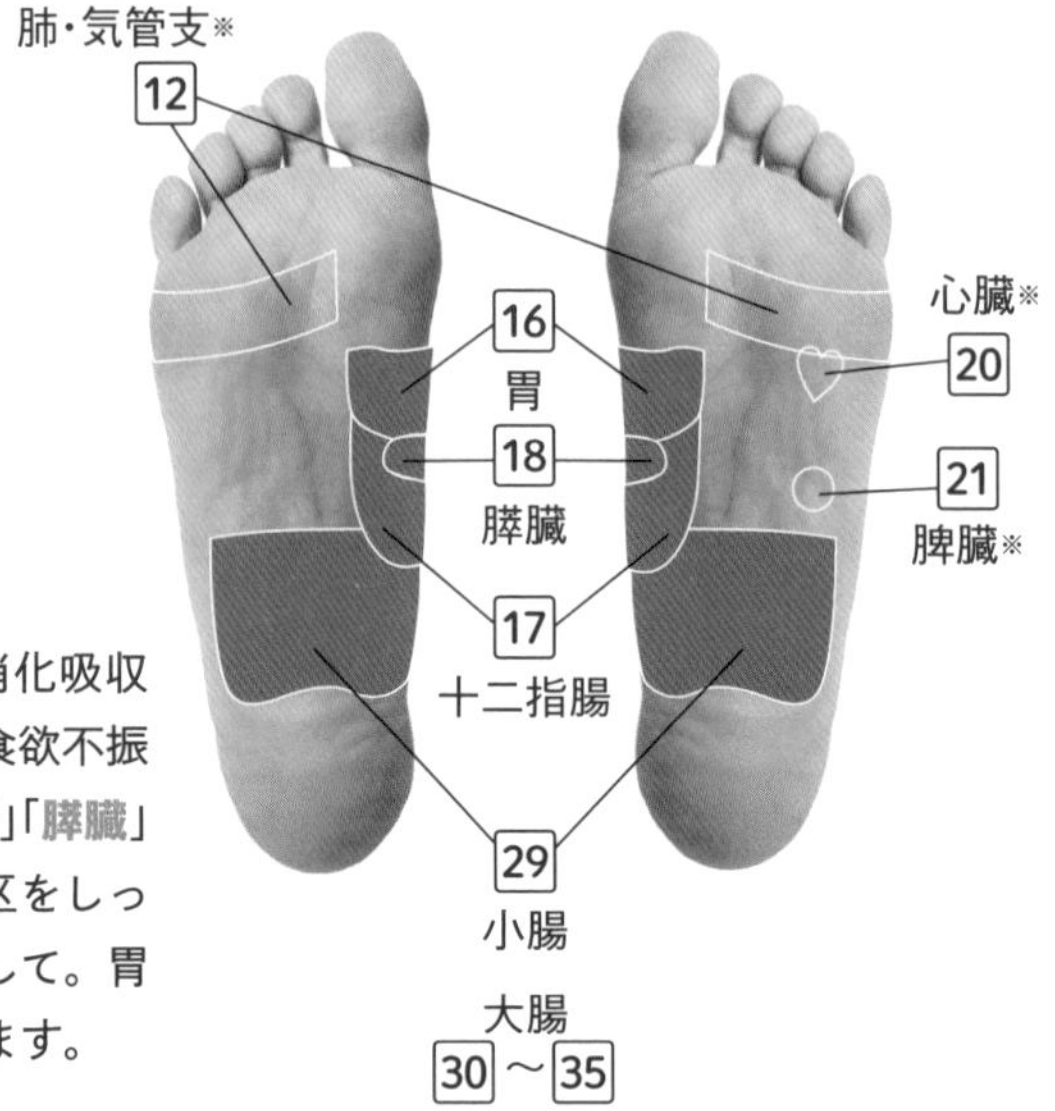


食べすぎや飲みすぎなどで胃腸の消化吸収力が落ちると、胃もたれや胸焼け、食欲不振などの症状が起きます。消化器の「**胃**」「**膵臓**」「**十二指腸**」「**小腸**」「**大腸**」の反射区をしっかりもみほぐし、胃腸の疲れを解消して。胃腸炎、十二指腸潰瘍の予防にもなります。

# 二日酔い

**足もみの順番**

STEP 1 16 胃(P.65)

▼

STEP 2 17 十二指腸(P.66)

▼

STEP 3 27 肝臓 28 胆のう(P.72)

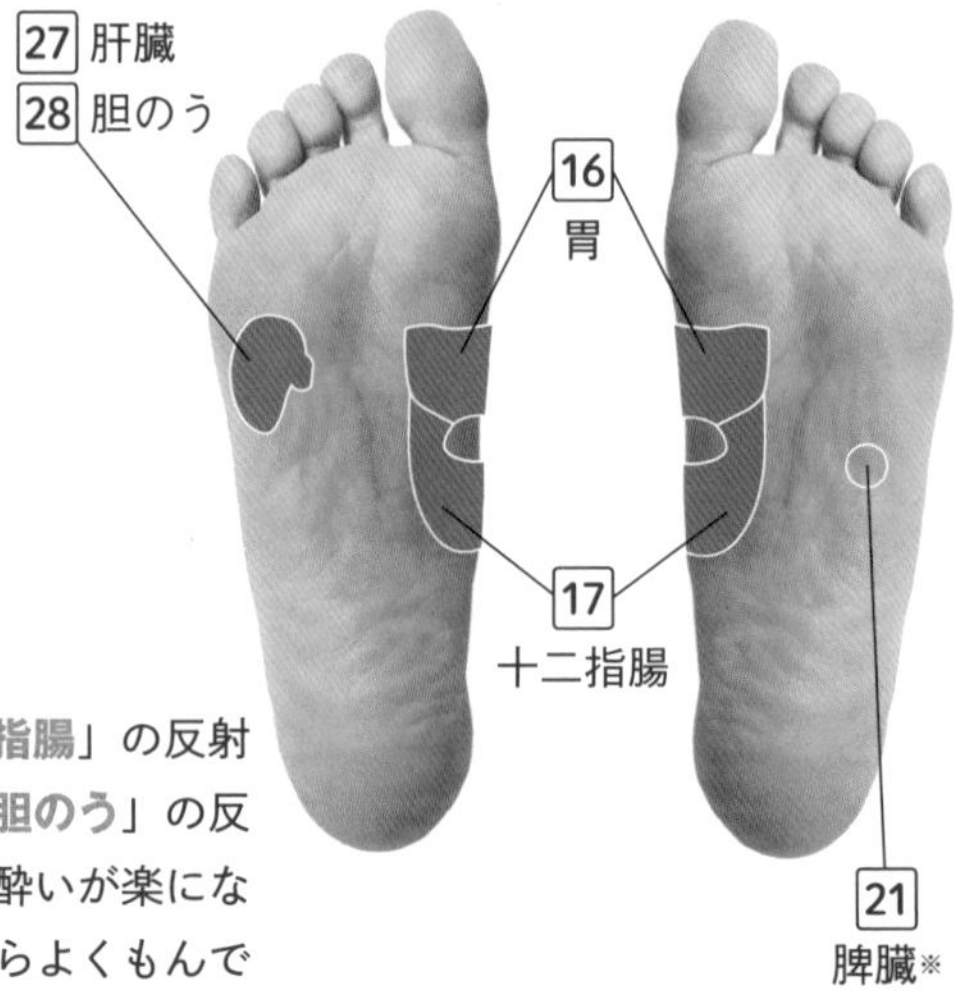


アルコールを吸収する「**胃**」と「**十二指腸**」の反射区と、アルコールを解毒する「**肝臓・胆のう**」の反射区（右足のみ）をもみ崩すと、二日酔いが楽になります。お酒を飲まれる方は、普段からよくもんでおきましょう。

※「陰」「陽」の関係はP.53参照。

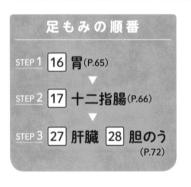

# 下痢・便秘

## 足もみの順番

STEP 1 29 小腸　大腸(P.73)（30〜35）

▼

STEP 2 36 肛門(P.74)

▼

STEP 3 45 直腸筋(P.79)

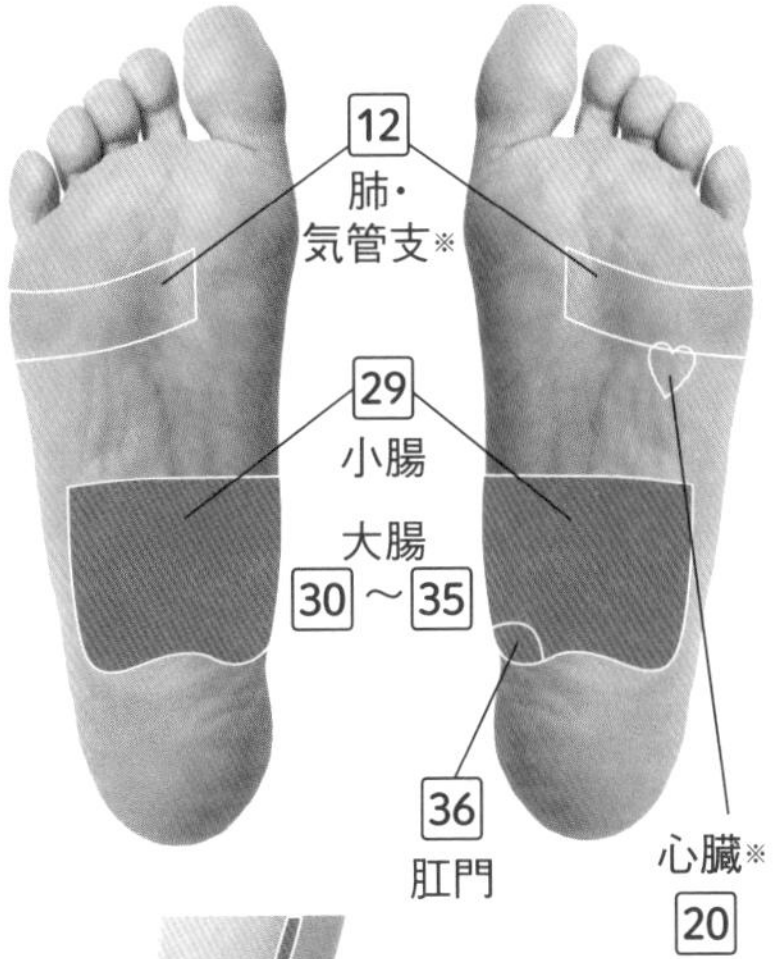


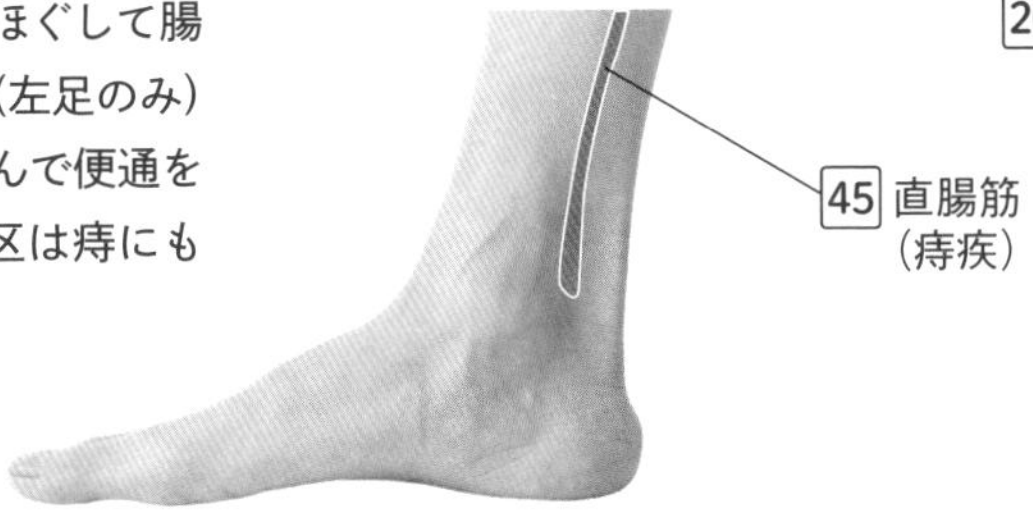


「小腸」「大腸」の反射区をもみほぐして腸内環境を整え、「肛門」の反射区（左足のみ）と「直腸筋」の反射区をもみ込んで便通をスムーズに。「直腸筋」の反射区は痔にも効果があります。

※「陰」「陽」の関係はP.53参照。

# 肉体疲労（疲れが抜けない）

## 足もみの順番

STEP 1 1 前頭洞(P.56)

▼

STEP 2 2 大脳(P.56)

▼

STEP 3 18 膵臓(P.67)

▼

STEP 4 22 腹腔神経叢(P.69)

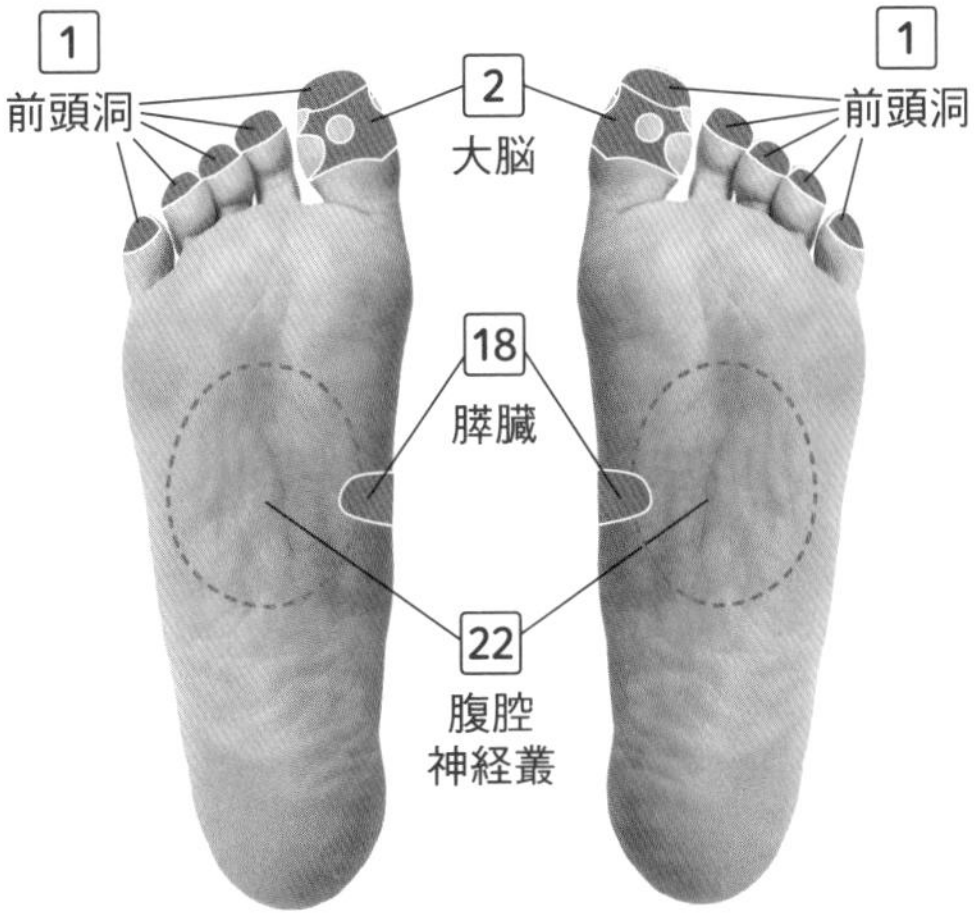


パソコンやスマホなどの刺激やストレスで眠りが浅く、脳が疲労すると、体の疲れも抜けにくくなります。頭がスッキリして疲れがやわらぐ「大脳」や「前頭洞」、糖質の代謝を上げる働きがある「膵臓」の反射区をしっかりもみ崩しましょう。また、消化機能を整えるために、「基本もみ」に入っている腹腔神経叢を、意識してしっかりもむこと。

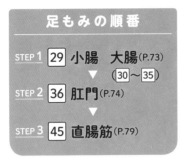

# 頭痛

**足もみの順番**

STEP 1 1 **前頭洞**(P.56)

▼

STEP 2 6 **脳下垂体**(P.58)

2 **大脳**(P.56)

▼

STEP 3 10 **頸椎《けいつい》**(P.61)

9 **頸部(首)**(P.61)

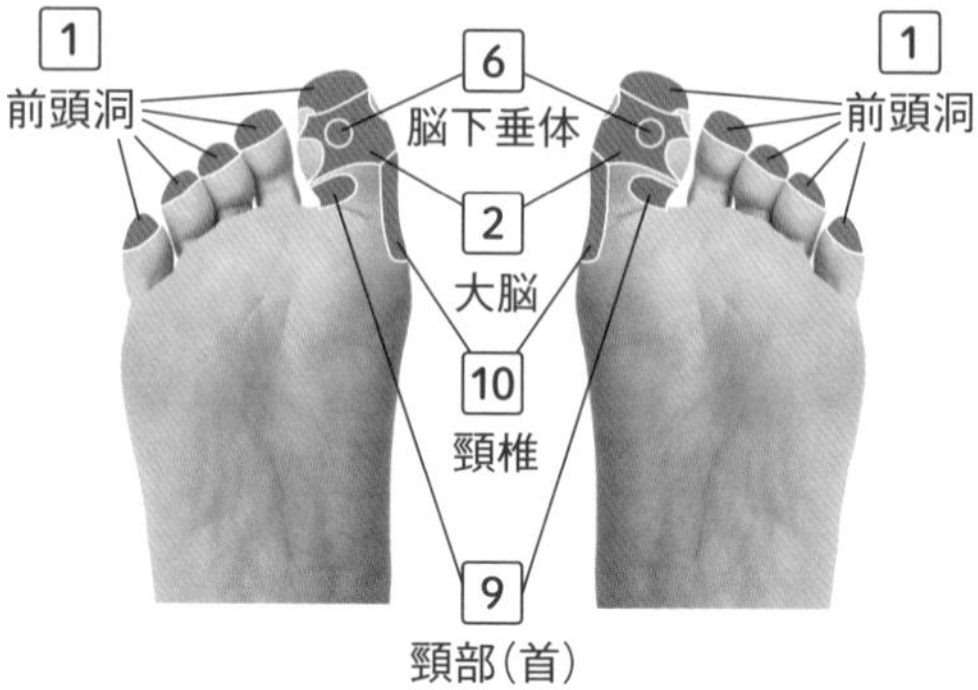


「**前頭洞**」の反射区に老廃物が溜まると、頭痛だけでなく記憶力が低下し、風邪もひきやすくなります。さらに、「**大脳**」「**脳下垂体**」をもむことでホルモンバランスが整い、脳の動きが活性化します。姿勢が悪いせいで起きている頭痛は、「**頸椎**」や「**頸部(首)**」をもみ崩すことも大切です。

# むくみ(足・全身)

※「陰」「陽」の関係はP.53参照。

**足もみの順番**

STEP 1 20 **心臓**(P.68)

▼

STEP 2 **膝周り(準備もみ)**(P.104)

全身の血流を循環させる「**心臓**」の反射区と、老廃物や余分な水分が溜まりやすい「**膝周り**」をもみ崩し、血液やリンパ液の巡りをよくします。「準備もみ」「基本もみ」(P.102〜)をしっかりやりましょう！

膝周り

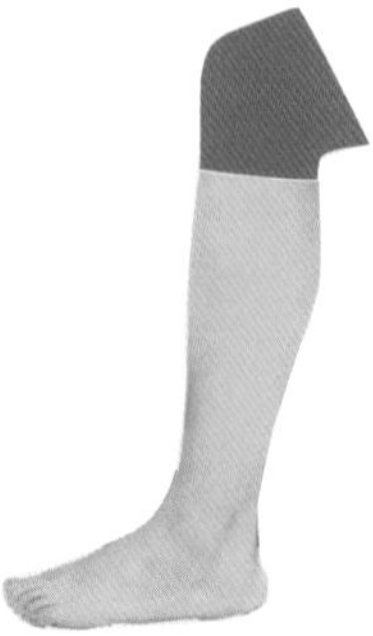

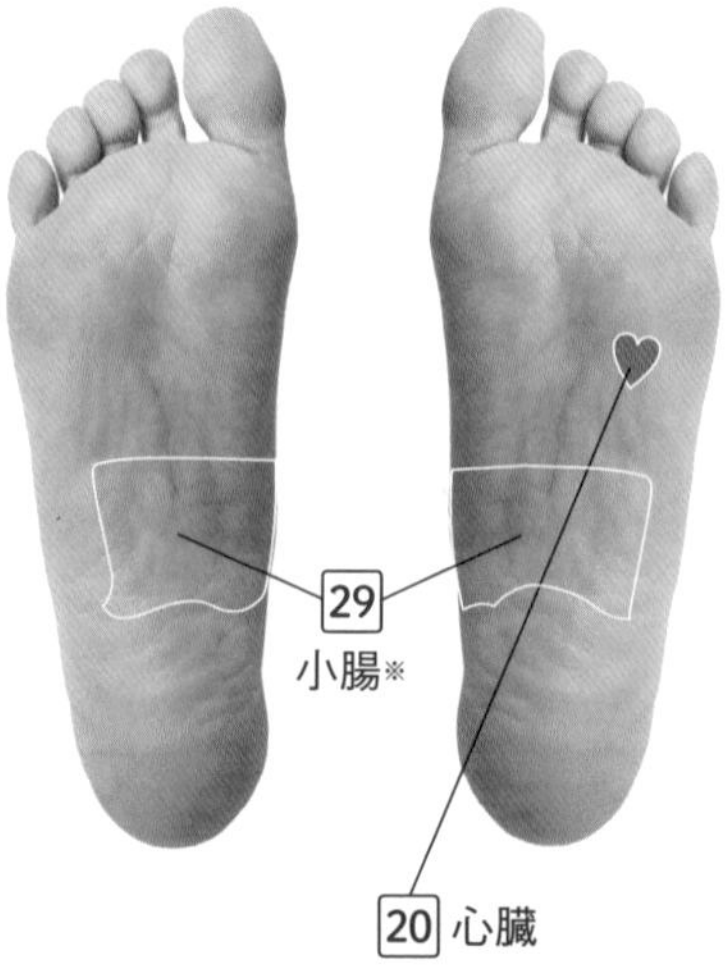

# 腰・背中の痛み（側《そく》彎《わん》症）

**足もみの順番**

STEP 1 14 **副甲状腺**（P.64）

▼

STEP 2 38 **胸椎**（P.75）

39 **腰椎**（P.75）

40 **仙骨**（P.76）

41 **尾骨**（P.76）

▼

STEP 3 43 **股関節**（内側）（P.78）

44 **股関節**（外側）（P.78）

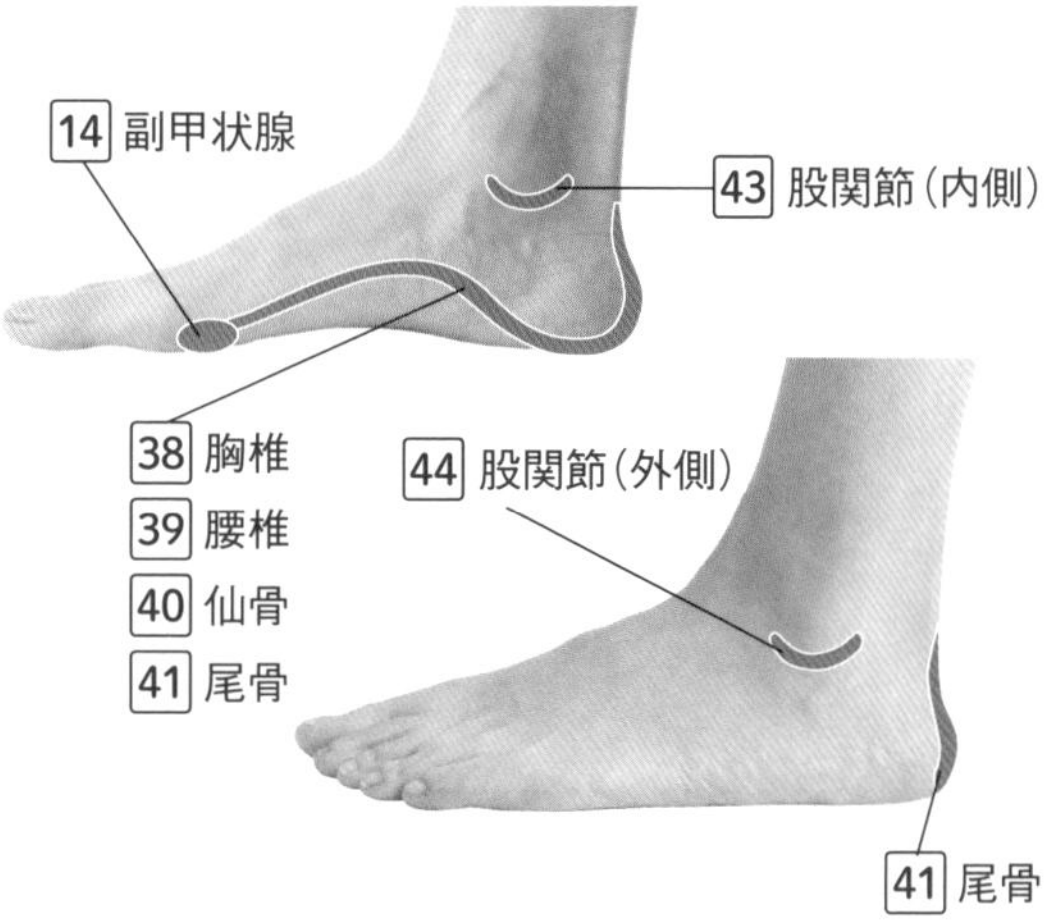


カルシウムの代謝を活発にし、骨からカルシウムが溶け出すことを防ぐ「**副甲状腺**」の反射区からもみ込みます。土踏まずの外側のラインに沿って位置する「**胸椎・腰椎・仙骨**」もしっかりもみ崩せば、椎骨のゆがみやヘルニアの痛みを緩和する効果が期待できます。内側と外側の両くるぶしの下側のラインに沿った「**股関節**」、かかとにある「**尾骨**」ももみほぐすと、より効果的です。

# 目のかすみ・眼精疲労（近視・乱視・老眼・緑内障）

**足もみの順番**

STEP 1 7 **目**（P.59）

▼

STEP 2 11 **僧帽筋**（P.62）

▼

STEP 3 2 **大脳**（P.56）

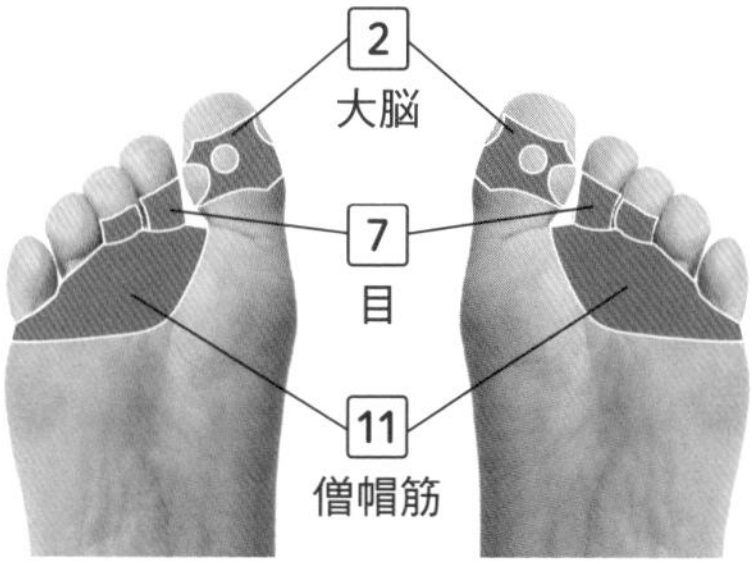


「**目**」の反射区は目の症状全般に効果的ですが、目を酷使していたり、靴の中で刺激を受けづらかったりして、老廃物が溜まりがちです。また、目の疲れは肩こりの原因に。「**僧帽筋**」をもみほぐせば血行が促進され、さらに「**目**」の反射区の老廃物も流せます。併せて「**大脳**」の反射区も刺激すれば視界がクリアに！

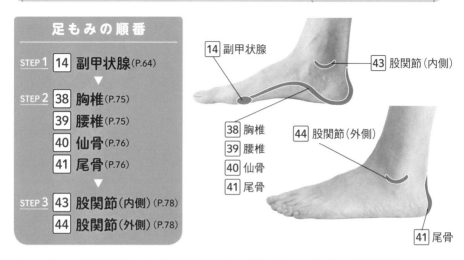

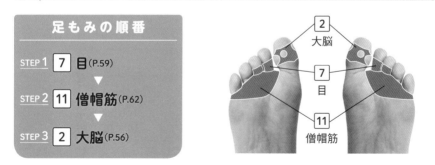

# 貧血

## 足もみの順番

STEP 1 21 脾《ひ》臓(P.68)
▼
STEP 2 13 甲状腺(P.63)
▼
STEP 3 29 小腸 大腸(P.73) (30～35)

※「陰」「陽」の関係はP.53参照。

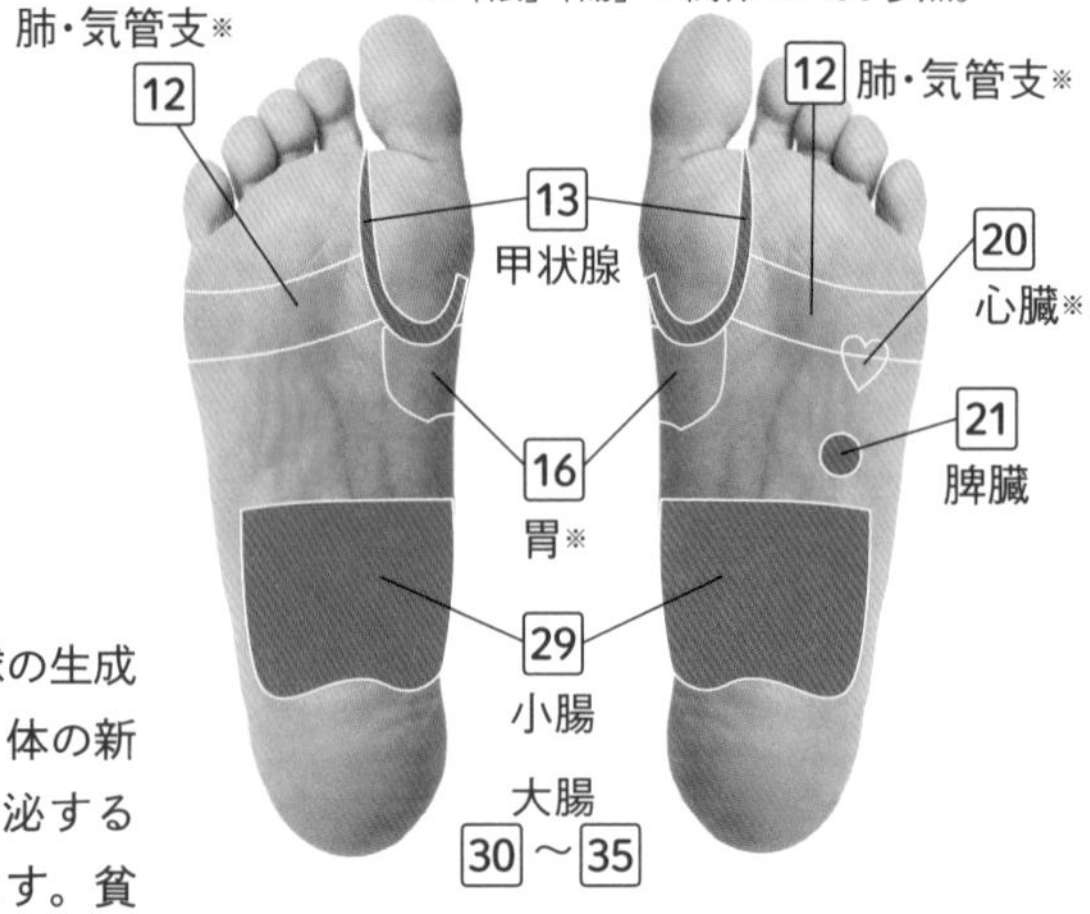


老化した赤血球を壊し、新しい赤血球の生成に必要不可欠な「**脾臓**」の反射区と、体の新陳代謝を高める甲状腺ホルモンを分泌する「**甲状腺**」の反射区をよくもみ崩します。貧血の方の多くは、腸内環境が悪化しているので、「**小腸**」「**大腸**」の反射区も同時にもみ、腸を刺激して新陳代謝を活発にしましょう。

# 冷え性

## 足もみの順番

STEP 1 膝周り(準備もみ)(P.104)
▼
STEP 2 指全体 1～8 (P.56～59)
▼
STEP 3 39 腰椎(P.75)
40 仙骨(P.76)

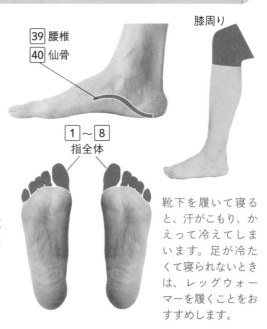

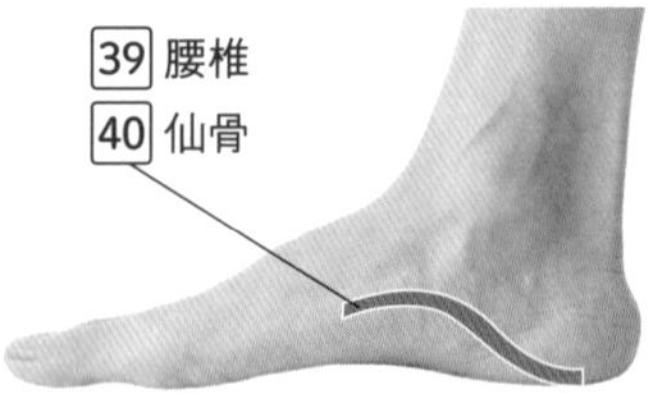

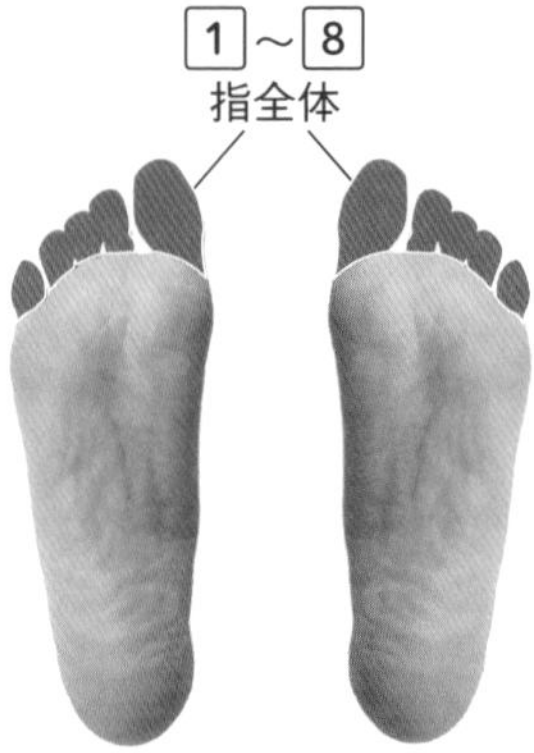


冷え性の方は、ふとももや膝周り、ふくらはぎに溜まった老廃物で血流が滞りがちなので、しっかり「**準備もみ**」で膝周りをもみほぐします。心臓からいちばん遠い「**足の指全体**」や、無数の血管が通る「**腰椎・仙骨**」付近をもめば、血行促進に！

靴下を履いて寝ると、汗がこもり、かえって冷えてしまいます。足が冷たくて寝られないときは、レッグウォーマーを履くことをおすすめします。

# めまい・耳鳴り

**足もみの順番**

STEP 1 [7] 目(P.59)
[8] 耳(P.59)
▼
STEP 2 [57] 三半規管(平衡器官)(P.86)
▼
STEP 3 [5] 脳幹・小脳(P.58)

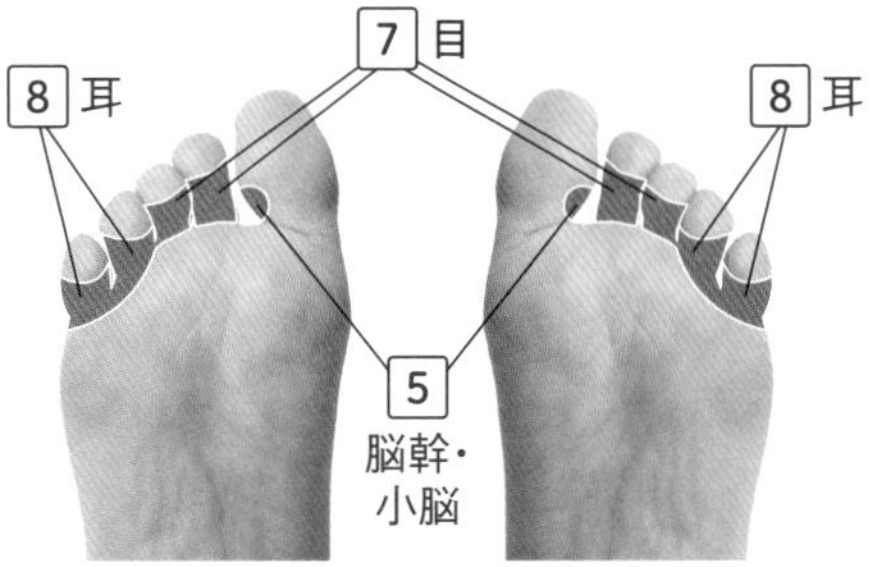


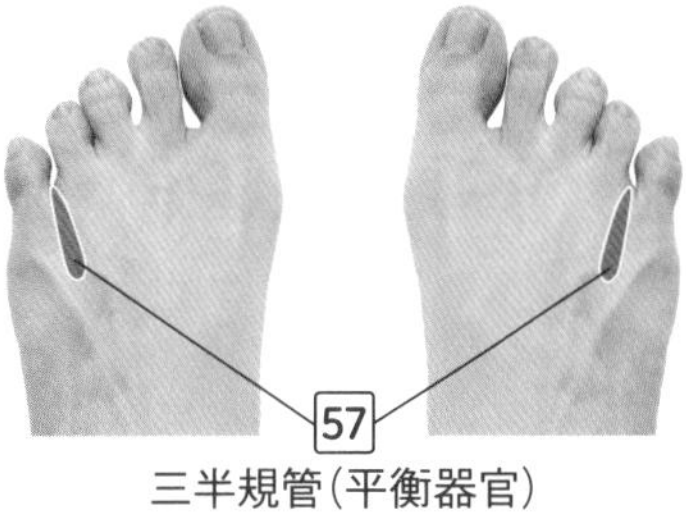


靴の中で血行不良になりやすい「**目・耳**」「**三半規管**」の反射区をしっかりもみ崩します。睡眠不足による耳鳴りやめまいなら「**脳幹・小脳**」も一緒にもみましょう。「**耳**」と「**三半規管**」は、難聴にも効果的です。

# 肌あれ・乾燥肌

※「陰」「陽」の関係はP.53参照。

**足もみの順番**

STEP 1 [12] 肺・気管支(P.62)
▼
STEP 2 [29] 小腸 ([30]～[35]) 大腸(P.73)
▼
STEP 3 [27] 肝臓 [28] 胆のう(P.72)

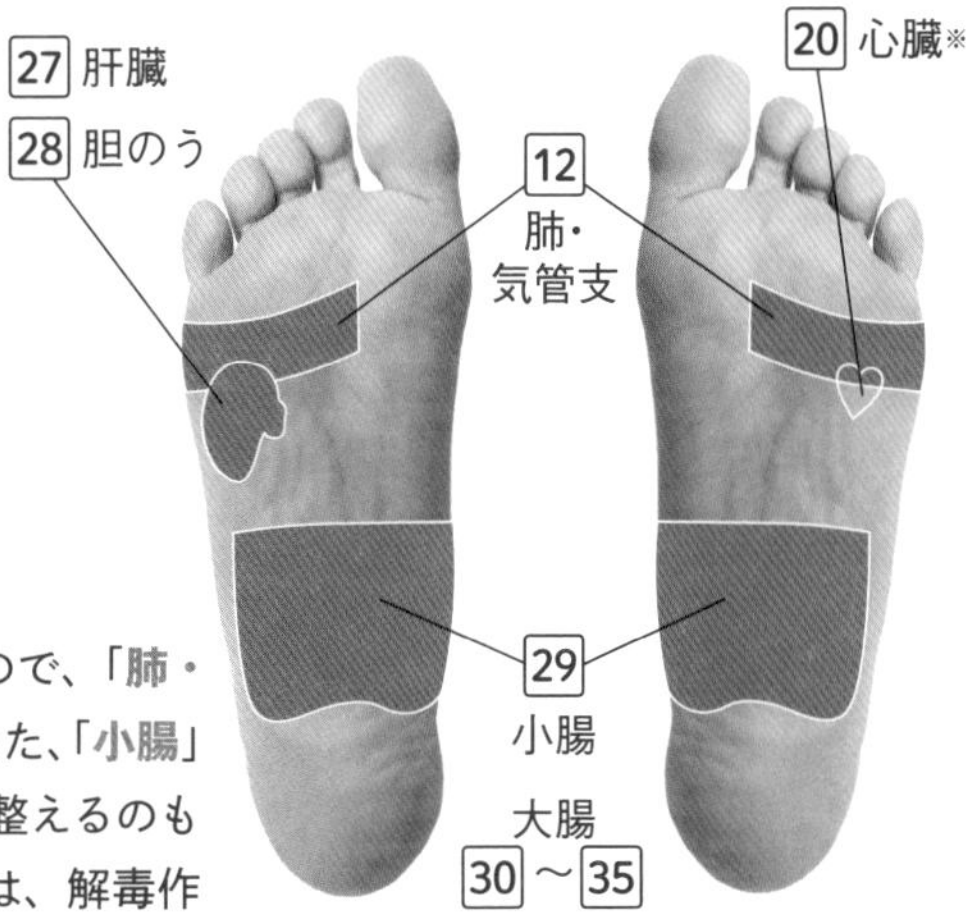


呼吸器の不調は乾燥肌の原因となるので、「**肺・気管支**」の反射区をもみ込みます。また、「**小腸**」「**大腸**」の反射区をもみ、腸内環境を整えるのも美肌の秘訣。皮膚トラブルやかゆみは、解毒作用を司る肝臓が弱っているサインかも。「**肝臓・胆のう**」の反射区ももみ崩しておきましょう。

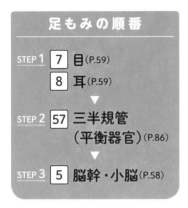

# 花粉症

※「陰」「陽」の関係はP.53参照。

**足もみの順番**

STEP 1 [14] **副甲状腺**(P.64)

▼

STEP 2 **指全体**

- [1] **前頭洞**(P.56)
- [6] **脳下垂体**(P.58)
- [3] **鼻**(P.57)
- [7] **目**(P.59)

▼

STEP 3 [12] **肺・気管支**(P.62)

▼

STEP 4 [55] **声帯・のど・気管**(P.84)

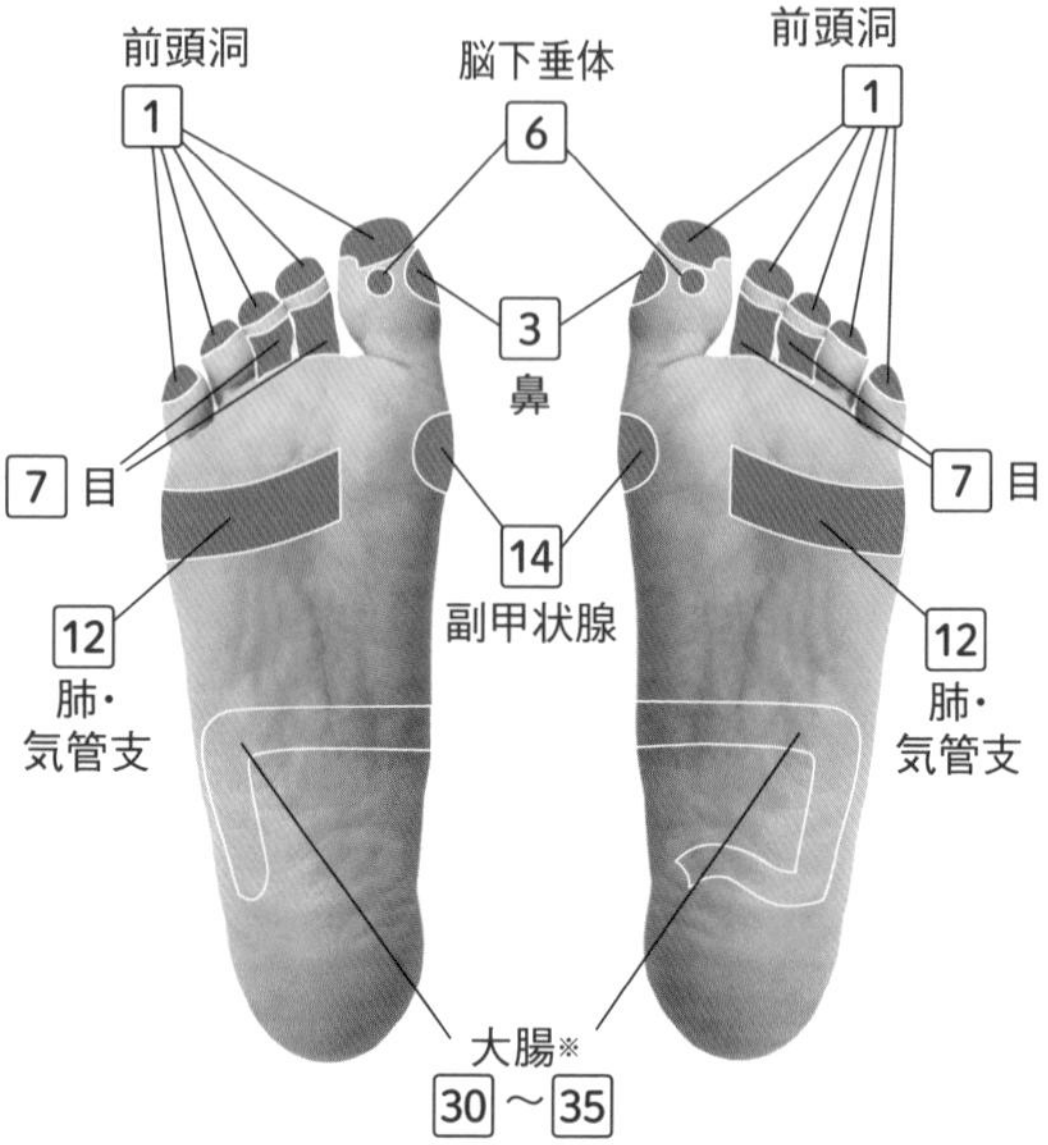


アレルギー反応を抑える「**副甲状腺**」と、目のかゆみや鼻水をやわらげる「**目・鼻**」中心に足指全体を、さらに「**肺・気管支**」「**声帯・のど・気管**」をもみ崩して。

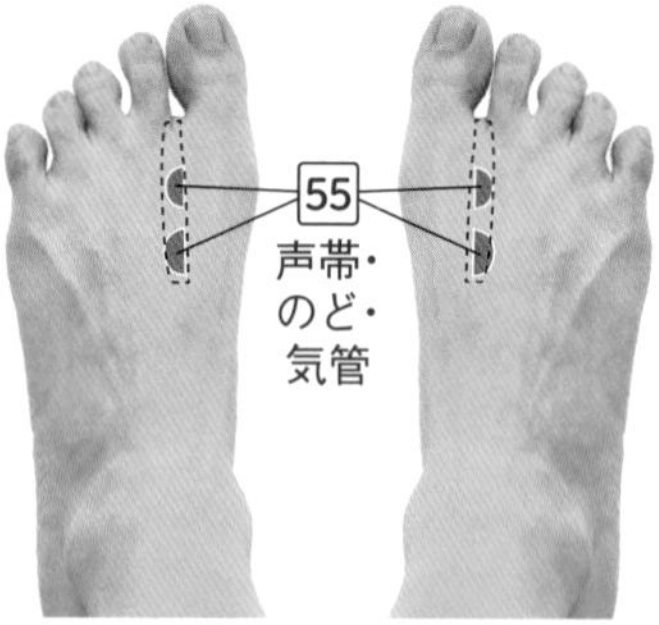


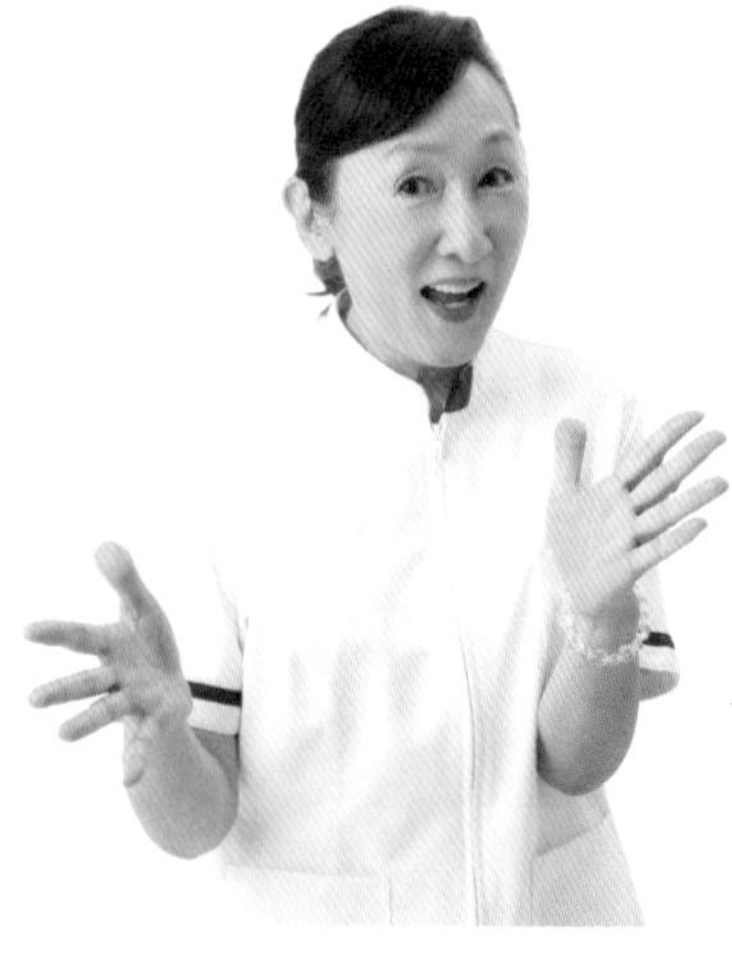

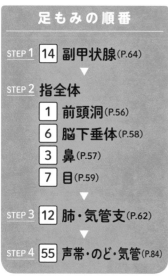

花粉症がひどい方は「陰」に当たる「肺」に対し、「陽」に当たる「大腸」も忘れずにしっかりもみましょう

# アトピー性皮膚炎

※「陰」「陽」の関係はP.53参照。

**足もみの順番**

STEP 1 19 副腎(P.67)

▼

STEP 2 12 肺・気管支(P.62)

▼

STEP 3 29 小腸 大腸(30～35)(P.73)

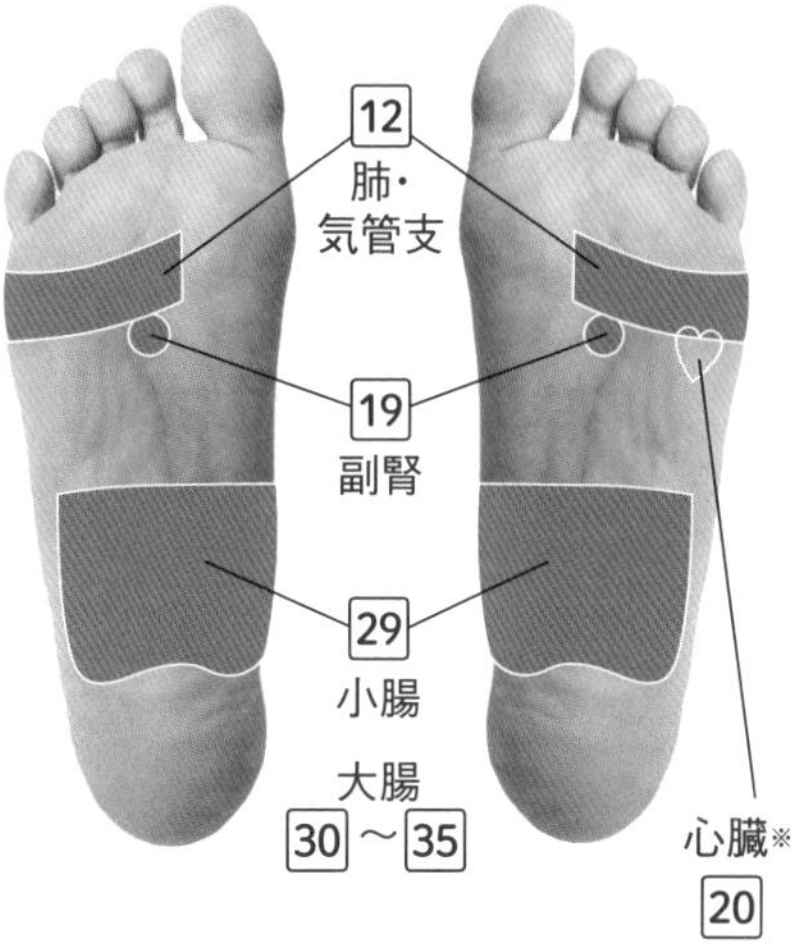


「**副腎**」をもみ込み、副作用のない自前のステロイド剤ともいえる、副腎皮質ホルモンの分泌を促進します。呼吸器系と排泄《はいせつ》機能が弱ると症状が出やすくなるので、「**肺・気管支**」と、免疫機能にもかかわる「**小腸**」「**大腸**」の反射区も一緒にもみ崩します。

# 肥満・ダイエット

**足もみの順番**

STEP 1 13 甲状腺(P.63)

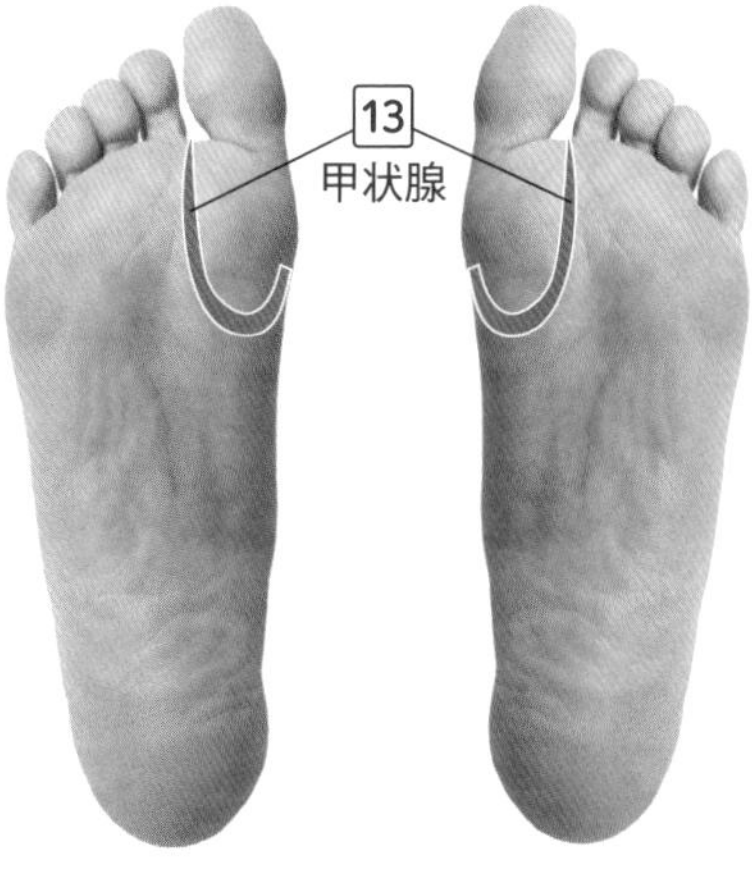


太りやすい人は新陳代謝が悪くなりがちなので、代謝を高める「**甲状腺**」の反射区をしっかりもみ崩して甲状腺ホルモンのバランスを整え、さらに足全体をまんべんなくもみましょう。甲状腺ホルモンが不足すると、抜け毛やむくみ、便秘、皮膚の老化なども起こりやすくなります。食生活の見直しももちろん大切です。たくさん噛んで、ゆっくり食べましょう。

# 生理痛・月経前症候群(PMS)・生理不順・不妊症・更年期障害

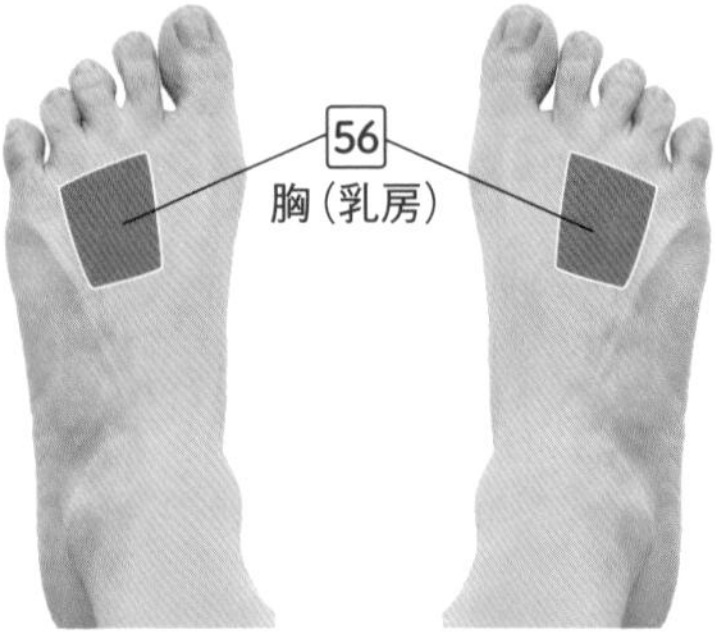


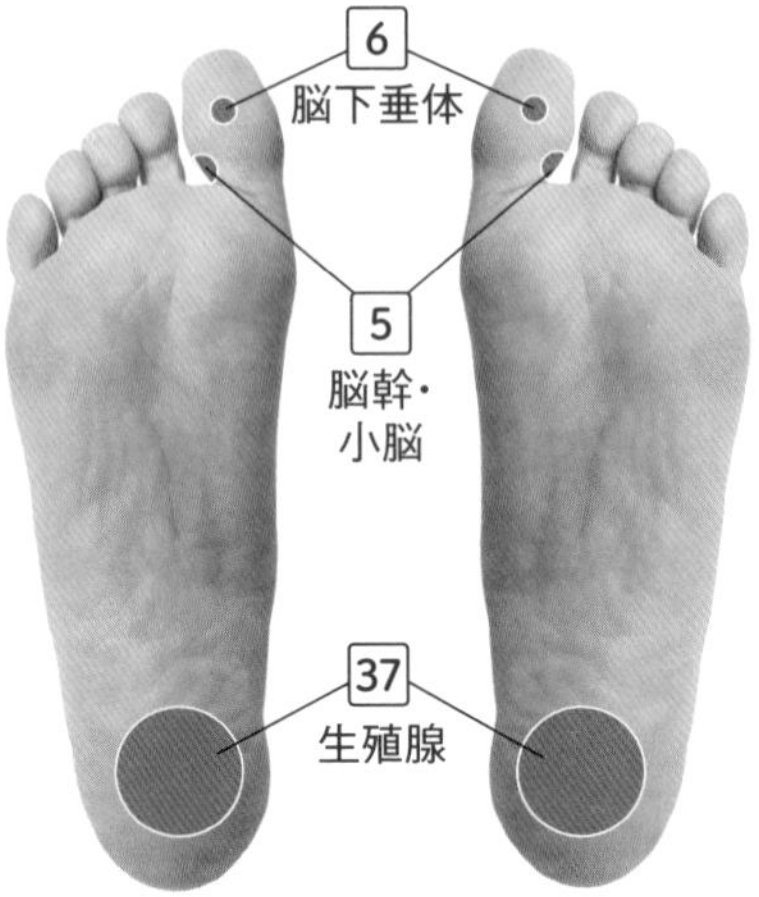


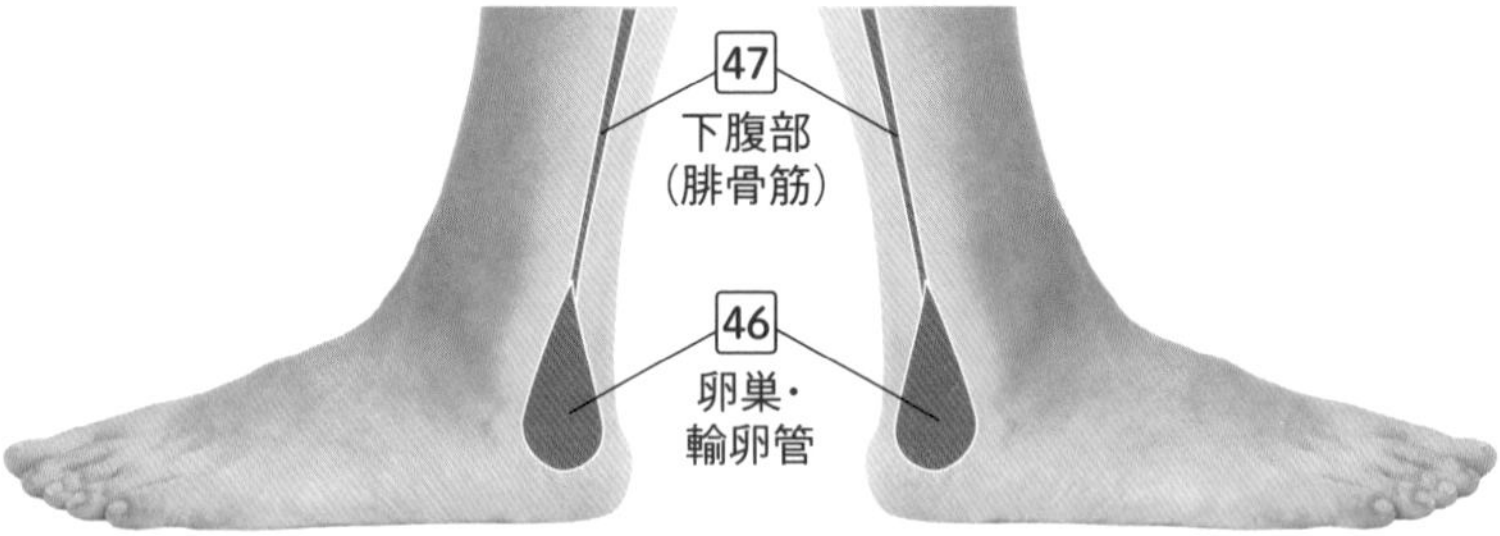


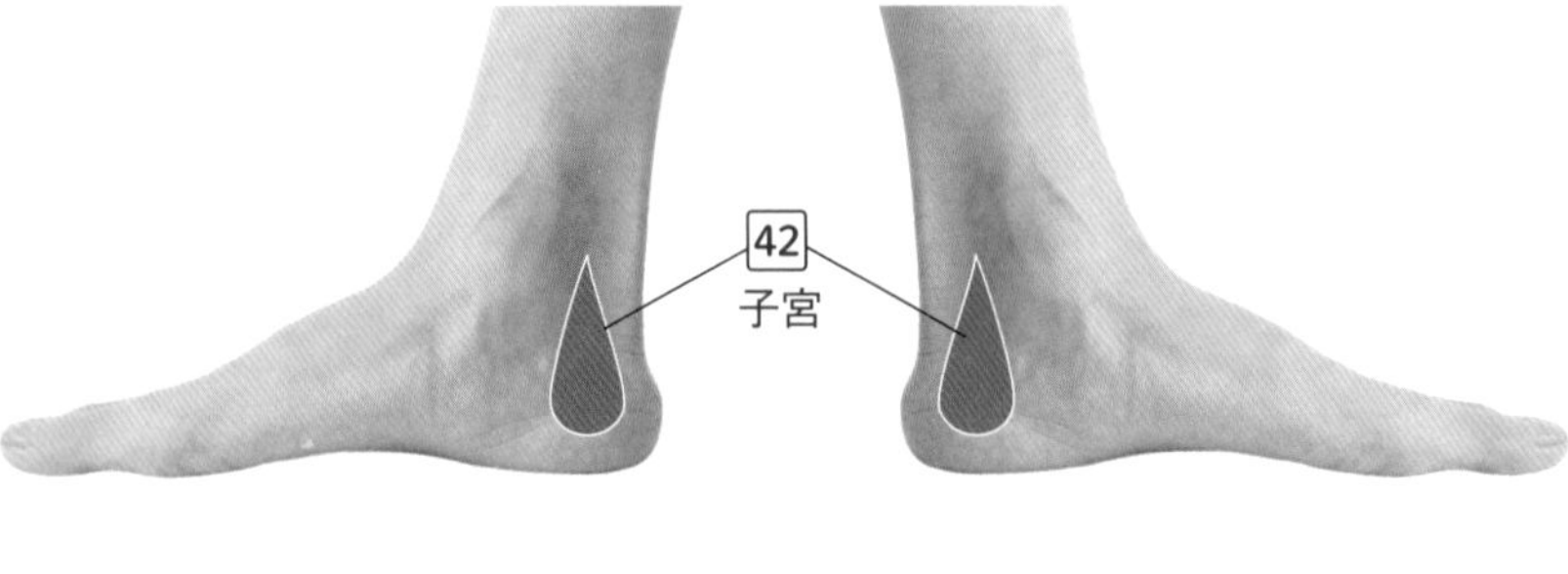

かかとの内側の「**子宮**」や、外側の「**卵巣・輸卵管**」、地面につく部分の「**生殖腺**」の反射区は、子宮内膜症や子宮筋腫、卵巣嚢腫《のうしゅ》といった婦人科系の病気予防や症状の改善をしてくれます。さらに、「**卵巣・輸卵管**」の上に伸びる「**下腹部（腓骨筋）**」をもめば、腹部の緊張がゆるみ、生理不順や生理痛も和らぎます。

足の甲が高く張っていたら、「**胸（乳房）**」も併せてもみ崩します。仕上げに、ホルモンの分泌を促す「**脳下垂体**」、自律神経を整える「**脳幹・小脳**」をもむことも忘れずに！

## 足もみの順番

STEP 1 42 子宮(P.77)
▼
STEP 2 46 卵巣・輸卵管(P.79)
47 下腹部(腓骨筋)(P.80)
▼
STEP 3 37 生殖腺(P.74)
▼
STEP 4 56 胸(乳房)(P.85)
▼
STEP 5 6 脳下垂体(P.58)
▼
STEP 6 5 脳幹・小脳(P.58)

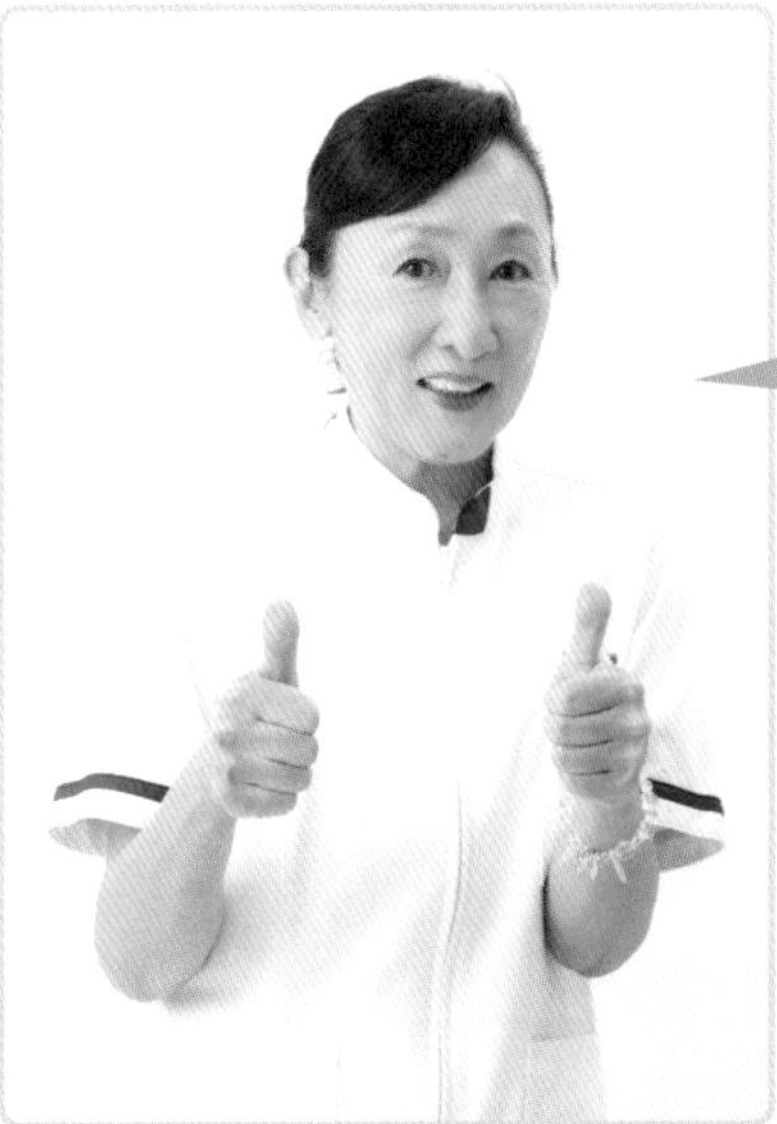

軽い生理痛の場合は
「子宮」や「卵巣・輸卵管」
の反射区がある
かかと周りだけでもOK！
不妊症や更年期障害に
お悩みの方は
できれば全メニュー
行いましょう

# ぜんそく

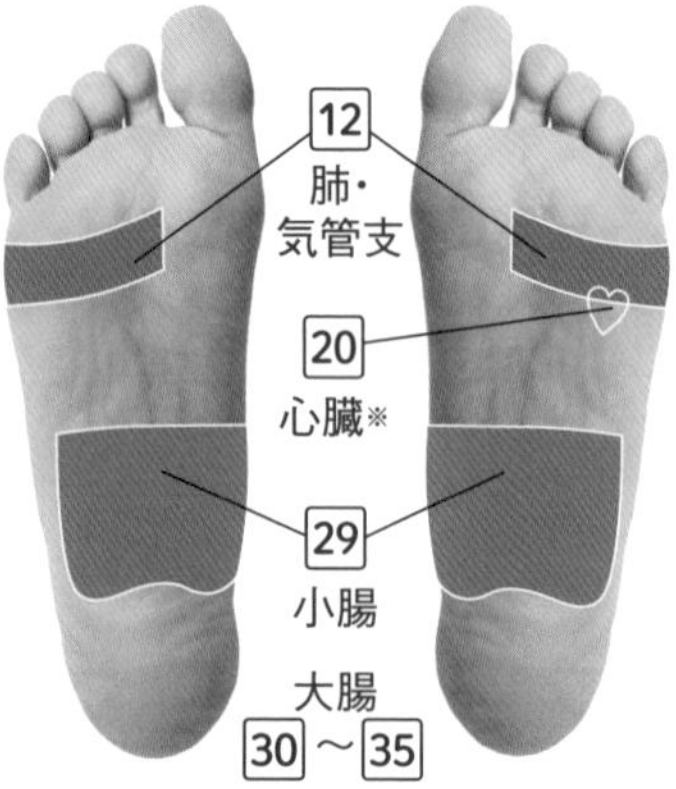


**足もみの順番**

STEP 1　12 肺・気管支（P.62）
　　　　29 小腸　大腸（P.73）
　　　　（30～35）
▼
STEP 2　59 横隔膜（P.87）
▼
STEP 3　55 声帯・のど・気管（P.84）

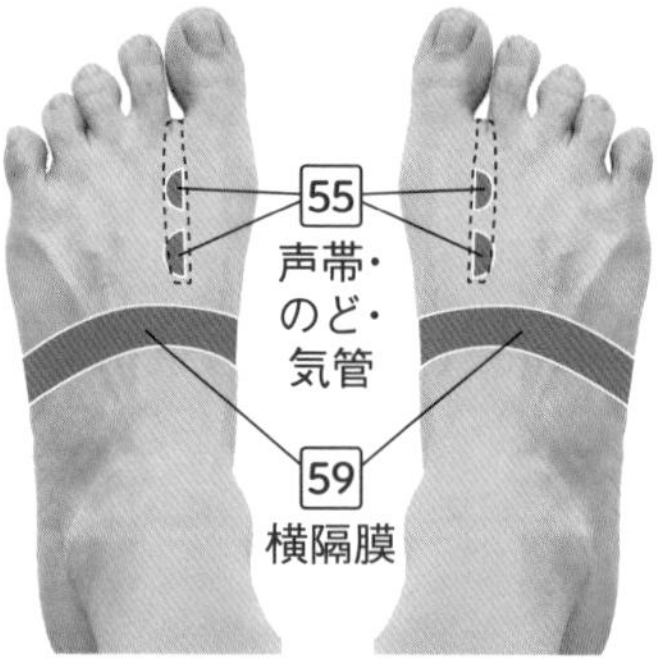


呼吸器系が弱いと、ぜんそくなどのアレルギー症状が出やすくなるので、「**肺・気管支**」、深い呼吸を助ける「**横隔膜**」、咳や痰《たん》が楽になる「**声帯・のど・気管**」の反射区を念入りにもみ崩して。

※「陰」「陽」の関係はP.53参照。

# 膝・肘の痛み

**足もみの順番**

STEP 1　膝周り（準備もみ）（P.104）
▼
STEP 2　51 膝関節（P.82）
　　　　50 肘関節（P.81）
▼
STEP 3　14 副甲状腺（P.64）

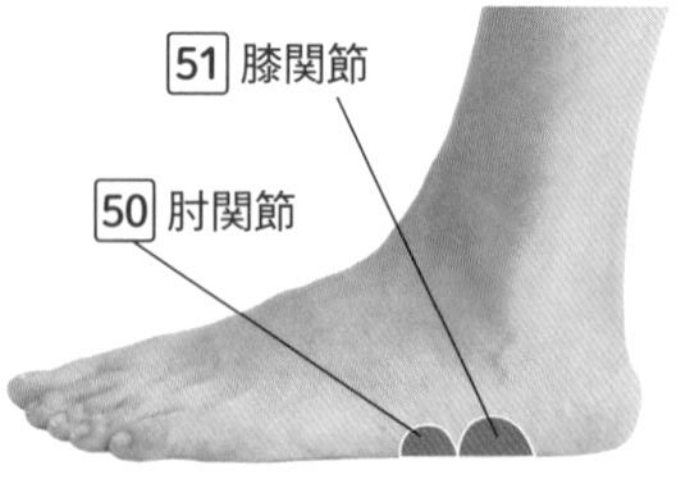


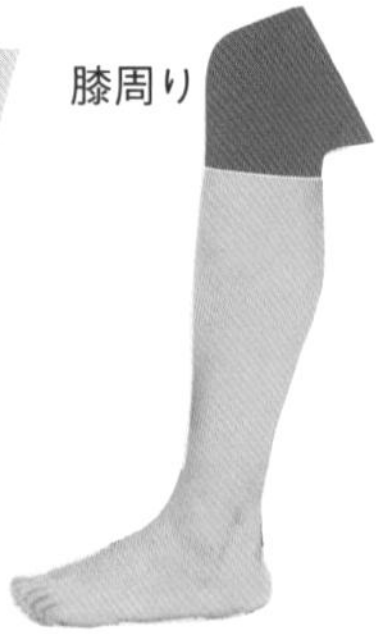


体重を支える膝は加齢とともにダメージを受けるので、「**準備もみ**」で膝周りと膝裏を念入りにもんでおきましょう。「**膝関節**」「**肘関節**」の反射区に加え、カルシウムの代謝を活発にする「**副甲状腺**」も併せてもんでおくことが大切です。

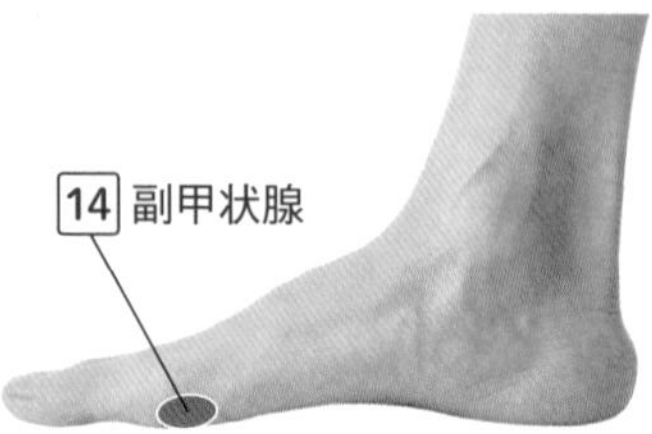

# 高血圧・低血圧

※「陰」「陽」の関係はP.53参照。

**足もみの順番**

STEP 1 5 脳幹・小脳(P.58)

▼

STEP 2 21 脾《ひ》臓(P.68)

▼

STEP 3 57 三半規管（平衡器官）(P.86)

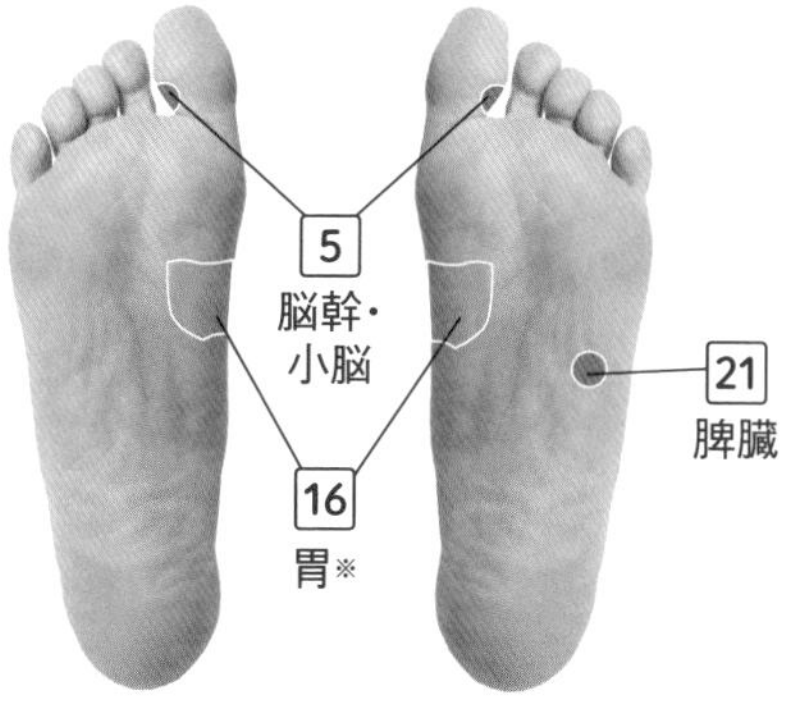


「準備もみ」「基本もみ」（P.102〜）をしっかりやったうえで、自律神経を整える「**脳幹・小脳**」、体の平衡感覚を保つ「**三半規管**」、老化した赤血球を壊して取り除き、血液循環をよくする「**脾臓**」をしっかりもみ崩します。高血圧の方は小指がとても硬くなっている方が多いので、血圧に関係する足の小指も、痛くなくなるまでもみ崩しましょう。

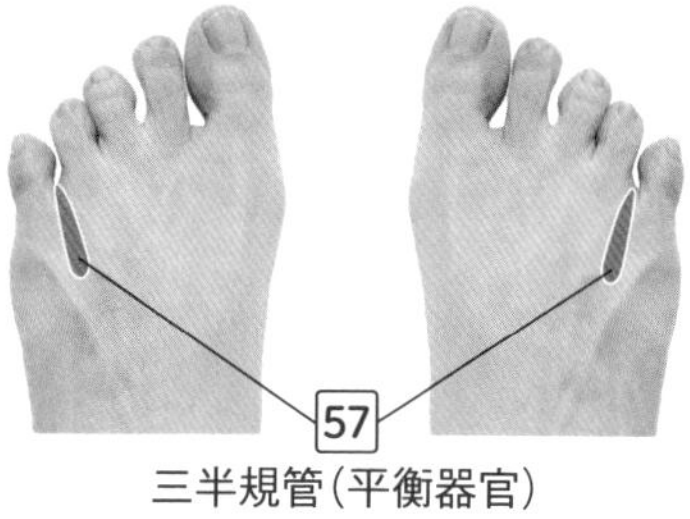


# 糖尿病

※「陰」「陽」の関係はP.53参照。

**足もみの順番**

STEP 1 16 胃(P.65)

▼

STEP 2 18 膵臓(P.67)

▼

STEP 3 17 十二指腸(P.66)

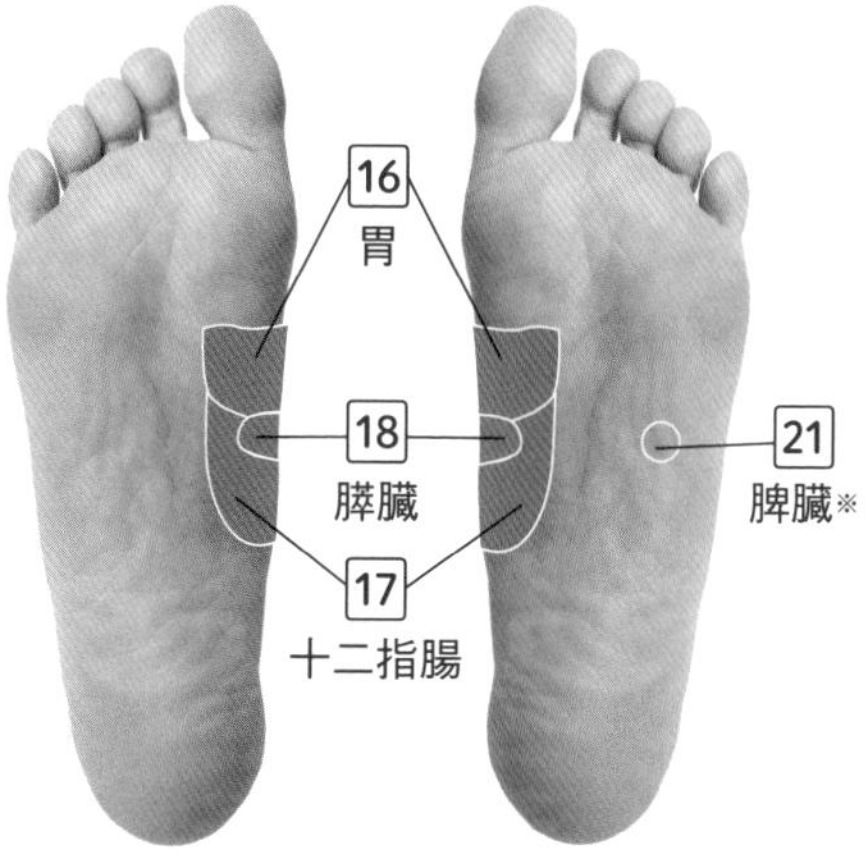


「**胃**」の後に、血糖値をコントロールするホルモンのインスリンと、消化酵素を分泌する「**膵臓**」を念入りにもみ崩し、「**十二指腸**」の反射区をもみ込みます。「**準備もみ**」（P.102〜）で膝裏をしっかりもんでおくことも大切です。

# 抜け毛・白髪

※「陰」「陽」の関係はP.53参照。

**足もみの順番**

STEP 1 13 **甲状腺**(P.63)
▼
STEP 2 37 **生殖腺**(P.74)
▼
STEP 3 12 **肺・気管支**(P.62)

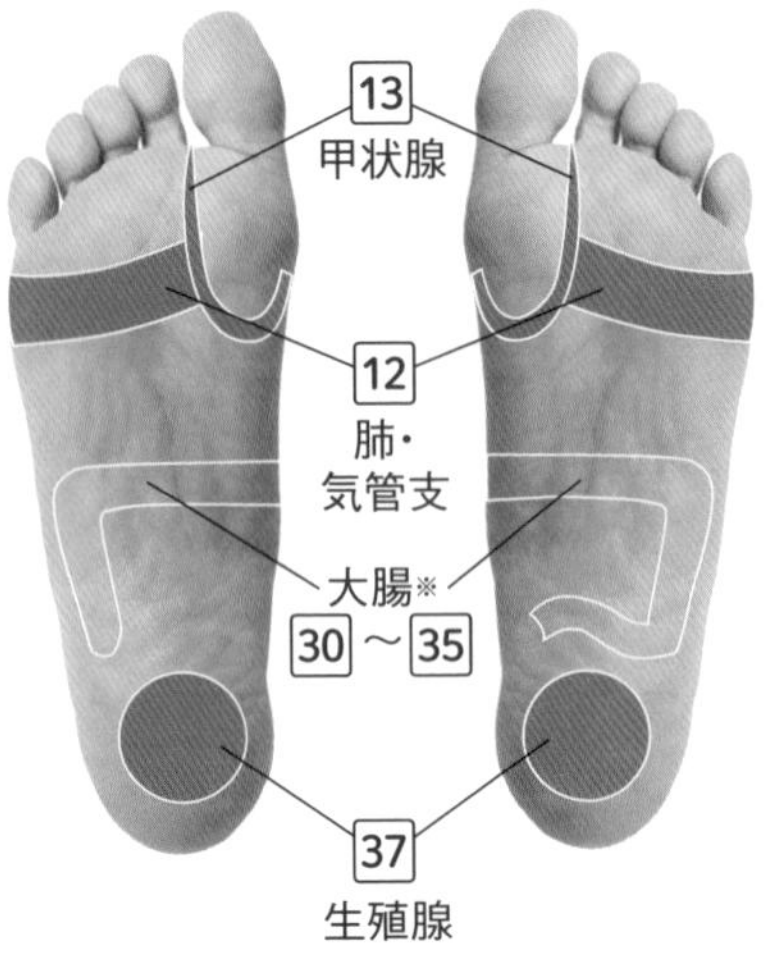


抜け毛や薄毛、切れ毛など髪のトラブルは、「**甲状腺**」の機能低下も一因となるので、しっかりもみほぐして活性化させて。さらに、髪は女性ホルモンの影響も受けやすいので、ホルモンバランスを整える「**生殖腺**」の反射区ももみ崩します。「**肺**」は体の水分代謝を司り、体の水分を全身に行きわたらせ、皮膚や髪を潤す働きがあります。「陰」である「**肺**」に対し、「陽」である「**大腸**」もバランスよくもみましょう。

# 認知症予防

**足もみの順番**

STEP 1 1 **前頭洞**(P.56)
▼
STEP 2 6 **脳下垂体**(P.58)
2 **大脳**(P.56)
▼
STEP 3 37 **生殖腺**(P.74)

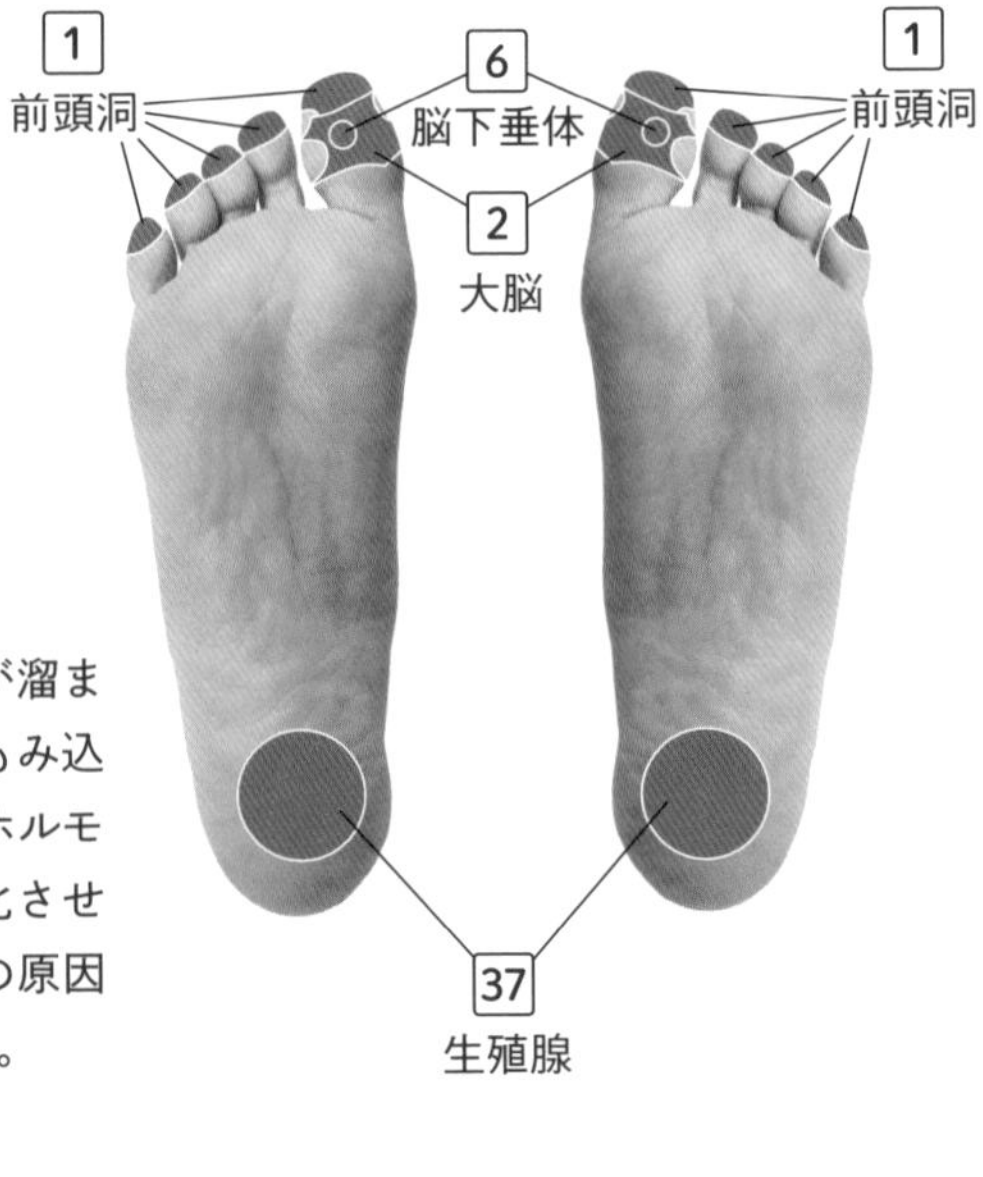


指にある「**前頭洞**」「**大脳**」に老廃物が溜まると記憶力が弱くなるので、念入りにもみ込みます。さらに「**脳下垂体**」をもんでホルモンバランスを整え、脳の働きを活性化させて。「**生殖腺**」の老廃物も記憶力低下の原因になるので、しっかりもみ崩しましょう。

# 脂質異常症・動脈硬化

※「陰」「陽」の関係はP.53参照。

**足もみの順番**

STEP 1 19 **副腎**(P.67)
STEP 2 20 **心臓**(P.68)
▼
STEP 3 13 **甲状腺**(P.63)
▼
STEP 4 **アキレス腱・くるぶし周り**
43 44 **股関節**(P.78)
45 **直腸筋**(P.79)
47 **下腹部(腓骨筋)**(P.80)

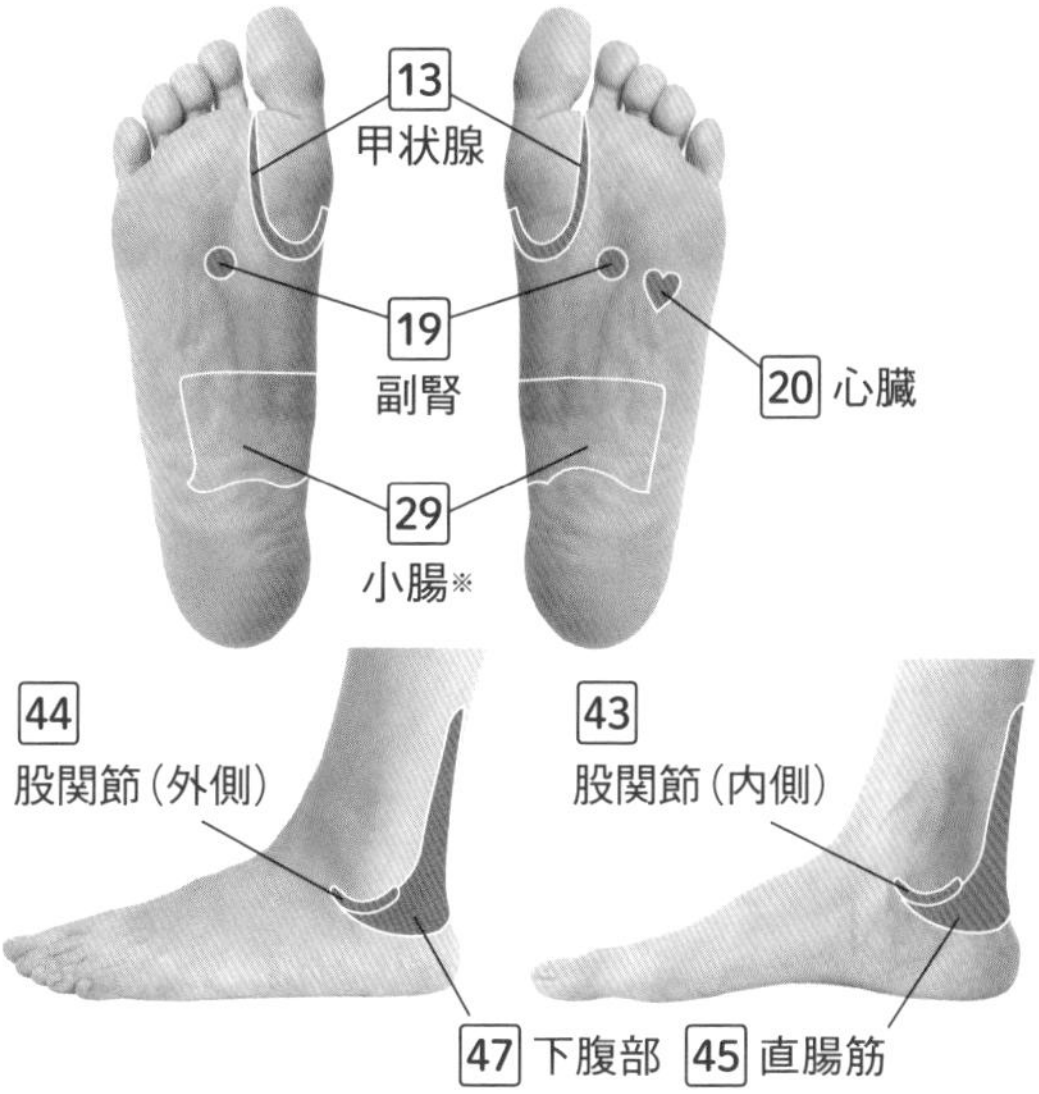


血中コレステロールが増加すると負担がかかる「**副腎**」「**心臓**」をまずもみ込みます。甲状腺機能の低下が動脈硬化を進行させるので「**甲状腺**」も忘れずに。さらに、**アキレス腱やくるぶし周り**をもんでリンパの流れを改善！「陰」である「**心臓**」に対し、「陽」である「**小腸**」をバランスよくもむことも大切です。

# 膀胱炎・尿もれ

**足もみの順番**

STEP 1 25 **膀胱**(P.70)
▼
STEP 2 26 **尿道**(P.71)

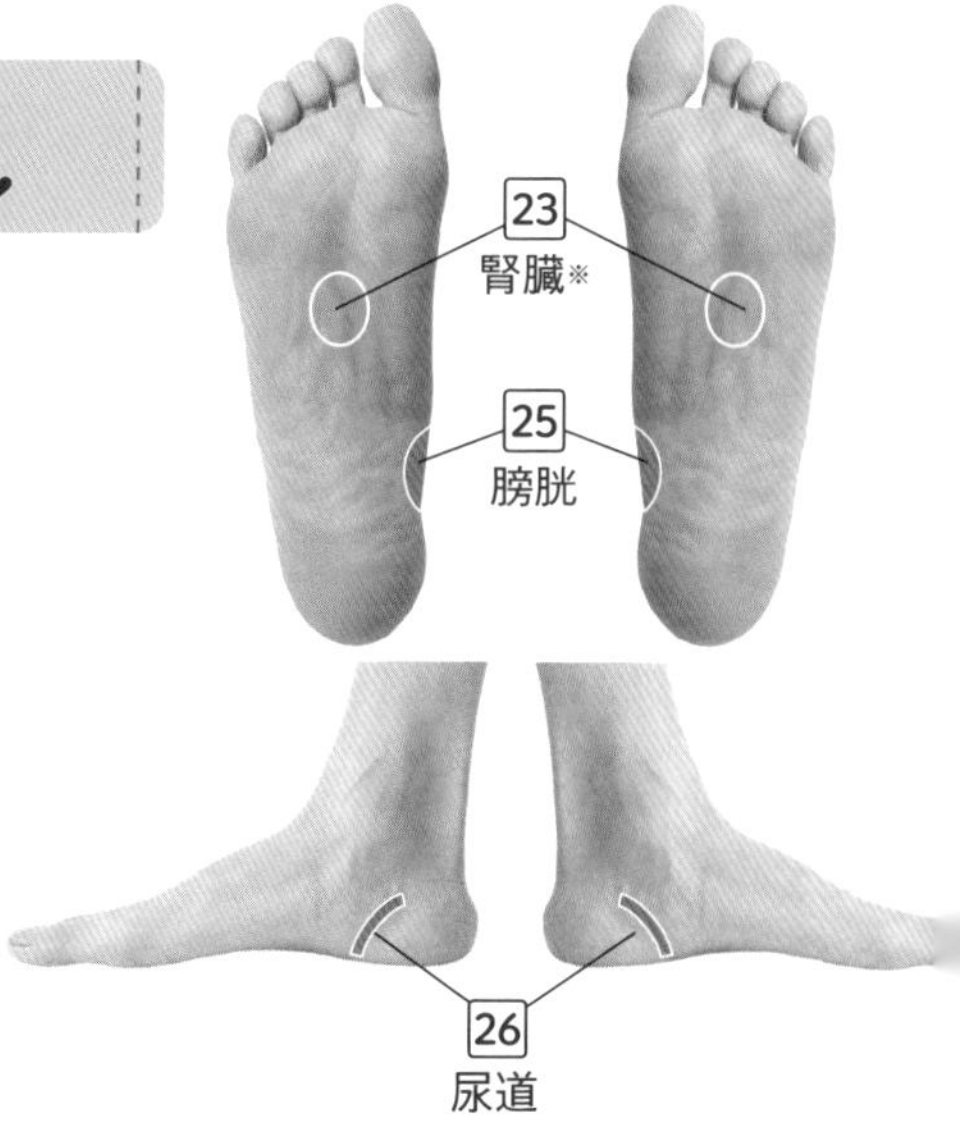


「**膀胱**」や「**尿道**」の反射区の老廃物をもみ崩すと、尿がスムーズに排泄され、さまざまな尿トラブルを改善できます。「**膀胱**」は「**基本もみ**」でもむのとは別に、もう一度しっかりもんで。「陽」である「**膀胱**」に対し、「陰」である「**腎臓**」もバランスよくもみましょう。

※「陰」「陽」の関係はP.53参照。

# 前立腺炎・前立腺肥大・勃起不全

**足もみの順番**

STEP 1 42 前立腺(P.77)

▼

STEP 2 46 睾丸・副睾丸(P.79)

47 下腹部（腓骨筋）(P.80)

▼

STEP 3 37 生殖腺(P.74)

6 脳下垂体(P.58)

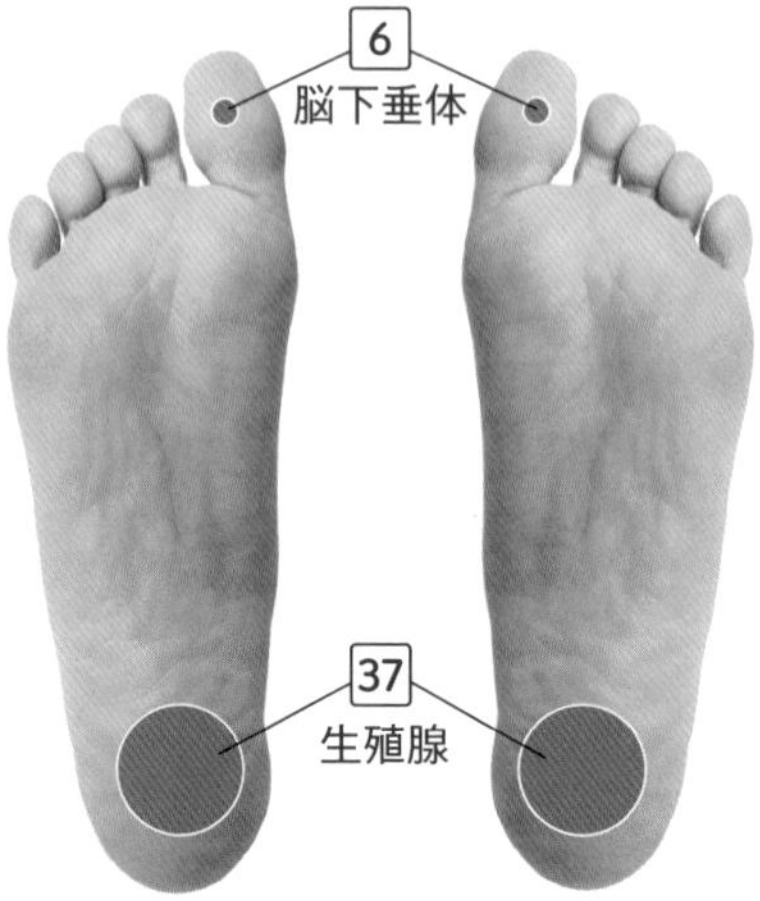


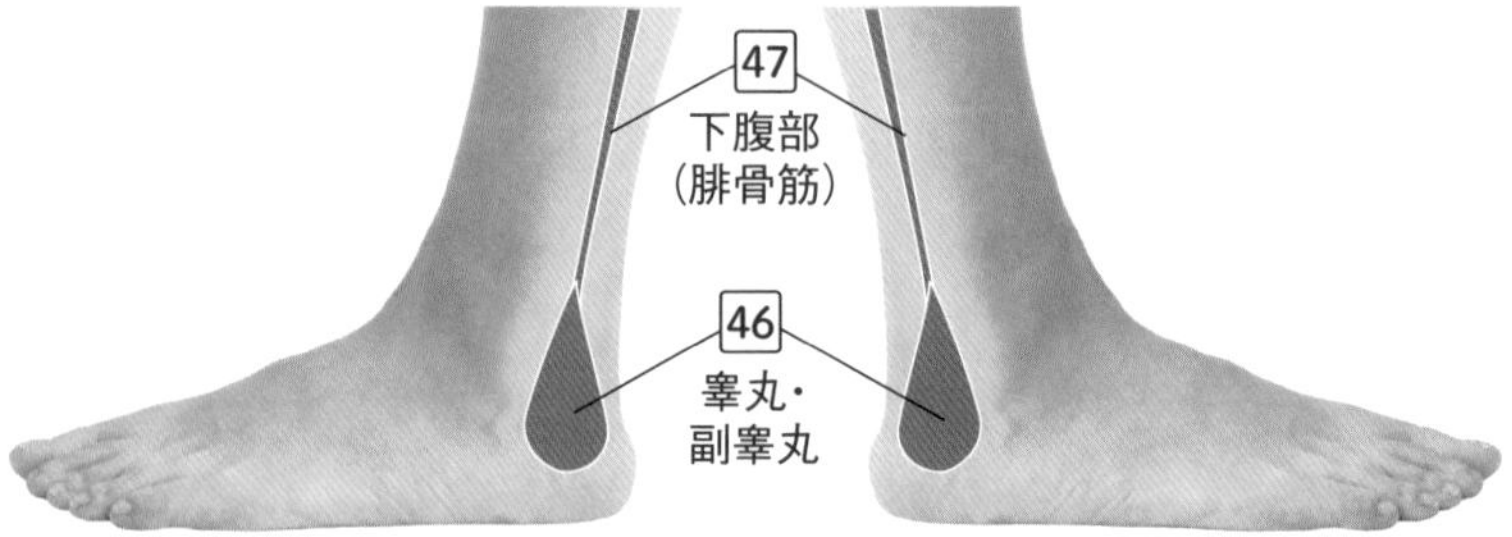


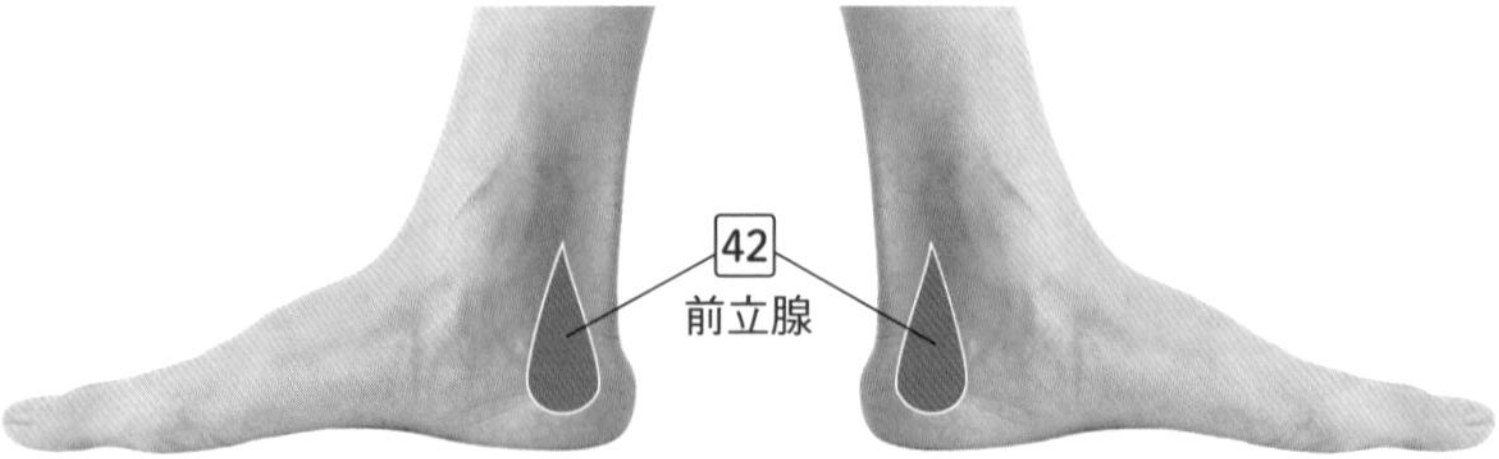


P.126の女性の「生理痛・月経前症候群（PMS）・生理不順・不妊症・更年期障害」ともむ反射区は同じです。生殖機能を司る「**前立腺**」と「**睾丸・副睾丸**」「**生殖腺**」の反射区をもみ崩し、「**睾丸・副睾丸**」の上に伸びる「**下腹部（腓骨筋）**」をもんで下腹部の緊張をやわらげ、老廃物を流しましょう。最後にホルモンバランスを整える「**脳下垂体**」をもみ込みます。

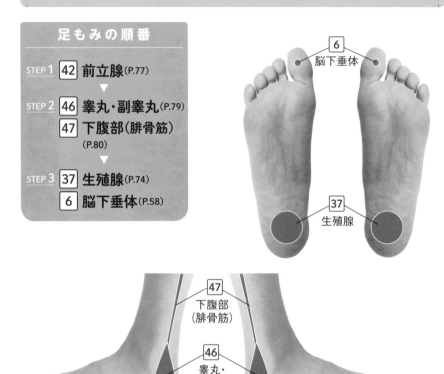

番外編

# がん予防・改善！足もみメニュー

## 足もみで、がんと闘える体をつくる

　がん予防には免疫力を高めることがいちばん大切です。そして免疫力を上げるには、体温を上げる必要があります。

　そこで、まず「準備もみ」で血液とリンパの流れを促進し、体温を上げます。次に、「基本もみ」の「リンパ腺3」の61上半身リンパ腺、62下半身リンパ腺、54胸部リンパ腺を重点的にもみます。その後、「基本ゾーン5」をもみ、老廃物の流れる道と出口を整えておきます。最後に足全体をもみ、特に痛い反射区や、次ページから紹介する反射区を柔らかくなるまでもみほぐし、がんと闘える体をつくりましょう。

　また、現在抗がん剤や放射線治療を受けている方は、治療の前後に「準備もみ」と「基本もみ」を念入りに行っておくと、吐き気や食欲不振、だるさといったつらい副作用を和らげる作用が期待できます。

　足もみは自分ですぐでき、治療と並行しても行えますので、ぜひ実践してください。

# 乳がん

「乳がん」「肺がん」「大腸がん」など、いずれのがんも「陰」と「陽」のバランスが健康をつくります。例えば、「肺」が「陰」、「大腸」が「陽」なので、両方ともしっかり柔らかくしていきましょう！

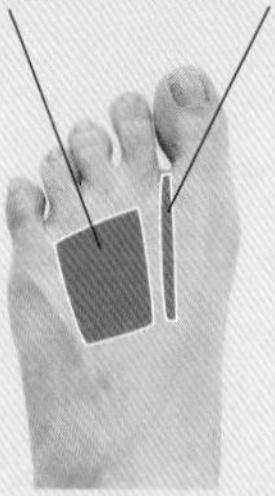


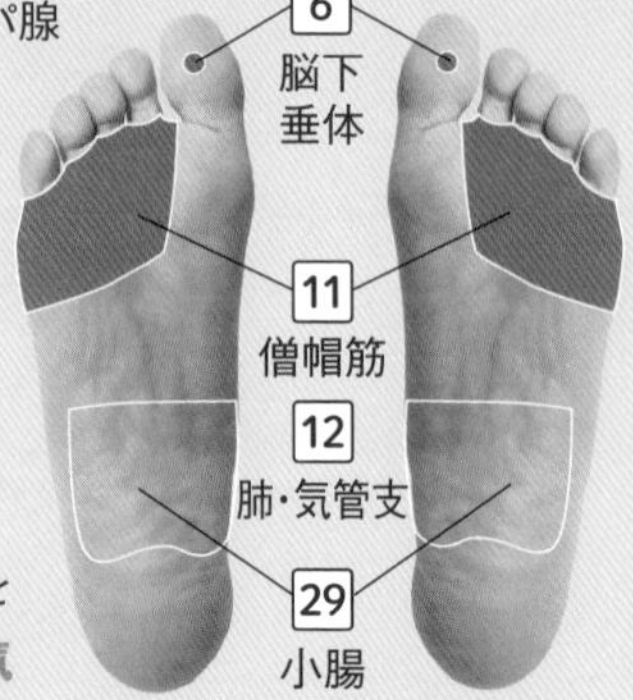


54**胸部リンパ腺**や56**胸（乳房）**、内分泌機能を高める6**脳下垂体**、さらに11**僧帽筋**や12**肺・気管支**などの胸周りの反射区も刺激し、老廃物をかき出します。

# 胃・食道がん

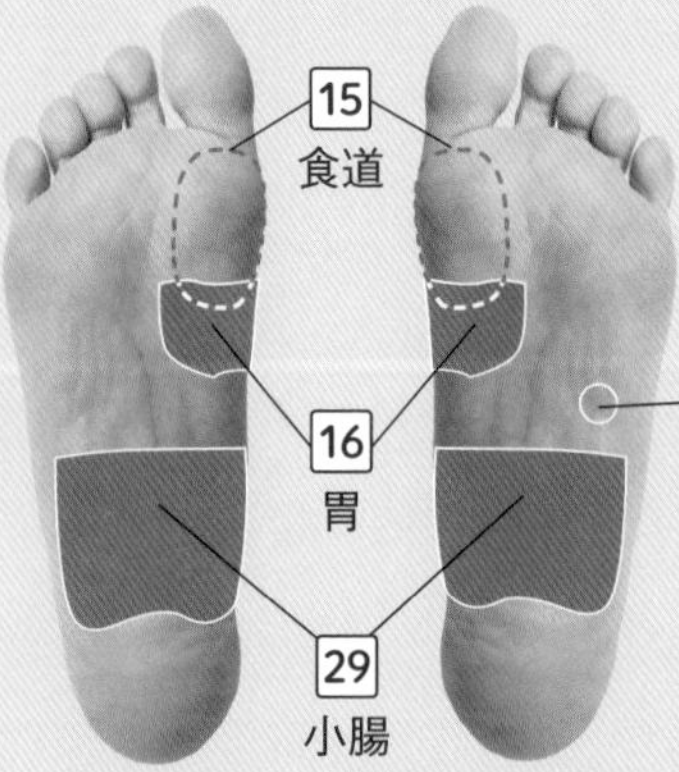


15**食道**の反射区と、そのすぐ下にある16**胃**の反射区を、もんでも痛くなくなるまで、丁寧にもみ崩します。胃炎や胃潰瘍、消化不良などの消化器のトラブルにも効果的です。免疫力を高める29**小腸**と**大腸**（30～35）の反射区も併せてもみ崩すと、さらに効果が期待できます。

# 腎臓がん

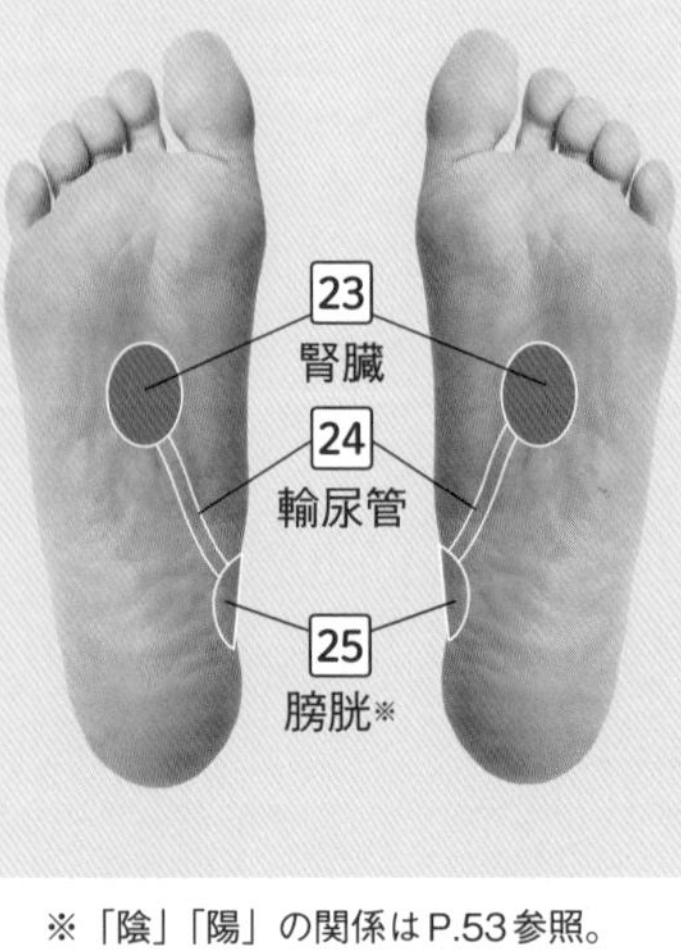


23**腎臓**の反射区は、まず「基本もみ」のコースの中で重点的にもみ、最後にまた**腎臓**の反射区を重点的にもみます。腎臓は血液のろ過や尿の排泄《はいせつ》、血圧調節などにかかわる重要な臓器。膀胱《ぼうこう》炎や尿もれなどにも効果的です。**輸尿管**と「陽」である25**膀胱**の反射区も、バランスよくもみましょう。

※「陰」「陽」の関係はP.53参照。

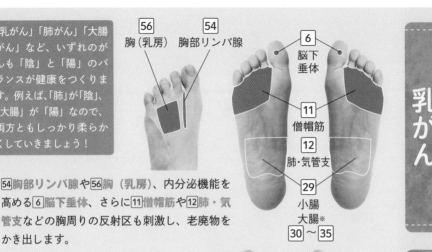

# 肺がん

12**肺・気管支**の反射区を徹底的にもみほぐしつつ、足の甲にある56**胸（乳房）**の反射区も一緒にもむといいでしょう。ぜんそくや気管支炎、咳など呼吸器の症状にも効果的です。

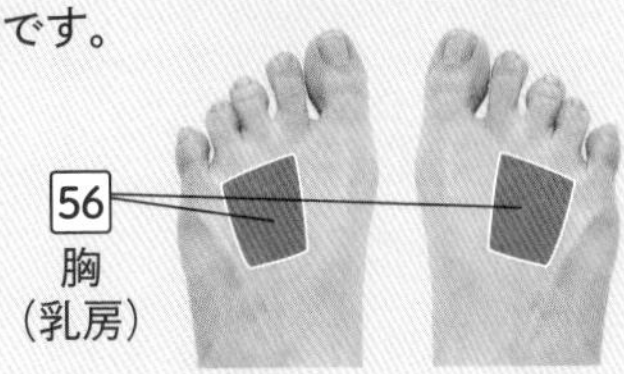


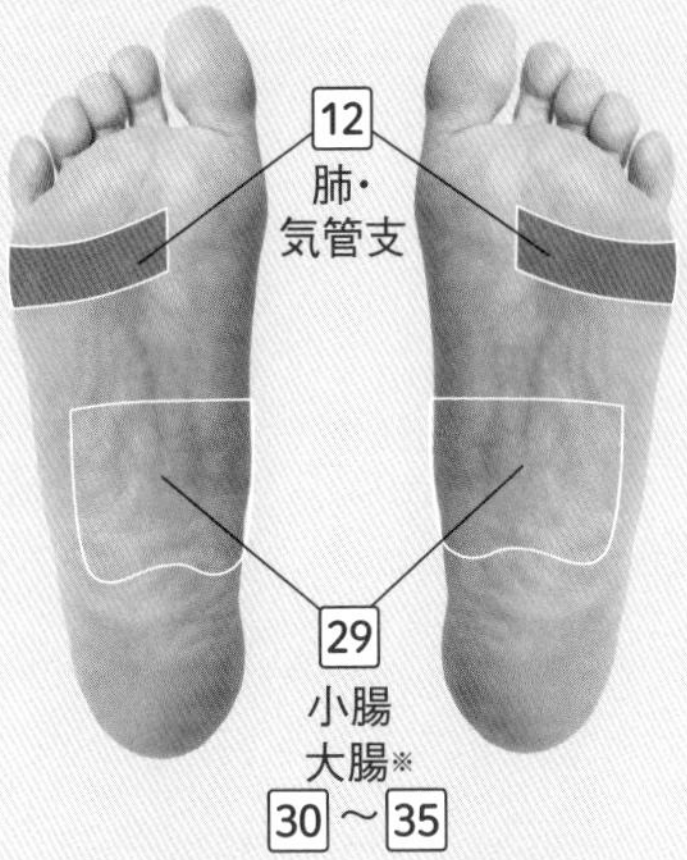


# 大腸がん

29**小腸**と**大腸**（30～35）、12**肺・気管支**の反射区をもみほぐします。がんに対峙《たいじ》する免疫細胞のほとんどが腸に集中しているといわれるので、がん予防の意味でもしっかりもんでおくこと。便秘や腸ポリープにも効果的です。

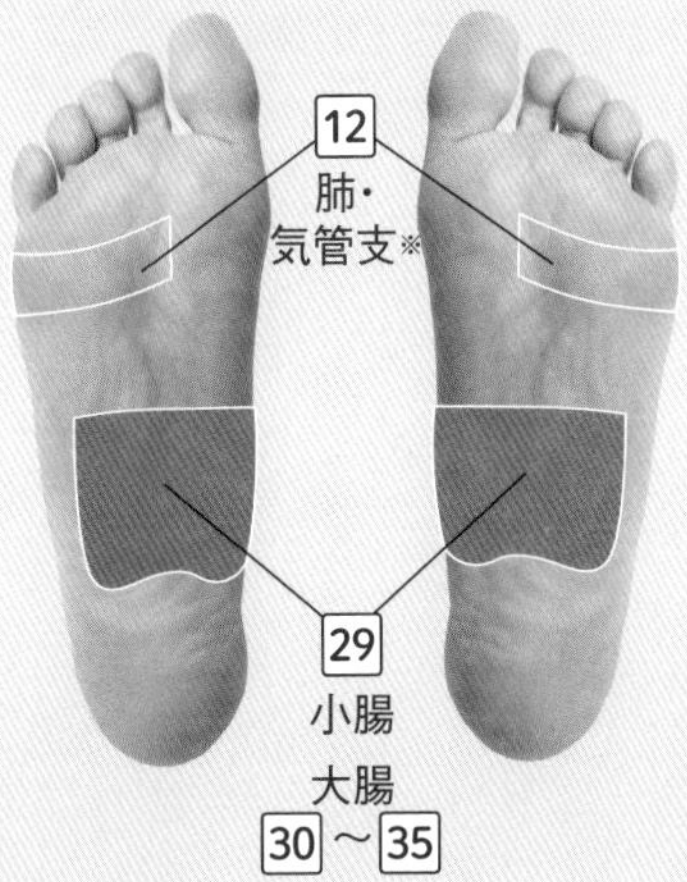


# 子宮がん

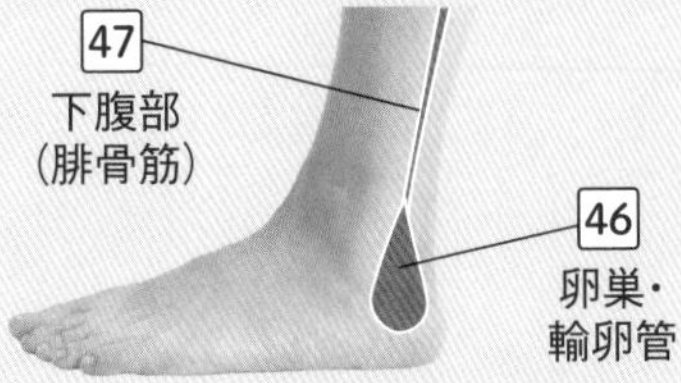


42**子宮**の反射区をしっかりもみほぐしたら、46**卵巣・輸卵管**、47**下腹部（腓骨筋）**、37**生殖腺**などの婦人科系の反射区も丁寧にもみます。生理痛や生理不順、子宮や卵巣の疾患にも効果的です。

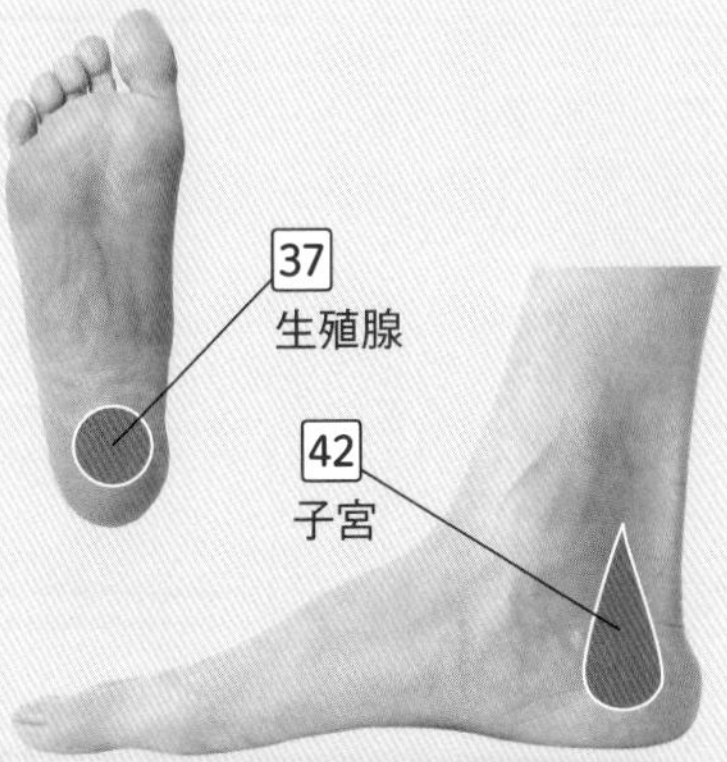

体験談6

# 10カ月の施術で卵巣嚢腫が小さくなり現在は経過観察に

根岸幸代さん（54歳）

2019年12月にひどい腰痛があり病院に行ったところ、右卵巣に6センチの卵巣嚢腫があるとわかり、手術での切除をすすめられました。ただ、予約がいっぱいで1年後に手術をすることに。その間、薬も治療もないとのことだったので、体を温める漢方の入浴剤を使い始め、鍼《はり》治療にも行きました。

そして2020年1月、本屋で院長の本を見つけ、KMR式官足法に共感し、すぐにサロンにうかがい、月に一度通うようになりました。

しばらくは施術後、卵巣の反射区が青あざのように腫れて痛くなりましたが、それが治る兆候だったのでしょう。11月には卵巣嚢腫は1・8センチになり、手術をしなくてもよくなりました。足もみのおかげだと感謝しています。施術後は筋肉がゆるむ感じがして、少しだるくなりますが、しっかり寝れば翌日は体がすっきりして力が湧いてくるんです。

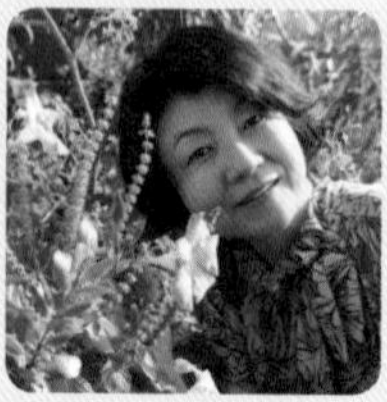

情熱的な院長をはじめ、スタッフの方も皆明るく、私たちを家族のように思って接してくださり、いつも元気をいただいています。

もちろん、足もみは家でも実践できるので、ぜひ試してほしいですね。

体験談7

# ひどい腰痛に悩まされ激務で疲れきった体も整えてくれた足もみ

永井晶子先生（65歳）

約7年前、ひどい腰痛に苦しんでいたとき、ＫＭＲのお試しチケットを入手してうかがったところ、とても本格的な手技で足もみをしていただき、翌日には驚くほど体が動くようになりました。その後、数カ月間は、毎週1回施術を受け、腰痛だけでなく、産婦人科医の仕事で溜まった疲れもかなり軽減し、体調が整っていくのを実感しました。

足もみに通うようになってからは、私も診察の際に、妊婦の方たちの足につい目が行くようになりました。妊娠中はむくみなどの不調を訴える方が多く、足もみをアドバイスすることも。診察室にはＫＭＲ式官足法療法院のパンフレットを置いてあります。

つらい生理痛や更年期障害、冷え性などで悩んでいる方や、婦人科系の病気にかかわらず、検査の数値には問題がなく、原因が不明だけれど調子が悪い、という方も多くいらっしゃいます。その要因が投薬や治療で治せないものだったり、血液循環の悪さだったりすると、自分で何かしら努力することが必要です。その対処法として、足もみを選択肢に入れるとよいのではないかと思っています。

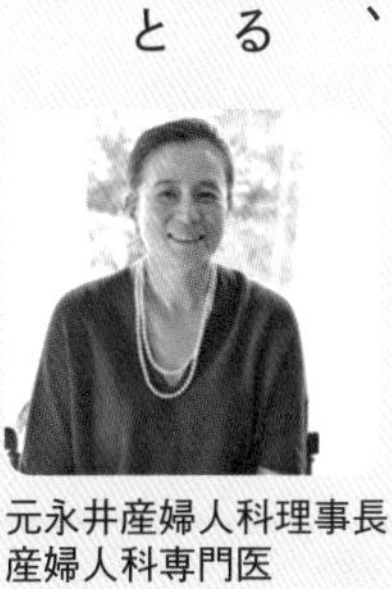

元永井産婦人科理事長
産婦人科専門医

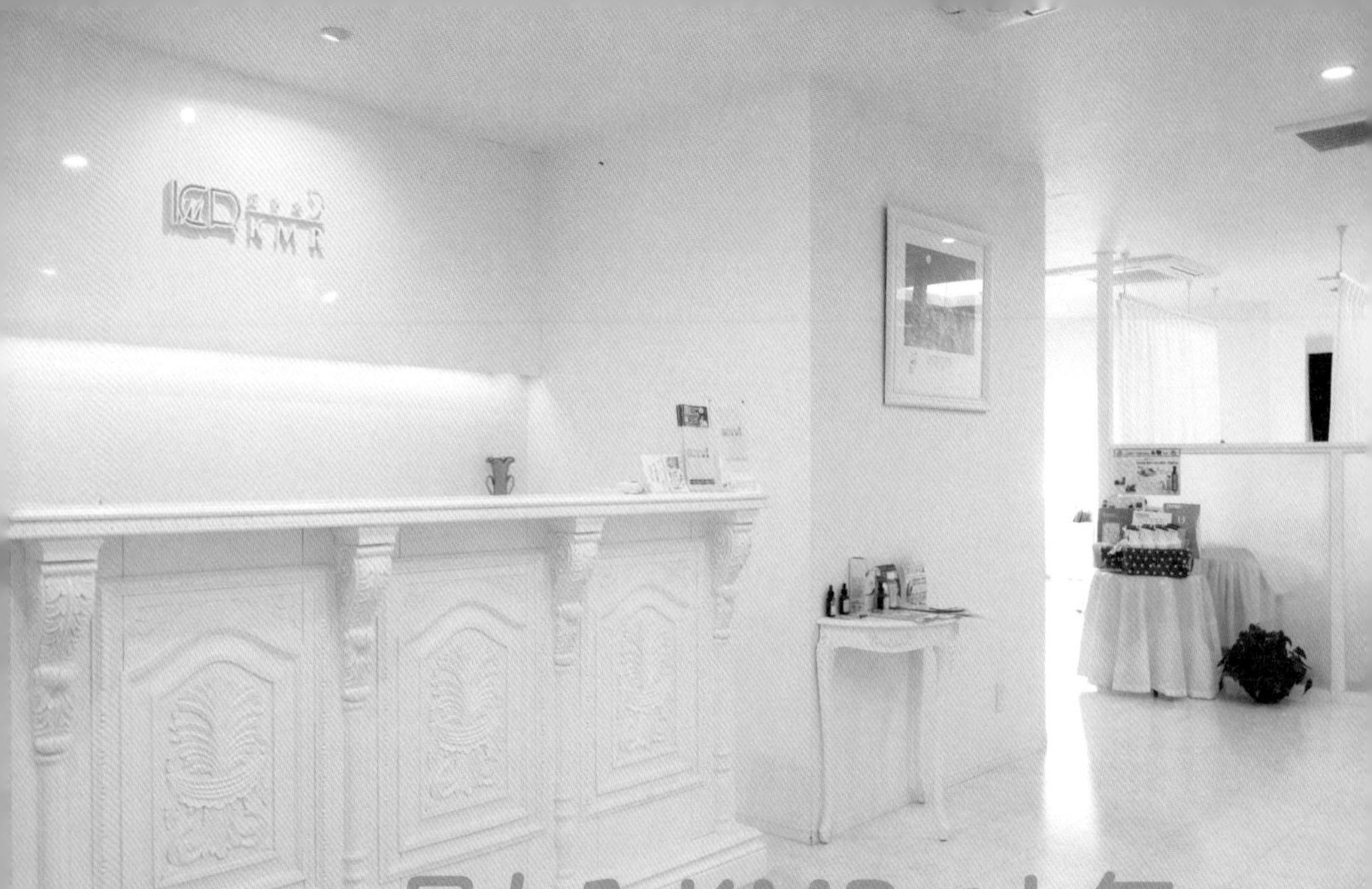


私の愛用品を
ご紹介します!

# 足もみKMRで人気のいち押しグッズ

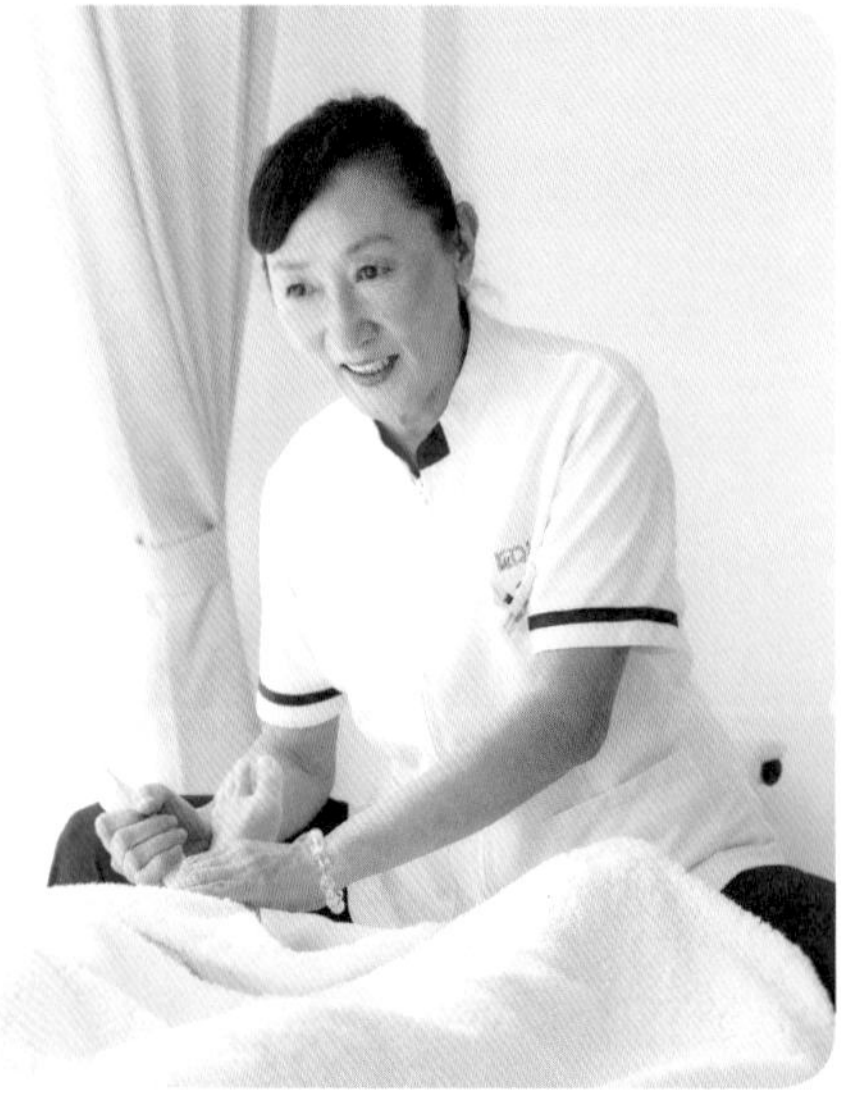

## 足もみKMR／㈲KMR式官足法療法院

私が院長を務める足もみ専門療法院。初回レギュラーコースでは、時間をかけてもみほぐし、あなただけの足の状態カルテをつくります。

東京都国立市東1-14-10 2F
TEL 042-572-6477
●受付時間：平日9時～18時
　土曜祝日10時～17時
●定休日：木・日曜
●入会金：1万2000円（税別）
●レギュラーコース（所要時間3～4時間）：
　会員価格（女性）1万1400円（税別）
ほか、70分コースなどあり
※お試し料金もあり

商品は足もみKMRのホームページからお求め頂けます（会員割引もあり）

## KMRスキンクリーム(200g)

こだわりの天然由来成分！　スクワランをベースにヒアルロン酸などの保湿成分を贅沢《ぜいたく》に配合し、さらに紫根を加えた、足もみだけでなく顔から全身まで使っていただける、こだわりのクリームです。

一般価格：5550円（税別）、日本製
発売元：㈲ KMR 式官足法療法院

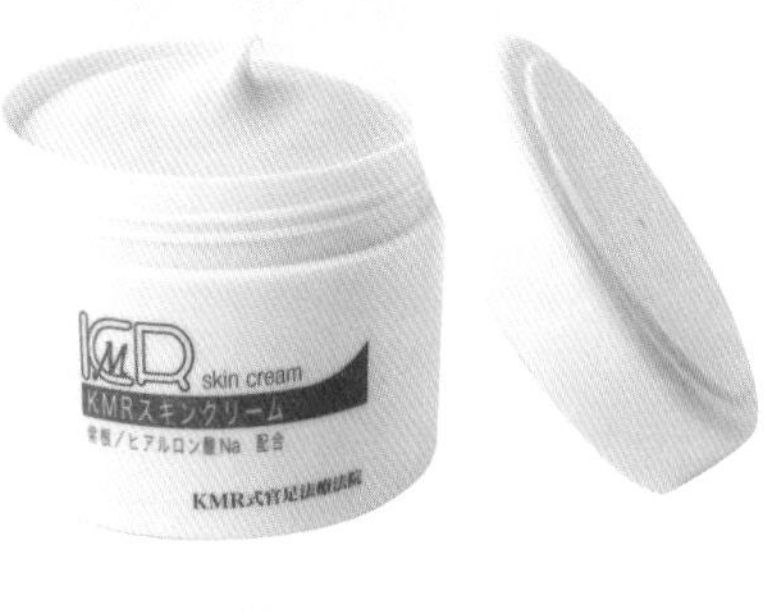


ヘラで広い範囲をいっぺんにもめます

## KMR毒出し桐棒

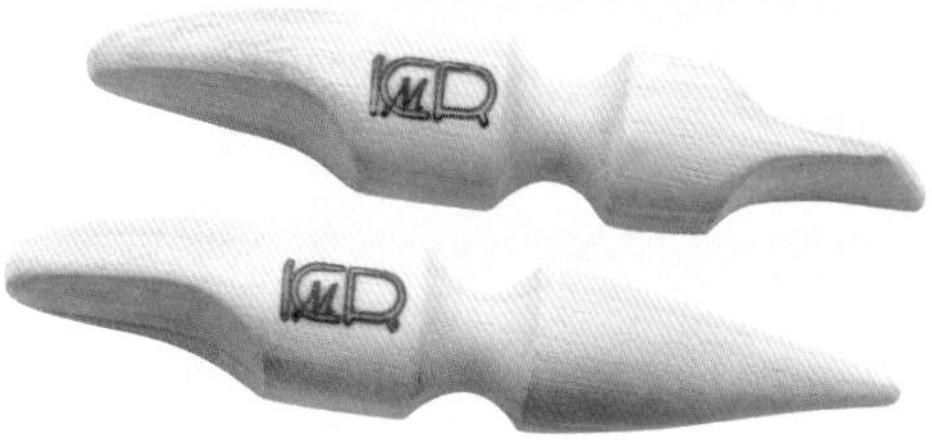

## KMR毒出し桐棒プロ

指先や硬さのある部位を崩すのに最適！

老廃物をかき出すのに最適な形状で、持ち手が握りやすく疲れない、足もみ専用の桐製の棒です。改良を重ね、さらに使いやすくなりました。先が丸くなったら、付属のヤスリで磨けば長く使えます。

一般価格：各3300円（税別）、日本製
発売元：㈲ KMR 式官足法療法院

## HYPERVOLT(ハイパーボルト)

プロスポーツ選手も愛用！　3段階の強力な振動によって、トレーニング前後の身体のトータルケアや筋膜リリースに最適なアイテム。筋肉をゆるめてから足もみをすることで、さらに奥の老廃物を崩しやすく、痛みもやわらぎます。当院はHYPERICE製品の公式セールスパートナーです。

希望小売価格：5万5500円（税別）
5種類のアタッチメント付き
発売元：HYPERICE JAPAN（モントルー）

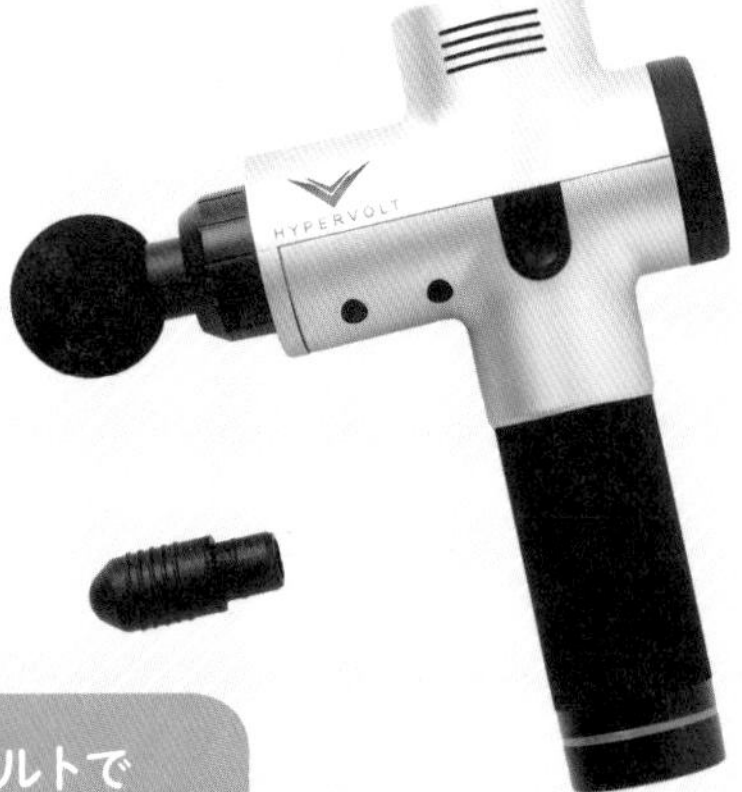


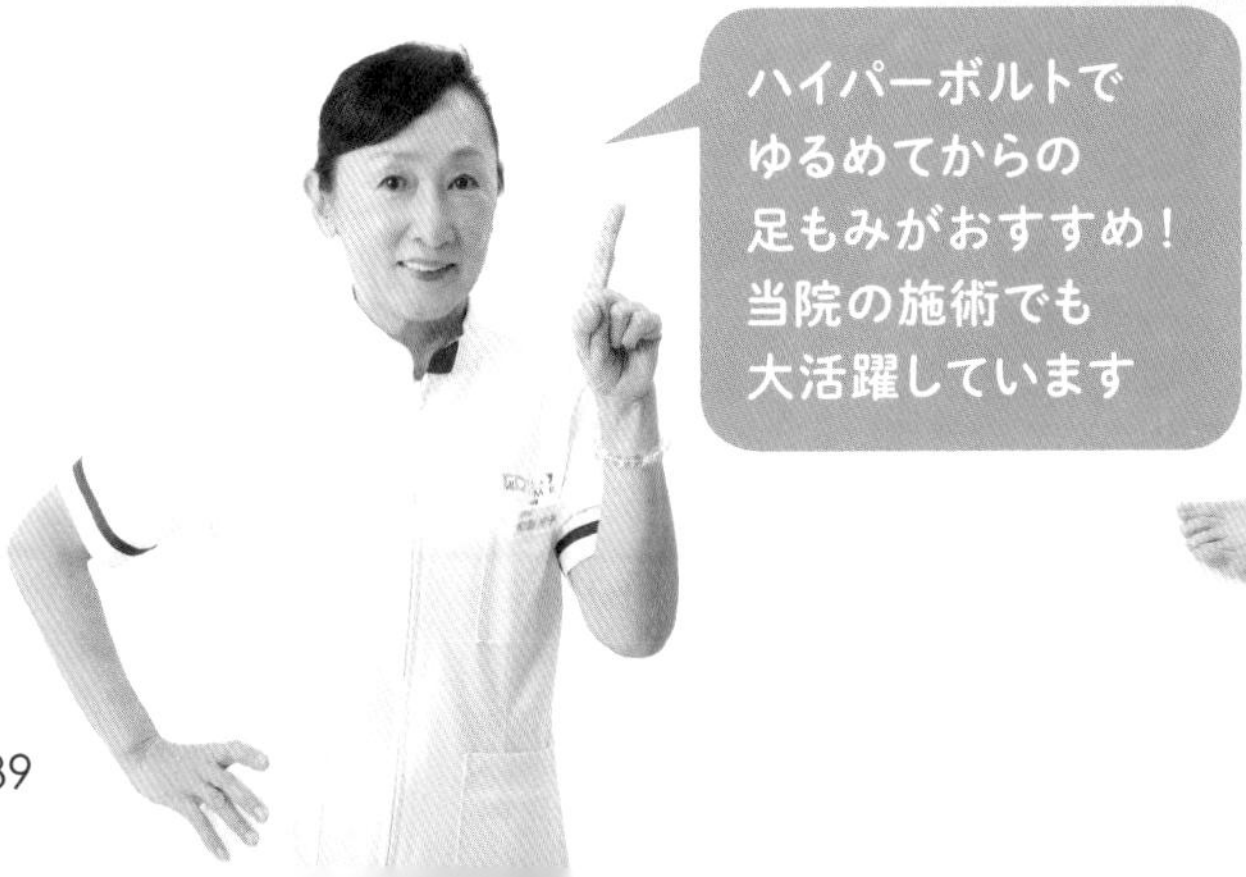


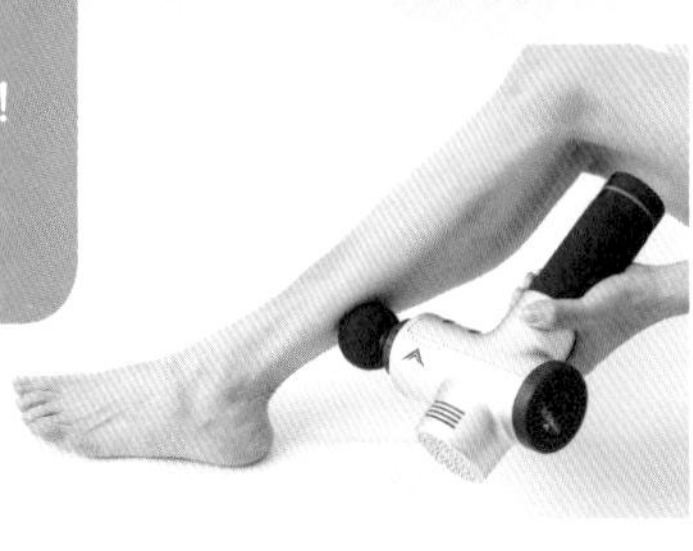

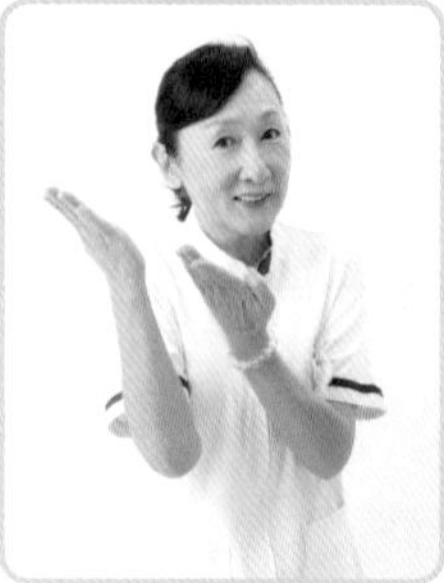

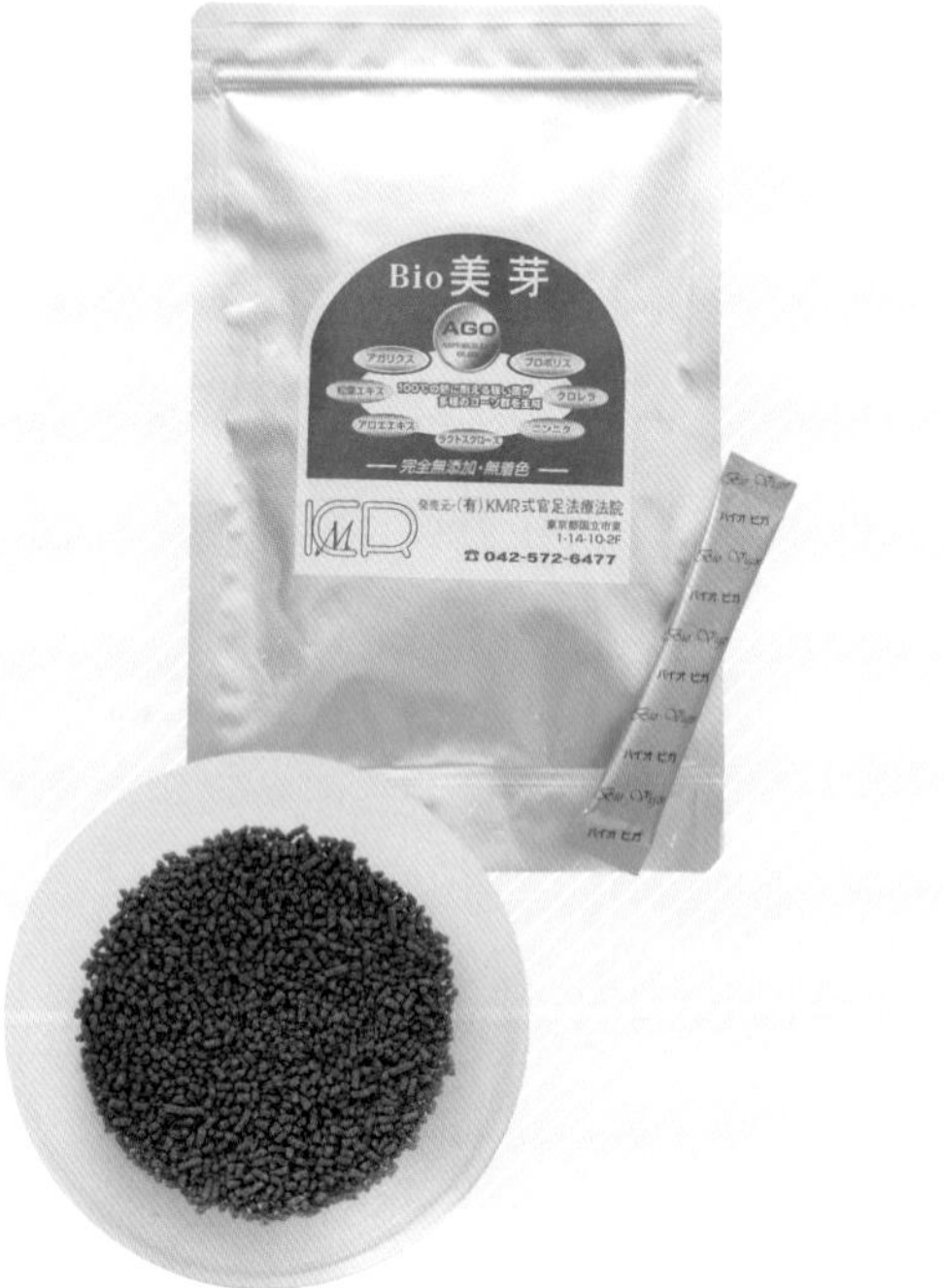


## 植物発酵食品 美芽《びが》

AGO菌(玄米酵素)※にアガリクス、プロポリス、アロエエキス、松葉エキス、ラクトスクロースなどを配合した複合健康補助食品。活性パワーが体内環境を整え、いつまでも若々しく健康を増進する力を与えてくれます。赤ちゃんからどなたでも、年齢に関係なくすべてに対応。美白効果抜群！　不規則な生活の方におすすめです。詳しくは当院のホームページをご覧ください。

3g x 30包（顆粒）
一般価格：9600円（税別）
発売元：㈲KMR式官足法療法院

※ AGO菌（玄米酵素・特許第4304319号）

植物発酵食品 美芽との出合いは、海外生活のストレスもあってか、帰国後に多血症(赤血球増加症)が疑われたときのことです。悪性リンパ腫の心配があった母と一緒に飲み始めました。私は2カ月半で正常値に。母も3カ月で改善したことから、当院でもすすめるようになりました。

発売より20年目！

大変ご好評をいただいています

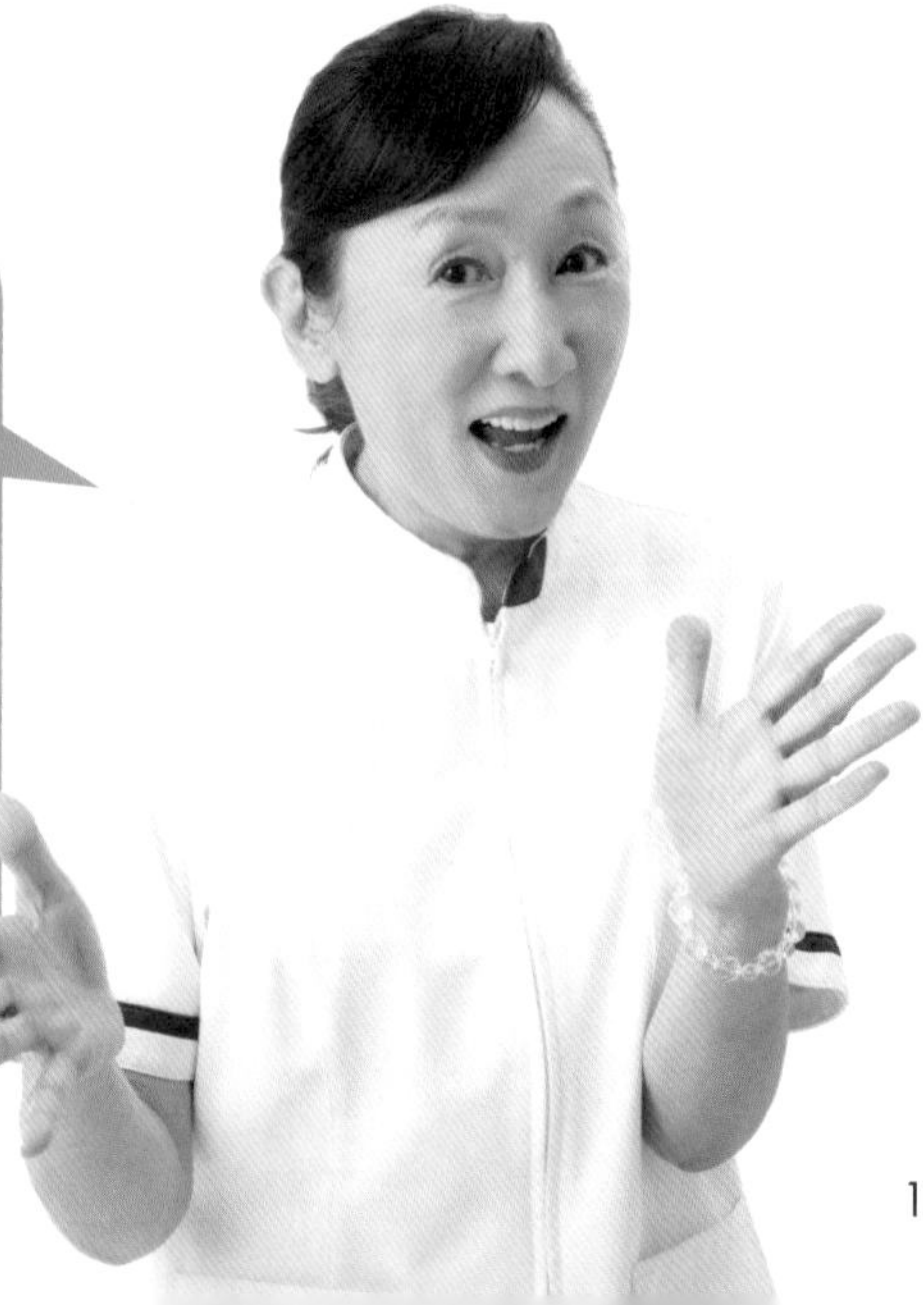

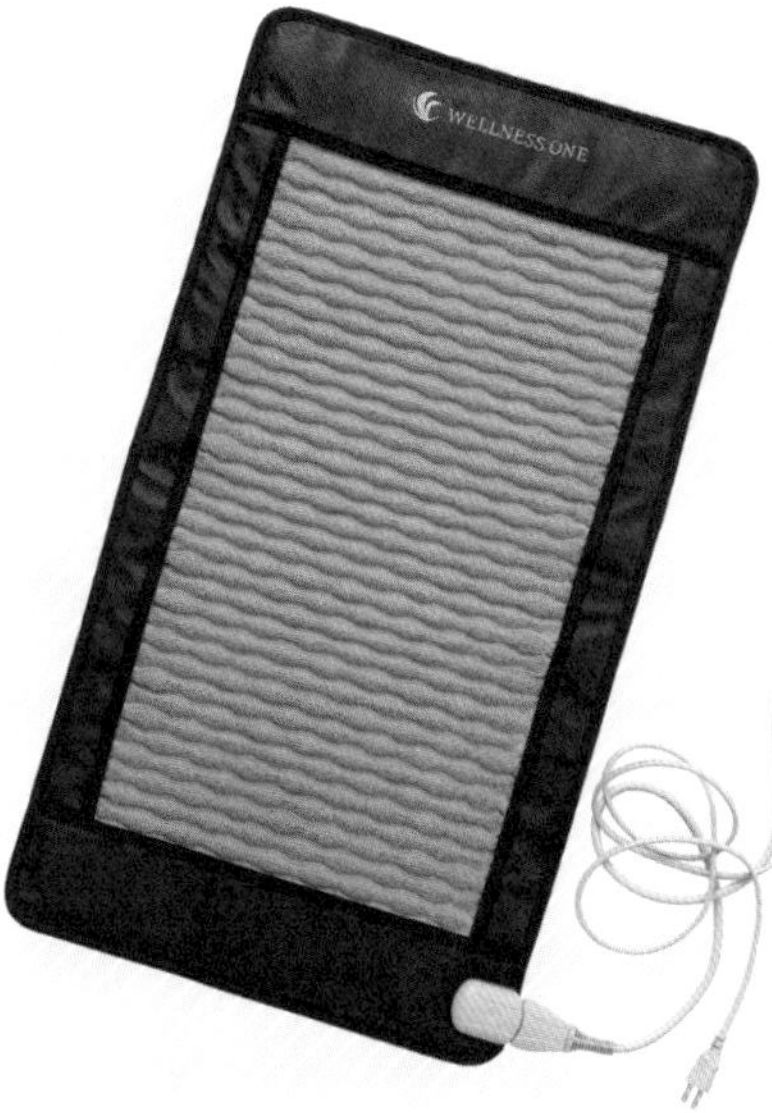


私も一年中使っていて
冬は暖房いらず、
夏は冷房を入れたら
足はマットに乗せて、頭寒足熱！
足もみでさらに血流が
よくなるのでおすすめです！

## トルマリン岩盤浴マットPro

ゲルマニウム含有黄土に、トルマリン鉱石を約30%練り込んでセラミック加工。それを細かい粒状にしてマットに敷き詰めました。遠赤外線は人間の細胞と共振することで、体の奥深く、芯から温めてくれます。

販売価格：4万6000円（税別）
発売元：ウェルネス・ワン

## 水溶性ケイ素濃縮液
## Hyper Umo DK9+

ケイ素は体内のあらゆる臓器や組織に存在し、美しさと健康維持になくてはならないミネラル。しかし、体内でつくることができないため、年齢とともに失われていきます。「DK9＋」約10㎖を1日数回に分けて、コップ1杯の水に混ぜて飲むだけで、美肌から生活習慣病や骨まですべてをサポート。腸内環境を改善し、免疫力を高める効果も！

希望小売価格（500ml）：2万円（税別）
発売元：リプロ

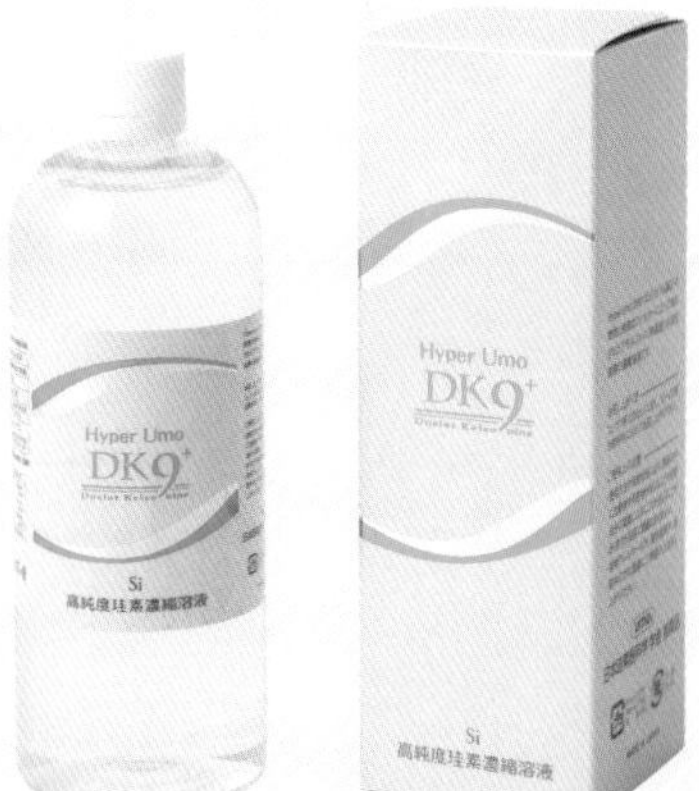


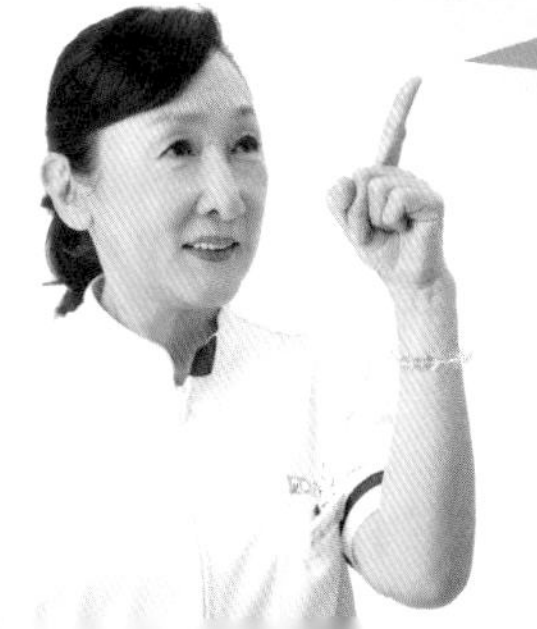

肋骨《ろっこつ》にヒビが入り
骨密度を上げようと
DK9+を飲み始めました。
爪のひび割れまで治って
今は、きれいなピンク色です

## おわりに

# 皆様がハッピーなことが私の幸せです

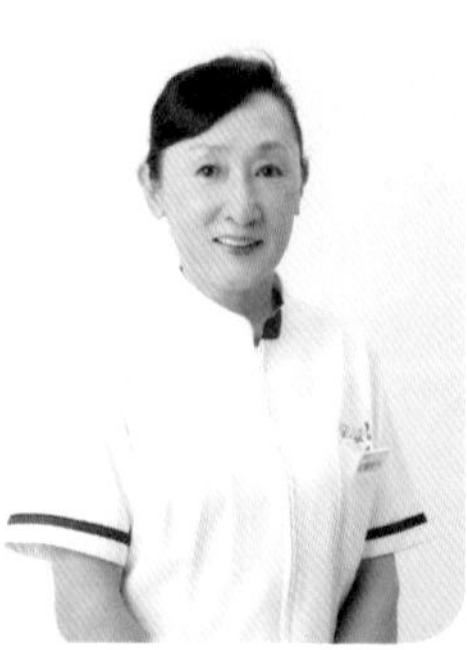

最後まで読んで頂き誠にありがとうございました。

今年起業しまして、44年目を迎えます。

足もみはとても奥深いです！

私たちを頼って来てくださる、お悩みをお持ちの方々に、少しでも寄り添える施術を心がけております。皆様がハッピーになることが私の幸せにもつながります。

健康な体になるための三大条件は、「運動」「食事」「睡眠」です。

さらに足もみをすることで効果が何倍にもなります。足もみで柔軟性を取り戻した筋肉で運動すれば、血液循環がさらによくなります。

私は7歳頃の交通事故の影響で側彎《そくわん》症になり、運動を毛嫌いしていました。しかし、母がすすめてくれたおかげで、3歳から17歳までの間の約7年間、藤間流の日本舞踊をしていたこともあり、このたび48年ぶりにまた日本舞踊に出合え、今の生活ができていることに深く感謝しております。

そして私を支えてくれている家族――いつも応援してくれる主人、本部の現場監督として、私を力強くサポートしてくれている息子の裕貴《ゆたか》、そして当院のスタッフ、㈱文化創作出版の行本昌弘社長をはじめ、関係者の皆様に心より感謝申し上げます。

足もみKMR／㈲KMR式官足法療法院　院長　和智恵子

**私を支えてくれている
スタッフたち**

**足もみKMR／
㈲KMR式官足法療法院**

●スタッフ

副院長　佐久間直子（32年目）
主任　澤田直子（23年目）
本部講師　葛西真由美（16年目）
本部講師　和智裕貴（13年目）
本部講師　和智信子（7年目）
本部講師　清水宏志（6年目）

和智成男（15年目）

●支部

山梨甲府支部　角田京子
埼玉入間支部　宮本さよ
栃木那須塩原支部　小野晶子
仙台支部　及川陽子
富山支部　大野 歩
埼玉浦和支部　髙橋知子

※2020年11月6日までの
会員数1万1300名

## 和智惠子（わちけいこ）

**足もみKMR／㈲KMR式官足法療法院 院長**

- ㈲KMR式官足法療法院 代表取締役社長
- 公益財団法人日本スポーツクラブ協会（JSCA）認定
  スーパーマスター・介護予防運動スペシャリスト
  スーパーマスター・スポーツクラブインストラクター
- 内閣府認証日本成人病予防協会会員
  健康管理士一般指導員
  文部科学省後援健康管理能力検定1級
- 官足法指導員
- 官足法友の会認定講師
- 若石官足健康普及指導士
- メイクアップアーティスト
- 美容研究家

7歳のときの交通事故をきっかけに側彎症になり、一生医者通いから抜けられないと告げられる。高校卒業後に女優として活動するが、体調がネックとなり断念し、メイクアップアーティストに転向する。1986年に官有謀先生の提唱する「官足法」との出合いにより、病弱を自ら克服する。その後、官有謀先生に弟子入りし、官足法を身につけ、それまで学んだ健康法のノウハウを官足法に取り入れた独自の「KMR式毒出し足もみ®」を考案する。

足もみKMRのホームページ　https://www.kmr-ashimomi.com



Staff

装丁……………坂本達也
（株式会社元山）
デザイン……….喜安理絵
撮影……………松橋晶子
構成・編集…….株式会社グレイル
（石川夏子）
取材・文……….秋月美和
協力……………官足法究楽部《クラブ》



**引用参考文献**

『足の汚れ（沈澱物）が万病の原因だった』官有謀（文化創作出版）、『手足病理按摩』原著・呉若石神父（華視出版社、台湾）、『からだが蘇る！ 奇跡の足もみ』『毒をかき出す足もみ大全』和智惠子（ともに宝島社）



パンパン足がすーっと蘇る！

# 最高の1分足もみ

2021年1月26日　第1刷発行

著者　和智惠子
発行人　蓮見清一
発行所　株式会社宝島社
〒102-8388
東京都千代田区一番町25番地
編集　☎03-3239-0926
営業　☎03-3234-4621
https://tkj.jp
印刷・製本　サンケイ総合印刷株式会社





Printed in Japan
ISBN978-4-299-01278-4